JUAN ALEJANDRO MARTÍNEZ NAVARRO
(DIRECTOR)

ARIANA EXPÓSITO GÁZQUEZ
(DIRECTORA)

ESTHER NOEMÍ QUESADA BARRANCO
(EDITORA)

FRANCISCO JAVIER LÓPEZ FERNÁNDEZ
(EDITOR)

ORGANIZACIÓN ADMINISTRATIVA Y GESTIÓN TERAPÉUTICA

Almería, 2018

ACCI
Asociación Cultural y Científica Iberoamericana

UNIVERSIDAD DE ALMERÍA
cajamar
CAJA RURAL
Plan Propio de Investigación

Directores: Juan Alejandro Martínez Navarro
Ariana Expósito Gázquez

Editores: Esther Noemí Quesada Barranco
Francisco Javier López Fernández

© 2018 Editorial: ACCI ediciones -
Asociación cultural y científica iberoamericana
C/ Ildefonso, 17 28012 Madrid. España
Web: www.acciediciones.com Tel: 0034 91 3117696

ISBN: 978-84-17519-01-8

Disponible en préstamo, en formato electrónico, en www.bibliotecavisionnet.com

Disponible en papel y ebook
www.vnetlibrerias.com
www.terrabooks.com

Pedidos a:
pedidos@visionnet.es

Si quiere recibir información periódica sobre las novedades de nuestro grupo editor envíe un correo electrónico a:
subscripcion@visionnet.es

ÍNDICE

CAPÍTULO 1

EFICACIA DEL LAVADO GÁSTRICO TRAS INGESTA MEDICAMENTOSA

Adamuz Gracia, Mª José/ Moreno Gallardo, Ana Mª**/ Povea Rodríguez, Ana Marina**

** Universidad de Sevilla, Enfermera, Hospital Comarcal de Inca (Mallorca)*

*** Universidad de Sevilla, Enfermera, Hospital Comarcal de Ronda (Málaga)*

RESUMEN: En los servicios de urgencias es frecuente atender a pacientes con ingesta de productos tóxicos. Tal es así, que pueden representar entre un 0,5 y un 2% de sus motivos de asistencia. El objetivo principal de nuestro estudio se ha centrado en conocer la eficacia del lavado gástrico (LG) en los servicios de urgencias tras una ingesta medicamentosa. Se ha llevado a cabo una búsqueda bibliográfica, en Cuiden y PubMed. Se ha comprobado que el LG en intoxicaciones agudas tiene una efectividad limitada y se debe realizar correctamente dicha técnica para eliminar las controversias que existen en los artículos revisados.

PALABRAS CLAVE: Atención de enfermería; Descontaminación; Envenenamiento; Lavado gástrico; Sonda.

I. INTRODUCCIÓN.

1. INCIDENCIA.

En los servicios de urgencias es frecuente atender a pacientes con ingesta de productos tóxicos. En la mayoría de los casos, la ingesta se produce de forma voluntaria en el contexto de un intento de suicidio mediante una sobreingesta de medicamentos, aunque también se observan ingestas accidentales. Estas intoxicaciones agudas son un problema cada vez más frecuente en los servicios de urgencias. Tal es así, que pueden representar entre un 0,5 y un 2% de sus motivos de asistencia. Aunque en general el pronóstico es bueno, ocasionalmente se producen ingestas de productos con elevada toxicidad intrínseca o a dosis muy elevadas, con un gran potencial de morbilidad y mortalidad.

2. OPCIONES DE TRATAMIENTO

En función de la situación clínica del paciente intoxicado y de la cinética de la sustancia, el tratamiento de estos pacientes se basa en tres tipos de actuaciones:

- Soporte cardiorrespiratorio

- Tratamiento general de la intoxicación (impedir la absorción del tóxico y favorecer la eliminación del que ya se ha absorbido)
- Tratamiento específico (administración de antídotos).

Las medidas terapéuticas que consiguen disminuir la absorción de un tóxico ingerido son las siguientes: administración de eméticos, lavado gástrico (LG), administración de carbón activado ya sea en dosis única o múltiple y lavado intestinal total con polietilenglicol.

3. OBJETIVO

El objetivo principal de nuestro estudio se ha centrado en conocer la eficacia del lavado gástrico en los servicios de urgencias tras una ingesta medicamentosa.

4. METODOLOGÍA

Para ello, se ha llevado a cabo una búsqueda bibliográfica, a lo largo del mes de Diciembre, en Cuiden y PubMed así como en otras webs de Urgencias y Emergencias. Entre los criterios de inclusión que hemos utilizado han sido: Idiomas de las publicaciones (Inglés, español y portugués) y que se encuentren a texto completo. Se seleccionaron un total de 3 artículos, los cuáles trataban el objetivo de nuestro estudio.

II. DESARROLLO DEL TRABAJO.

1. DEFINICIÓN

El lavado gástrico (LG) es una técnica de descontaminación gastrointestinal, conocida desde principios del siglo XIX, que consiste en extraer del estómago la máxima cantidad de toxico y evitar así su absorción. Este procedimiento clínico consiste en la introducción de una sonda gástrica por boca o nariz hasta el estómago, de una sola luz, de calibre grueso y multiperforada en su extremo distal, para realizar en primer lugar una aspiración de todo el contenido gástrico y realizar a continuación las maniobras del lavado consistentes en la irrigación gástrica con líquido templado y su inmediata recuperación por la misma vía. Se debe realizar con una sonda orogástrica de Faucher, gruesa, colocando al paciente en decúbito lateral izquierdo y Trendelenburg. El objetivo de esta técnica es extraer la máxima dosis del tóxico ingerido y evitar la absorción sistémica de dicha sustancia.

2. INDICACIONES

El LG está indicado sólo en las intoxicaciones agudas graves, con peligro potencial para el paciente, cuando el tiempo transcurrido desde la ingestión es menor de una hora. Está contraindicado en intoxicaciones por sustancias cáusticas o por hidrocarburos y si existen antecedentes de lesiones esofágicas. Cuando el paciente sufre una alteración del nivel de conciencia, debe intubarse previamente. Las complicaciones son muy improbables si se realiza de forma adecuada. El LG conserva unas reconocidas indicaciones entre las que destacan:

- Los casos en los que el paciente ha ingerido una sustancia no absorbible por el carbón, como el carbonato de litio o el sulfato de hierro.
- Las ingestas que tienen un gran potencial de morbilidad o mortalidad, como las de insecticidas organofosforados, en las que se complementará el LG con la administración de carbón activado.
- Para garantizar la vía aérea cuando el paciente presenta una disminución del nivel de conciencia y por tanto de su capacidad de deglución y de cierre epiglótico y no puede administrarse por ello el carbón por vía oral y se precisa de una sonda y LG complementario.
- Cuando un paciente consciente rechaza la ingesta de carbón o eméticos por vía oral.

3. EFECTIVIDAD

En la actualidad, la eficacia del lavado gástrico es limitada y sigue siendo una medida controvertida, fundamentalmente en la valoración del riesgo-beneficio por lo que es muy importante atender a sus indicaciones y contraindicaciones (no está justificado en todas las intoxicaciones digestivas).

Por ello, se debe utilizar la técnica correcta para optimizar sus resultados y minimizar sus complicaciones, principalmente la broncoaspiración. Ya que múltiples publicaciones sugieren que, con mucha frecuencia, esta técnica se efectúa de forma inadecuada

En ocasiones, el lavado gástrico se complementa con otras técnicas de descontaminación digestiva como puede ser la administración de carbón activado.

III. CONCLUSIONES.

Se ha comprobado que el LG en intoxicaciones agudas tiene una efectividad limitada y se debe realizar correctamente dicha técnica para eliminar las controversias que existen en los artículos revisados.

IV. BIBLIOGRAFÍA.

1. R.Bugarin, P.Galego, JB.Martinez AG. El lavado gástrico. Med Integr [Internet]. 2001; 38(9):379–84. Disponible en: http://www.elsevier.es/es-revista-medicina-integral-63-articulo-el-lavado-gastrico-13022950
2. Amigó Tadín, Montserrat. Lavado gástrico en el paciente con intoxicación aguda. NURE Inv [Internet]. 2012 may-jun ; 9(58). Disponible en: http://www.fuden.es/FICHEROS_ADMINISTRADOR/PROTOCOLO/NURE58_protocolo_lavado.pdf

3. Arroyave C, Gallego H, Tellez J, Rodriguez J et al. Guías para el Manejo de Urgencias Toxicológicas. Minist Protección Soc [Internet]. 2008; 25–347. Disponible en: https://www.minsalud.gov.co/Documentos y Publicaciones/Guía de Manejo de Urgencias Toxicológicaas.pdf

CAPÍTULO 2

ENFERMERÍA EN LA LACTANCIA MATERNA: REVISIÓN BIBLIOGRÁFICA

Aguilar Villanueva, Raquel*/ López Fernández, Estela**/
Castro Barea, Mª Carmen*

**B Braun avitum Servicios Renales*
***Servicio Andaluz de Salud*
****Servicio Vasco de Salud*

SUMARIO: I. INTRODUCCIÓN. II. DESARROLLO DEL TRABAJO. III. RESULTADOS. IV. CONCLUSIONES. V. BIBLIOGRAFÍA.

RESUMEN: es el proceso mediante el cual el niño se alimenta de la leche de la madre aportándole los nutrientes que necesitan para un crecimiento y desarrollo saludables. Se recomienda lactancia materna exclusiva hasta los seis meses y mantenerla con alimentación complementaria hasta los dos años. Objetivo: Conocer los beneficios del apoyo de la enfermería en la lactancia materna. Metodología: Revisión bibliográfica en Pubmed, Cochrane, de artículos que sean ensayos clínicos publicados en los últimos diez años, así como de publicaciones de la OMS. Resultados: tras aplicar los criterios de inclusión y exclusión se encontraron 6 artículos. Conclusiones: La enfermería tiene un papel muy importante para fomentar, ayudar así como minimizar el estrés de los padres a la hora de tener que amamantar a su hijo.

PALABRAS CLAVES: enfermería, lactancia materna, beneficios.

I. INTRODUCCIÓN.

1. DEFINICIÓN.

La lactancia materna humana es una estrategia sencilla y económica en la que influye la mortalidad infantil y materna.(Sj, Thomas, Lee, & Thomas, 2008). La lactancia materna es una maniobra inmediata al período postparto que ha demostrado sus beneficios y que disminuye la hospitalización del bebé en la primera semana de vida. (Agudelo et al., 2016).

Fomentar e intervenir para mejorar la duración y la exclusividad de la lactancia materna entre los recién nacidos a término se asocia a una disminución de las actitudes problemáticas en niños mayores de diez años, contribuyendo a que el niño más tarde tenga un comportamiento alimentario positivo. (Skugarevsky et al., 2014).

La alimentación durante los primeros años de vida es primordial para gozar el resto de vida con bienestar y salud, la lactancia materna es muy valiosa, pero sólo un tercio de los bebés reciben lactancia materna exclusiva durante los seis primeros meses de vida, por ello es tan importante fomentar una práctica alimentaria adecuada desde el momento del embarazo. La OMS y UNICEF recomiendan:

- Iniciar la lactancia en la primera hora de vida.
- Que el lactante reciba leche materna exclusivamente.
- Que se le dé de amamantar con la frecuencia que el niño quiera.
- No utilizar biberones, tetinas ni chupetes.

El inicio temprano de la lactancia materna reduce la mortalidad neonatal e infantil temprana, con lo que debe ser promovida por programas de salud pública. (Edmon et., al 2016).

Si todos los niños fueran alimentados de leche materna, cada año se morirían unos 800.000 niños menos, por eso, la OMS promueve la lactancia natural como la forma óptima de nutrir a los lactantes.

La evidencia nos revela que una buena educación prenatal sobre lactancia materna y el apoyo profesional donde juega un papel importante la enfermería, son eficaces para aumentar la duración y la exclusividad de la lactancia materna. (S, 2014),(McLachlan et al., 2016)by 6 months of age 40% of Australian infants are receiving no breast milk. Increased early postpartum breastfeeding support may improve breastfeeding maintenance. 2 community-based interventions to increase breastfeeding duration in local government areas (LGAs.

2. OBJETIVOS

El objetivo de esta revisión es conocer los beneficios de la lactancia materna y como el papel de la enfermería es crucial para fomentar y concienciar a las madres de la salud y bienestar que pueden ofrecer a sus hijos.

3. HIPÓTESIS.

Nuestra hipótesis es hacer hincapié en que fomentando la lactancia materna va a mejorar la calidad de vida no sólo en la etapa neonatal sino en toda la trayectoria de la vida aumentando el bienestar y previniendo enfermedades.

II. DESARROLLO DEL TRABAJO.

METODOLOGÍA

1. BASES DE DATOS:

Se realiza una búsqueda bibliográfica en las bases de datos Pubmed y Cochrane con las palabras seleccionadas para esta revisión.

2. DESCRIPTORES:

Limitamos la búsqueda con los parámetros "Clinical Trial", también limitamos en el tiempo, revisando sólo los artículos de los últimos diez años y sin limitar el idioma.

3. FÓRMULAS DE BÚSQUEDA:

En la base de datos de Pubmed las palabras claves que utilizamos para buscar ensayos clínicos fueron "Breastfeeding" AND "BENEFITS" haciendo la búsqueda en inglés y usando el operador boleano "AND".

En la base de datos Cochrane utilizamos las mismas palabras claves, pero en español, "Lactancia materna" y "Beneficios".

También buscamos en la base de datos de centros colaboradores de la OMS, escribiendo las mismas palabras claves que las citadas anteriormente.

CRITERIOS DE INCLUSIÓN:

1. Ensayo clínico publicado en inglés.
2. Estudios cuya muestra fuera de personas.
3. Que el ensayo tuviera un resultado y conclusiones claras.

CRITERIOS DE EXCLUSIÓN:

1. Que el ensayo clínico tenga más de diez años de antigüedad.
2. El estudio se tratase de animales.

III. RESULTADOS.

Al introducir los parámetros de búsqueda ("BREASTFEEDING" AND "BENEFITS") en la base de datos Pubmed, obtenemos un resultado de 353 artículos, agregamos el filtro "Clinical Trial" y se reduce a 38, de los cuales sólo cinco tenían relación con nuestro tema a tratar.

Haciendo lo mismo, pero en la base de datos Cochrane, sólo obtenemos un tema relacionado con el nuestro, por lo que nos encontramos con un total de seis temas a tratar. Así como, encontramos diversa información en la base de datos de centros colaboradores de la OMS. Tras el análisis de los seis estudios que cumplieron nuestros criterios obtuvimos los siguientes resultados:

En el artículo denominado "The effect of skin to skin contact at birth early versus inmediate on the duration of exclusive human lactancy in full – term newborns treated at the Clinical Universidad de La Sabana: study protocol for a randomized clinical trial. (Aqudelo, Gamboa, Rodriguez, Cala, Gualdrón, Obando, Padrón, 2016). Se realizó un ensayo clínico aleatorio y ciego a recién nacidos sanos. Se clasificaron en dos grupos, con 150 bebés en cada grupo, los cuales se dividían en lactancia materna inmediata versus temprana. El resultado fue que la lactancia materna al nacer demuestra beneficios a corto y largo plazo tanto para la madre como para el recién nacido además proponiendo que la lactancia materna en el inicio del recién nacido está relacionada con la duración de la lactancia materna exclusiva.

En el estudio "Timing of initiation, patterns of breastfeeding and infant survival: prospective analysis of pooled data from three rendomised trial" (Edmon et,al 2016). Se examinaron las asociaciones entre el patrón de lactancia maternal y la mortalidad neonatal y pos neonatal hasta los seis meses de edad. De 99938 niños inscritos, 99632 bebés iniciaron la lactancia materna a menos o igual de 1 hora, 38043 a las 2- 23 horas y 4608 a las 24-96 horas. En comparación con los lactantes que iniciaron la lactancia durante la primera hora de vida, la mortalidad neonatal fue mayor en los lactantes que la iniciaron a las 2-23 horas y 24-96 horas. La lactancia materna exclusiva también se asoció con la menor mortalidad durante los seis primeros meses de vida. Por lo tanto, sugieren, que el inicio temprano de lactancia materna reduce la mortalidad neonatal e infantil temprana, con lo que debe ser promovida por programas de salud pública.

En el artículo "Effects of promoting longer-term and exclusive breastfeeding on childhood eating attitudes: a cluster-randomized trial". (Skugarevsky et., al 2014). Se hizo un seguimiento a largo plazo para estudiar si la lactancia beneficia a que los niños más tarde tengan actitudes alimentarias positivas. Se realizó un ensayo aleatorio por grupos en 31 hospitales. 17046 lactantes se inscribieron, de los cuales, 13751 completaron la prueba de actitud de alimentación de los niños a los 11,5 años de edad, por lo que este estudio nos ofrece la conclusión de que la duración y la exclusividad de la lactancia materna reducen los comportamientos alimentarios problemáticos a los 11,5 años de edad.

En el artículo "A complex breastfeeding promotion and support intervention in a developing country: study protocol for a randomized clinical trial" (Nabulsi et. al 2014). Se realice un ensayo controlado aleatorio multicéntrico de 443 mujeres embarazadas sanas en su primer trimestre de gestación. Se trata de dar apoyo para la lactancia materna profesional prenatal y posnatal a las madres hasta los seis meses posparto y luego continuarán con un seguimiento hasta los cinco años posparto. Como resultado obtenemos un aumento de calidad de vida de los bebés que toman lactancia materna total y exclusiva con lo que es una medida de salud pública que tiene un impacto bastante significativo en la morbilidad y mortalidad infantil convirtiéndose en una prioridad promocionar una lactancia efectiva.

En el artículo "Supporting breastfeeding in Local Communities (SILC) in Victoria, Australia: a cluster randomized controlled trial". (McLachland et., al 2016). Fue un ensayo aleatorizado grupal cuyos participantes tuvieron un apoyo temprano de lactancia maternal en el hogar impartido por una enfermera de materno-infantil, el cual resultó difícil de implantar, pero aun así se mejoró el mantenimiento y eficacia de la lactancia materna.

En Cochrane encontramos un breve artículo denominado "Examen prenatal de mamas para la promoción de la lactancia materna". (Jane 2008). Fueron ensayos controlados aleatorios sobre los efectos del examen prenatal de mamas con un grupo de comparación concomitante. Se concluyó que no existen dudas sobre los beneficios de la lactancia materna tanto para la madre como para el lactante.

IV. CONCLUSIONES.

Tras el estudio de varios ensayos clínicos podemos concluir que el apoyo profesional en la lactancia materna es primordial para que las madres tengan una iniciación exitosa y un mantenimiento óptimo, por lo que resulta imprescindible para prevenir problemas que puedan ir surgiendo y ayudar a superar las dificultades de la mujer, aportándole autoconfianza en su habilidad para amamantar.

Por otro lado, dejamos claro el gran beneficio que estamos aportando al bebé, siendo sin duda, el mejor alimento infantil que existe para el correcto desarrollo del recién nacido, para su sistema inmunológico y para su salud y calidad de vida a largo plazo, así como todos los beneficios y riquezas que aportan a la mujer tanto a nivel físico como psíquico.

V. BIBLIOGRAFÍA.

1. Agudelo, S., Gamboa, O., Rodríguez, F., Cala, S., Gualdrón, N., Obando, E., & Padrón, M. L. (2016). The effect of skin-to-skin contact at birth, early versus immediate, on the duration of exclusive human lactancy in full-term newborns treated at the Clínica Universidad de La Sabana: Study protocol for a randomized clinical trial. *Trials*, *17*(1), 1–9. https://doi.org/10.1186/s13063-016-1587-7
2. McLachlan, H. L., Forster, D. A., Amir, L. H., Cullinane, M., Shafiei, T., Watson, L. F., ... Small, R. (2016). Supporting breastfeeding In Local Communities (SILC) in Victoria, Australia: A cluster randomised controlled trial. *BMJ Open*, *6*(2), 1–12. https://doi.org/10.1136/bmjopen-2015-008292
3. S, N. M. H. H. T. H. K. T. C. L. Y. N. S. D. S. (2014). A complex breastfeeding promotion and support intervention in a developing country: study protocol for a randomized clinical trial. TT -. *BMC Public Health, 14*, 36. https://doi.org/http://dx.doi.org/10.1186/1471-2458-14-36
4. Sj, L., Thomas, J., Lee, S. J., & Thomas, J. (2008). Antenatal breast examination for promoting breastfeeding (Review) Antenatal breast examination for promoting breastfeeding, (3), 2008–2010. https://doi.org/10.1002/14651858.CD006064.pub2.Copyright
5. Skugarevsky, O., Wade, K. H., Richmond, R. C., Martin, R. M., Tilling, K., Patel, R., ... Kramer, M. S. (2014). Effects of promoting longer-term and exclusive breastfeeding on childhood eating attitudes: A cluster-randomized trial. *International Journal of Epidemiology, 43*(4), 1263–1271. https://doi.org/10.1093/ije/dyu072
6. Edmond, K., Newton, S., Hurt, L., Shannon, C. S., Kirkwood, B. R., Mazumder, S., ...Martines, J. C. (2016). Timing of initiation, patterns of breastfeeding, and infant survival: Prospective analysis of pooled data from three randomised trials. *The Lancet Global Health, 4(*4), e266-e275. DOI: 10.1016/S2214-109X(16)00040-1

CAPÍTULO 3

CIRUGÍA BARIÁTRICA: LA ESPERANZA DE LA PERSONA OBESA

Alcaraz García, Aurora/ Ayala Maqueda, Mª Rosario**/*
*Escudero Suárez, Ana Belén****
**DUE Complejo Hospitalario de Torrecárdenas (Almería).*
*** DUE Distrito Tabernas (Almería).*
**** DUE Distrito Poniente (Almería).*

SUMARIO: I. INTRODUCCIÓN. II. DESARROLLO DEL TRABAJO. III. CONCLUSIÓN. IV. BIBLIOGRAFÍA.

RESUMEN: La cirugía bariátrica es el último escalón en el tratamiento de la obesidad mórbida.

PALABRAS CLAVE: **Cirugía bariátrica. Obesidad.**

I. INTRODUCCIÓN.

La obesidad mórbida es una enfermedad crónica que crece a un ritmo alarmante, siendo responsable de graves problemas físicos, psicológicos y sociales, sin discriminación de edad, sexo, raza o nivel socioeconómicol[1-3] . Según la Sociedad Española de Cirugía de la Obesidad (SECO), la obesidad mórbida es una enfermedad caracterizada por el depósito de grasa corporal, perenne, progresiva, a la que se añaden otras patologías, llamadas comorbilidades que acortan la vida de los pacientes con obesidad y que pueden dar lugar a enfermedades psicológicas y problemas sociales[4] .

La cirugía bariátrica es el tratamiento quirúrgico y de elección de la obesidad cuando el tratamiento dietético y farmacológico no ha podido mantener la pérdida de peso a largo plazo. El objetivo principal es corregir o controlar la patología asociada a la obesidad mórbida y mejorar la calidad de vida del paciente a través de una pérdida de peso suficiente y mantenida en el tiempo con un mínimo de complicaciones[4].

II. DESARROLLO DEL TRABAJO.

La cirugía de la obesidad nace en el siglo XIX, cuando von Eiselsberg comunicó la pérdida de peso tras la resección gástrica o intestinal En los 50, Henrikson realizó la primera resección intestinal como tratamiento de la obesidad, de modo que en los 60 se crean los conceptos básicos de la cirugía bariátrica: las técnicas restrictivas, las técnicas malabsortivas y las técnicas mixtas que unen las dos anteriores.

Es a partir de los 70 cuando se comienzan a introducir las gastroplastias restrictivas, en los 80 aparece la banda gástrica ajustable y en los 90 el cruce duodenal, comenzando en esta era las primeras intervenciones laparoscópicas de cirugía bariátrica[5,6].

Actualmente la cirugía laparoscópica es la cirugía de elección para el tratamiento de la obesidad, a no ser que haya contraindicaciones específicas. Sin embargo, la cirugía laparoscópica es complicada y requiere de una curva de aprendizaje, experiencia y habilidad para realizar la misma técnica mediante cirugía abierta, ya que a veces es necesario reconvertirla.

La mala selección de los pacientes lleva al fracaso de las técnicas quirúrgicas, por lo que todos ellos deben ser valorados por un equipo multidisciplinar compuesto por endocrinos y nutricionistas, psicólogos y/o psiquiatras, cirujanos y anestesistas[7].

Las técnicas quirúrgicas para controlar la obesidad se agrupan en tres grupos: las que provocan una restricción de la ingesta, llamadas técnicas restrictivas; las que provocan un cambio en la absorción de los alimentos, llamadas técnicas malabsortivas; y las que unen ambas opciones, llamadas técnicas mixtas[6,8].

TÉCNICAS QUIRÚGICAS RESTRICTIVAS.

Consisten en la reducción de la capacidad gástrica mediante la creación de reservorios gástricos pequeños. Permiten mantener tanto la integridad anatómica como funcional del tubo digestivo con preservación del píloro, asegurando las funciones de digestión y absorción de los nutrientes de forma natural. La reducción del volumen gástrico junto con la participación de numerosas hormonas y neuropéptidos como la colecistoquinina, grelina, leptina, neuropéptido Y, insulina, glucagón, GLP1, PPY... provocan la sensación de saciedad precoz[7,9,10].

Con estas técnicas el porcentaje de complicaciones es bajo (menos del 10%), al igual que la tasa de mortalidad (igual o inferior al 1%). Se consigue una buena pérdida de peso a corto plazo (aproximadamente el 50%), aunque en el 40% de los casos a los 5 años se produce una reganancia de peso, por lo que hay que plantearse una reconversión quirúrgica. Las distintas técnicas que se pueden utilizar:

1. GASTRECTOMIA VERTICAL LAPAROSCÓPICA (GVL).

La GVL funciona como una técnica restrictiva pura porque crea un tubo gástrico desde cardias hasta píloro de menos de 2 cm de diámetro. Al tratarse de una técnica puramente restrictiva, produce saciedad temprana y reduce los niveles de ghrelina.

Sin embargo, debe valorarse cuidadosamente antes de realizarlo ya que no cumple el criterio de reversibilidad establecido para cualquier cirugía bariátrica y aunque los resultados a 2-3 años son prometedores, no lo son tanto a largo plazo. No es un procedimiento sencillo ni está exento de complicaciones graves (ístulas gástricas o dehiscencia de suturas)[11,12].

Está indicada como primer gesto quirúrgico en los pacientes con súper obesidad (IMC > 60) o con importantes factores de riesgo reduciendo la morbimortalidad de éstos.

Algunos cirujanos lo consideran una alternativa razonable al bypass gástrico, puesto que la deficiencia de proteínas y vitaminas es mínima y se puede transformar en otro tipo de intervención si la pérdida de peso es insuficiente[12-15].

Numerosos estudios muestran que esta técnica induce a una pérdida de peso considerable durante el primer, segundo y tercer año, pero en los años sucesivos se produce una reganancia de peso. [10,11].

2. BANDA GÁSTRICA AJUSTABLE.

Es una técnica restrictiva que actúa limitando la cantidad de alimentos que se ingieren. Consiste en la colocación de una banda de silicona que abraza el estómago dividiéndolo en dos partes. Esta banda tiene un manguito hinchable que se conecta a un puerto permitiendo ser hinchado con suero fisiológico y ajustar así su volumen. El paciente operado se llena pronto al comer y tiene una saciedad precoz y duradera que contribuye a modificar su comportamiento alimentario. Esta técnica no es muy convincente debido a la pobre pérdida de peso a largo plazo y a las posibles complicaciones)erosiones, deslizamiento de la banda...) [10,15,13,14].

3. GASTROPLASTIA VERTICAL ANILLADA.

Consiste en la realización de un reservorio proximal vertical paralelo a la curvatura menor y que está separado del resto de la cavidad gástrica por medio de suturas mecánicas y un orificio de drenaje estrecho que limita el paso de los alimentos. Actualmente en desuso.

TÉCNICAS QUIRÚGICAS MALABSORTIVAS.

Realización de distintos circuitos o bypass en el tubo digestivo, cuyo objetivo es limitar la absorción de los alimentos ingeridos, con lo que disminuye la cantidad de nutrientes que pasan a la circulación portal y la eliminación fecal del resto[13].

1. BYPASS YEYONOILEAL.

El primer bypass se realizó en los años 70 con una eficacia extraordinaria pero con numerosos efectos secundarios a largo plazo y una elevada mortalidad, lo que ha llevado a eliminarse de todos protocolos de cirugía bariátrica. En este procedimiento se acorta el segmento de intestino delgado que está en contacto con el alimento, dejando un gran remanente de asas ciegas[13].

TÉCNICAS QUIRÚGICAS MIXTAS.

Reciben este nombre porque utilizan tanto el componente restrictivo como el componente malabsortivo. De esta manera se minimizan las complicaciones y/o los fracasos de cada una de las técnicas por separado para así obtener resultados mayores y pérdidas de peso más duraderas a largo plazo. Encontramos:

1. DERIVACIÓN BILIOPANCREÁTICA DE SCOPINARO.

Scopinaro desarrolló esta técnica para intentar solventar los problemas que se derivaban del bypass yeyunoileal. Es una técnica compleja en la se reduce el volumen del estómago (componente restrictivo) y la capacidad del intestino para limitar la absorción de alimentos (componente malabsortivo). Es decir, se trata de una gastrectomía distal donde se deja un estómago de 200-500 cc con anastomosis gastrointestinal en Y de Roux y una derivación bilio-digestiva de unos 200 cm de longitud formando un canal alimentario común a 50-75 cm de la válvula ileocecal.

Requiere control y tratamiento médico de por vida debido a los efectos secundarios que derivan de la cirugía, como malabsorción de hierro, calcio, vitaminas liposolubles y proteínas...

Los estudios demuestran que es la intervención donde mayor porcentaje de peso se pierde, hasta un 85% del exceso de peso corporal en algunos pacientes en el primer año de cirugía, además de eliminar enfermedades como la HTA, DM, dislipemias, SAOS...[13,15.]

2. CRUCE DUODENAL.

Es una variación a la técnica de Scopinaro. Se trata de una gastrectomía subtotal vertical con preservación del píloro como acción restrictiva, un bypass biliopancreático distal como método malabsortivo. La reducción del estómago disminuye la ingesta de alimentos, el mantenimiento del píloro elimina el síndrome de evacuación gástrica (síndrome de dumping) y la derivación intestinal reduce la absorción de grasa a un 30% y la de hidratos de carbono a un 80%[13,15].

El cruce duodenal es una de las técnicas más eficaces en el tratamiento quirúrgico de la obesidad ya que la pérdida de peso y la mejoría de las comorbilidades como DM y dislipemias son mayores que en otras técnicas. Sin embargo se produce una malabsorción de vitaminas liposolubles (A, D, E y K), de hierro y de calcio, teniendo que ser administrados vía oral o vía intravenosa de por vida [16].

3. BYPASS GASTRICO.

El primer bypass gástrico laparoscópico lo realizó Wittgrove y Clark en Estados Unidos en 1993 y se ha convertido en la primera elección quirúrgica de la cirugía bariátrica. Actualmente se considera como la técnica de elección para todo tipo de pacientes superobesos mórbidos (IMC 40-50) u obesos severos (IMC 35-40) con comorbilidades[16].

El bypass gástrico es una técnica restrictiva con cierto grado de malabsorción, donde se crea una pequeña cámara gástrica aislada del resto del estómago que se conecta a la parte distal del yeyuno y una yeyuno-yeyunostomia a 50-150 cms de la unión gastroyeyunal· Los efectos secundarios más importantes son vómitos, déficit de vitamina B12 y una mortalidad quirúrgica del 0-1,5%[13].

Existen numerosos estudios sobre bypass gástrico y en todos ellos se obtienen resultados satisfactorios tanto en la pérdida de peso como en la mejoría de las comorbilidades a medio y a largo plazo[18,19] .

III. CONCLUSIÓN.

La valoración de los resultados de la cirugía bariátrica debe incluir variables de eficacia (pérdida de peso, resolución o mejoría de las comorbilidades asociadas a la obesidad), de seguridad (morbimortalidad operatoria, morbilidad postoperatoria a largo plazo con estudio de las complicaciones nutricionales) y de calidad de vida/ satisfacción del paciente con al menos 5 años de evolución[19-21].

Para ello existen indicadores que analizan la pérdida ponderal y así poder realizar comparaciones entre distintas series y técnicas quirúrgicas. Estos indicadores son: porcentaje de sobrepeso perdido (PSP), porcentaje de IMC perdido (%IMCP) y porcentaje de exceso de IMC perdido (%EIMCP)[21].

IV. BIBLIOGRAFÍA.

1. Ford ES, Li C, Zhao G, Tsai J, Trends in obesity and abdominal obesity among adults in the United States from 1999-2008, *Int J Obes (Lond),* 3, (2011), p 736-743
2. Neuman M, Karachi I, Gortmarker S, Subramanian SV, Urban-rural differences in BMI in low and middle incomes countries: the role of socioeconomic status, *Am J Clin Nutr,* 97, (2013), p 428-436
3. When M, Maloney T, Latino residential isolation and the risk of obesity in Utah: the role of neighborhood socioeconomic but envitromental and subcultural contect, *JImmigrant Minority Health,* 13, (2011), p 1134-1141.
4. SECO. Cirugía Bariátrica, *SECO* [Internet]. SEEN; 2014 Jun[cited 2014 Jun 10]. Available from: http://www.seco.org/index.php/informacion-pacientes/ique-es-la obesidad.
5. Gonzalez Gonzalez JJ, Sanz Alvarez L, García Bernardo C, La obesidad en la historia de la cirugía. *Cir Esp,* 84, (2008), p 188-185.
6. Portier Feliz A, Navarro Sánchez G, Hernández Solar A, Grass Baldoquin J,Domloge Fernández J, Tratamiento quirúrgico de la obesidad patológica. *Revista cubana de Cirugía,* 50, (2011), p 229-239.
7. Rubio MA, Salas-Salvado J, Barbany M, Moreno B, Aranceta J, Bellido D et al, Consenso SEEDO para la evaluación del sobrepeso y la obesidad y el establecimiento de criterios de intervención terapéutica, *Rev Esp Obes,* 5, (2007), p 7-48.
8. BaltasarA, Bou R, del Rio J, Bengoche M, Escriva CC, Miró J, Cirugía bariátrica: resultados a largo plazo de la gastroplastia vertical anillada ¿Una esperanza frustrada?, *Cir Esp,* 62, (1197), 175-179.
9. Morales MJ, Delgado C, Mauri I, Parada P, Otero I, Olmos MA et al, Tratamiento quirúrgico de la obesidad: ¿a quién? ¿Qué técnica? ¿Es necesario el seguimiento postoperatorio?, *Endocrinol Nutr,* 51, (2004), p 245-253.
10. Fruhbeck G, Diez-Caballero A, Gil MJ, Montero I, Gómez-Ambrosi J, Salvador J et al, The decrease in plasma ghrelin concentrations following bariatric surgery

depends on the functional integrity of the fundus, *Obe Surg,* 14, (2004), p 606-612.

11. Sieber P, Gass M, Kern B, Peters T, Slawik M, Peterli R, Five year results of laparoscopic sleeve gastrectomy, *Surg Obes Relat Dis,* 10, (2014), p 243-249.
12. Ruiz de Adana JC. Cirugía de la obesidad: un abordaje de elección con distintas opciones técnicas, *Cir Esp,* 82, (2007), p 59-61.
13. Moreno Esteban B, Zuganti Murillo A, Cirugía bariátrica situación actual, *Rev Med Univ Navarra,* 48, (2004), p 66-71.
14. Kissler H, Settmacher U. Bariatric suregery to treat obesity, *Semin Nephrol,* 33, (2013), p 75-89.
15. Brasesco O, Correngia M, Cirugía bariátrica: técnicas quirúrgicas, En Galindo y colab. Enciclopedia de cirugía digestiva. 2009,Tomo II, p1-20. Available in: www.sadc.org.ar/dseterntaydos.pdf
16. Rotellar F, Astor C, Baxauli J, Gil A, Valenti V, Poveda I et al, Laparoscopic bariatric surgery: proximal bastric bypass, *An Sist Sanit Navar,* 28, (2005), p 33-40.
17. Csendes A, Papapietro K, Burgos AM, Lanzarini E, Canobra M, Results of gastric bypass for morbid obesity after a follow up of seven to ten years, *Rev Med Chile,* 139, (2009), p 1414-1420.
18. Aftab H, Risstad H, Sovik TT, Bernklev T, Hewit S, Kristinsson JA et al, Five year outcome after gastric bypass for morbid obesity in a Norwegian cohort, *Surg Obes Relat Di,* 10, (2014), p 71-78.
19. Marinari G, Murelli F, Camerini G, Papadia Fm, Carlini F, Sabilini C et al, A 15 years evaluation of biliopancreatic diversion according to the Bariatric Analysis and Reporting Outcomes System (BAROS), *Obes Surg,* 14, (2014), p 325-328.
20. Oria H, Moorehead M, Updated Bariatric Analysis and Reporting Outcome System (BAROS), *Surg Obes Relat Dis,* 5, (2009), p 60-66.
21. Guedea ME, Gracia Solanas JA. Resultados de efectividad de las técnicas bariátricas. Cirugía de la obesidad mórbida, Madrid, 2007, p.357-360. Disponible: http://www.aecirujanos.es/publicados_por_la_AEC/lan_cir_obes/lan_guia_cir_obes.php ?id=54.

CAPÍTULO 4

INTERVENCIÓN FISIOTERÁPICA DEL DOLOR POSTMASTECTOMÍA EN EL ÁMBITO HOSPITALARIO.

Almagro Céspedes, Isabel*/ Tapia Haro, Rosa María**/ Casas Barragán, Antonio***

**Universidad de Granada, Servicio Andaluz de Salud, Fisioterapeuta.*

***Universidad de Granada, Residencia Virgen de la Paz de Santa Fe, Fisioterapeuta y Terapeuta Ocupacional.*

****Universidad de Granada, Facultad de Ciencias de la Salud, Fisioterapeuta.*

SUMARIO: I. INTRODUCCIÓN. II. DESARROLLO DEL TRABAJO. III. CONCLUSIONES. IV. BIBLIOGRAFÍA.

RESUMEN: Objetivo: describir la intervención fisioterápica del dolor postmastectomía integrada en el ámbito hospitalario. Metodología: búsqueda bibliográfica en bases de datos electrónicas PubMed y PeDro. Resultados: de 237 artículos se seleccionaron 8 por su actualidad, calidad y relación con el tema de estudio. Conclusiones: La literatura científica muestra avances de la fisioterapia en el dolor postmastectomía. Consideramos esencial la integración de estas nuevas metodologías en el ámbito hospitalario dada la asociación entre el abordaje precoz y la prevención del dolor crónico.

PALABRAS CLAVE: fisioterapia, dolor, neoplasias de la mama, unidades hospitalarias.

I. INTRODUCCIÓN.

En la práctica clínica diaria del servicio de fisioterapia detectamos gran variabilidad de patrones y síndromes dolorosos. Por ello, el objetivo del presente trabajo es profundizar en la definición del mismo así como en los avances terapéuticos desde la fisioterapia y la relevancia del contexto hospitalario en su abordaje.

El dolor es junto a la fatiga una de las secuelas más frecuentes durante y tras el tratamiento oncológico del cáncer de mama, con prevalencias de entre el 20 y el 60%. Dada la gran frecuencia de cuadros dolorosos durante y después de la superación mediante tratamiento médico del cáncer de mama, a menudo el término "síndrome de dolor postmastectomía" ha llegado a ser utilizado a modo de cajón de sastre probablemente por la suma de complejos mecanismos que participan en este y la limitada clasificación en las investigaciones clínicas. Un problema a resaltar es la alta discapacidad autopercibida en estos casos y la infravalorada disminución de la calidad de vida.1

II. DESARROLLO DEL TRABAJO.

1. DEFINICIÓN Y TIPOS DE DOLOR POSTMASTECTOMÍA.

El dolor postmastectomía incluye aquel dolor después de cualquier tipo de cirugía de cáncer de mama con características neuropáticas en mama, tórax, axila o brazo homolaterales a la intervención y duración de más de 6 meses. Destaca en su valoración el uso de umbrales de dolor ante diversas modalidades de estímulos, así como cuestionarios y escalas de dolor, influyendo disfunciones modulatorias del sistema nervioso central en su desarrollo y la coexistencia de áreas hipoestésicas

A menudo tratan de atribuirse causas directas del dolor experimentado por el paciente, siendo complicada su diferenciación. Acorde a la realidad específica de cada caso abordado, la completa valoración clínica debe constituir la antesala a la aplicación de estrategias de tratamiento fisioterápico eficazmente dirigido.

En líneas generales, podemos distinguir distintas clases de dolor en el cáncer de mama teniendo presente que pese a los diversos mecanismos patofisiológicos implicados en el mismo tiempo, cualquier patrón de dolor ha de ser analizado para llegar a conseguir una diferenciación de otras condiciones frecuentemente concomitantes debido a la inmunosupresión existente: las neuralgias postherpéticas o los procesos infecciosos agudos en las linfangitis, erisipelas, etc. para su derivación de la forma más diligente posible.

Todos los profesionales implicados en el tratamiento del dolor han de tener presente que el proceso nociceptivo viene dado no sólo por factores como la fibrosis del tejido conectivo o alteraciones mucosas, sino también a condiciones de base biomecánica e incluso en algunos casos por mecanismos de sensibilización central.

En cuanto al dolor neuropático postmastectomía, podemos distinguir a grandes rasgos tres situaciones:

-Dolor neuropático relacionado con el cáncer como pueden ser aquellos dolores derivados de compresiones neoplásicas y/o infiltraciones metastásicas y/o cuando intervenciones médicoquirúrigcas dirigidas a salvar la vida tales como la mastectomía y la adenectomía afectan el tejido nervioso adyacente.2

-Dolor neuropátco inducido por la terapia quimio y radioterápica del cáncer de mama, pudiendo llamarse "síndrome de dolor postmastectomía" derivado del daño de nervios como el intercostobraquial o el nervio torácico largo. Estas percepciones dolorosas con tendencia a la cronificación, se localizan en el área axilar, cara interna del brazo y parrilla costal respectivamente.3 Actualmente, los avances en medicina nuclear han disminuido la incidencia y gravedad de las fibrosis postradioterápicas. La quimiotoxicidad unida o no a radioterapia condiciona otros síntomas añadidos, pudiendo destacar a modo de ejemplo diversos trastornos sensitivos y el ya conocido síndrome de mano-pie, con una amplia discapacidad asociada.

Según Carolina Panis, el dolor asociado al cáncer de mama está mediado por citoquinas proinflamatorias las cuales llegan incluso a disminuir el umbral doloroso del tejido muscular.4 Lawrence Leysen realizó una revisión de la literatura científica y señala la influencia de otros factores de riesgo como la edad, el uso de alcohol, el índice de masa corporal, niños, comorbilidad, educación, linfedema, estado civil, hábitos tabáquicos, cirugía axilar, quimioterapia, hormonoterapia, radioterapia, estadío y tamaño del cáncer así como el estado de los receptores homonales.5 Según otro estudio de Pereira S. et al, la ansiedad, síntomas del brazo y la adenectomía con daño del nervio intercostobraquial actúan como predictores de un riesgo mayor de dolor neuropático.6 La prueba del ganglio centinela se plantea como factor de protección frente al desarrollo de dolor.7

2. ASPECTOS RELEVANTES EN FISIOTERAPIA APLICADA AL DOLOR DEL CÁNCER DE MAMA.

Las unidades de linfedema atienden a toda persona que haya sido operada de cáncer de mama. Además, imparten talleres de educación sanitaria dirigidos a la prevención de secuelas y proporcionan asistencia periódicamente a los pacientes que lo precisen. Estas unidades son elementales ya que cualquier patología "neuro-musculo-esquelética" como puede ser una afectación del nervio radial o un deterioro secundario del manguito de los rotadores, requiere de intervención fisioterápica especializada y de cuidados específicos según el tratamiento médico que esté siguiendo o haya recibido hasta el momento.

Un nuevo hallazgo ha sido el estudio en neurociencia sobre la importancia de la modulación neuroendocrina en el desarrollo del dolor. En ella confluyen diferentes factores relevantes como los trastornos del sueño, el distrés y la actividad física. De ahí la importancia del papel del área de fisioterapia de cara a una procedente prescripción de ejercicio físico terapéutico ya sea de tipo aeróbico, de fuerza, respiratorio, postural o abdominal puesto que han de tenerse estas variables hacia un reacondicionamiento óptimo y global, basado no sólo en la experiencia sino también en la evidencia y el razonamiento clínico

Al mismo tiempo se han de compaginar las metodologías "hands on" y "hands off" hacia una mayor autonomía y autoeficacia del propio paciente de forma segura. Entre estas últimas metodologías encontramos grandes diferencias en los niveles de recomendación de la terapia manual:

- El drenaje linfático manual dentro de la terapia descongestiva compleja es el más ampliamente aceptado y estudiado en los casos de linfedema y las molestias asociadas.
- Las técnicas miofasciales también se sugieren como otra opción terapéutica complementaria, respetando tiempos de cicatrización y el grado de profundidad en el cual proceda trabajar las barreras mecánicas del tejido, para lo que es necesaria mayor investigación.
- Las técnicas más invasivas suelen ser rechazadas tras superar el proceso de cáncer de mama por lo toda la realización de pruebas y tratamientos agresivos que ya se han efectuado anteriormente.
- Otras herramientas a menudo poco diferenciadas en la literatura son las movilizaciones articulares, que permiten mantener estos tejidos en buen estado e instaurar patrones de movimiento más fisiológicos. La terapia craneosacral

es también otra posibilidad que permite inducir una gran relajación entre otras ventajas.

- En cuanto al ejercicio, destacamos el uso de marcha nórdica como un buen aliado en la reducción del volumen del brazo y el dolor así como del mantenimiento de la fuerza muscular. En general, aquellas terapias por movimiento como el taichí o correr en el agua bien suministradas en cada momento son vías excelentes de trabajo en fisioterapia en función del estado general, motivación y preferencias de cada paciente.
- En dolor crónico, se ha planteado la utilización de la terapia Scrambler, de escasa evidencia.

El siguiente cuadro resume algunas de las medidas básicas desde el campo de la fisioterapia, necesariamente apoyadas entre todos los profesionales implicados en el abordaje del dolor entre otras secuelas especificadas:

3. FISIOTERAPIA EN ATENCIÓN HOSPITALARIA Y UNIDADES ESPECIALIZADAS.

La atención hospitalaria como segundo nivel de atención ofrece a la población los medios técnicos y humanos de diagnóstico, tratamiento y rehabilitación adecuados que, por su especialización o características, no pueden resolverse en el nivel de atención primaria. Son los hospitales y sus centros de especialidades donde se lleva a cabo la atención hospitalaria programada y urgente, tanto en régimen de internamiento como ambulatorio y domiciliario. También asume funciones de promoción de la salud, prevención de la enfermedad, asistencia curativa y rehabilitadora, así como docencia e investigación, en coordinación con el nivel de atención primaria.

La evidencia científica remarca la importancia de evaluar e incluso la posibilidad de atender factores influyentes en el desarrollo y perpetuación de cuadros dolorosos en cáncer de mama desde el momento previo a la cirugía. Dado el fuerte carácter multifactorial de cada experiencia dolorosa, dicho trabajo envuelve diversas disciplinas y profesionales las cuales aportan un abordaje más completo y exitoso del dolor.

Los pacientes diagnosticados de cáncer de mama se quejan del desconocimiento de los recursos en los que apoyarse y disponibilidad de diferentes especialistas en oncología necesarios. Ello puede favorecer los casos de abuso por parte de pseudoterapias no sanitarias que apoyándose en la supuesta inocuidad y superioridad de las terapias alternativas llegan a enlentecer la derivación precoz dentro del equipo profesional necesario y por tanto favorecen la cronificación del dolor.

En Andalucía, existen programas de detección precoz del cáncer de mama de gran importancia para el éxito en la supervivencia y la calidad de vida de las personas que atraviesan este proceso. Paralelamente, entre los diferentes servicios de oncología, radioterapia, ginecología, psicología, rehabilitación, etc. existen vías de derivación en el momento en que se detectan necesidades específicas. En todo este trayecto del paciente, el dolor a menudo es de difícil abordaje no sólo por su subjetividad sino también por la heterogeneidad de enfoques y herramientas de evaluación que utiliza cada profesional. Estas perspectivas pensamos podrían reunirse para así enriquecerse y armonizar pilares como el farmacológico con la terapia psicológica y fisioterápica, lo cual es factible en caso de una buena colaboración entre profesionales. Su establecimiento en el ámbito hospitalario de forma sistemática en todos los casos de dolor mediante sesiones de trabajo en equipo, acortaría plazos en su seguimiento evolutivo y actualización de tratamientos consensuados muy valiosos en la prevención de la cronicidad y posibles mecanismos de sensibilización central.

III. CONCLUSIONES.

La evidencia muestra el gran arsenal terapéutico por explotar en fisioterapia hospitalaria aplicada al dolor asociado al cáncer de mama. La intervención precoz e incluso prequirúrgica permitiría disminuir no sólo secuelas físicas sino también amortiguar el fuerte impacto psicosocial que sufre el paciente. Es necesaria la divulgación de los beneficios y contraindicaciones de la fisioterapia en cada momento del proceso del dolor dentro de planes de intervención multidisciplinares. La aplicación de terapias físicas de reconocida efectividad y consensuadas por especialistas es esencial, siendo el ámbito hospitalario un medio idóneo y de referencia para ello.

IV. BIBLIOGRAFÍA.

1. Letellier ME et al, "Assessment of breast cáncer disability: agreement between expert assessment and patient reports", Disability and rehabilitation, 39, (2017), p. 798.
2. Waltho D et al, "Post–breast surgery pain syndrome: establishing a consensus for the definition of post-mastectomy pain syndrome to provide a standardized clinical and research approach — a review of the literature and discussion", Canadian Journal of Surgery, 59, (2016), p. 342.
3. Wisotzky E et al, "Deconstructing Postmastectomy Syndrome: Implications for Physiatric Management", Physical medicine and rehabilitation clinics of North America, 28, (2017), p: 153.
4. Panis C et al, "Cytokines as Mediators of Pain-Related Process in Breast Cancer", Mediators of inflammation, 2015, (2015), ID. 129034.
5. Laurence Leysen et al, "Risk factors of pain in breast cancer survivors: a systematic, review and meta-analysis", Supportive Care Cancer, 25, (2017), p. 3607.
6. Pereira S et al, "Neuropathic Pain After Breast Cancer Treatment: Characterization and Risk Factors", Journal of Pain and Symptom Manage, 54, (2017), p. 877.
7. Meijuan Y et al, "A retrospective study of postmastectomy pain syndrome: incidence, characteristics, risk factors, and influence on quality of life", TheScientificWorldJournal, 2013, (2013), ID. 159732.
8. Smith T et al, "Scrambler Therapy for the Treatment of Chronic Post-Mastectomy Pain (cPMP)", Cureus, 9, (2017), p. 1378.

CAPÍTULO 5

INTERVENCIÓN DE ENFERMERÍA EN URGENCIAS ANTE INTOXICACIÓN AGUDA POR BENZODIACEPINAS

Benítez Galvín, Esther*/ Aragón Rico, Samuel*/ Serrano Cecilia, Cecilia**

**Enfermera residente de Salud mental 2º año, HUPR*

***Enfermera especialista en Salud mental, HUPR*

SUMARIO: I. INTRODUCCIÓN. II. DESARROLLO DEL TRABAJO. III. CONCLUSIONES. IV. BIBLIOGRAFÍA.

RESUMEN: Las benzodiacepinas se prescriben para numerosos trastornos, como ansiedad aguda, crisis de angustia, insomnio, desintoxicación alcohólica, convulsiones... La intoxicación por este grupo de fármacos puede provocar depresión del Sistema Nervioso Central que conlleve a dificultad respiratoria, hipotensión incluso coma. Por este motivo es importante, para el personal sanitario de urgencias, conocer cómo actuar ante un paciente con este problema.

PALABRAS CLAVE: benzodiacepinas, intoxicación aguda, flumazenil, enfermería, actuación en urgencias.

I. INTRODUCCIÓN.

Las benzodiacepinas son medicamentos psicotrópicos que actúan sobre el sistema nervioso central produciendo efectos sedantes, hipnóticos, ansiolíticos, anticonvulsivos y miorrelajantes. Son muy liposolubles por lo que atraviesan bien las membranas biológicas. Tienen un gran volumen de distribución corporal y alcanzan concentraciones en cerebro, hígado y bazo superiores a las de fármaco libre en sangre. Este volumen de distribución es mayor en mujeres y personas mayores de 65 años.

La mayoría de las benzodiacepinas se absorben completa y rápidamente después de una dosis oral. Ésta puede verse mermada por la presencia de alimentos en el estómago, antiácidos y anticolinérgicos.

El pico plasmático se produce entre 30 minutos y 3 horas después de la ingesta de una dosis terapéutica. La duración de la acción depende de la velocidad y magnitud de la distribución tisular, así como de la rapidez de eliminación. El metabolismo de las benzodiacepinas se produce en el hígado. Según la benzodiacepina ingerida, el metabolismo puede verse prolongado por la edad avanzada del paciente, la presencia de cirrosis, la administración simultánea de diversos fármacos y la ingestión aguda de alcohol. Aunque existen diferencias entre las distintas benzodiacepinas, la excreción se produce principalmente por vía renal, aunque el 10% se excreta por las heces.

II. DESARROLLO DEL TRABAJO

1. JUSTIFICACIÓN

El propósito de este plan de actuación es principalmente dar a conocer la forma de llevar a cabo las diferentes intervenciones así como la priorización de las mismas. Es importante para el personal sanitario manejar un serie de conocimientos y técnicas que se expondrán posteriormente para poder prevenir las secuelas y evitar la muerte del paciente por la intoxicación aguda por benzodiacepinas. Con este trabajo pretendemos ayudar a los profesionales de enfermería a ampliar sus conocimientos en este ámbito y dar a conocer también a la población la problemática de un mal manejo de este tipo de fármacos.

2. OBJETIVOS

- Enseñar al personal sanitario la actuación que deben llevar a cabo para que las consecuencias de la intoxicación aguda sean lo más leves posibles.
- Conocer las técnicas a realizar según la sintomatología del paciente.

3. MATERIAL Y MÉTODOS

Se ha realizado un búsqueda bibliográfica sobre la actuación en la intoxicación aguda por benzodiacepinas y las intervenciones que deben realizar los profesionales sanitarios para que dicha práctica sea de calidad y garantice la seguridad del paciente en todo momento. Para ello hemos usado bases de datos como: Pubmed, Medline, Scielo España, Cinhal y la Biblioteca Cochrane Plus. Para la búsqueda en estas bases de datos se usaron adaptaciones al lenguaje natural de estos buscadores. Como criterios de artículos de inclusión se aplicaron:

- Publicaciones de menos de 10 años publicadas
- Texto en inglés o español
- Acceso y lectura completa del texto

Como criterios de artículos de exclusión se aplicaron:

- Publicaciones de más de 10 años publicadas
- Artículos que no contengan información relevante para la elaboración del trabajo, aunque cumplan los criterios de búsqueda

4. RESULTADOS

Las benzodiacepinas poseen un margen de seguridad muy amplio, por lo que las sobredosis sólo suelen producir signos de toxicidad ligeros o moderados como ataxia, disartria, somnolencia y letargia. Sin embargo, las sobredosis importantes pueden provocar coma, hipotensión y dificultad respiratoria. Estas complicaciones son poco frecuentes cuando se ingieren solamente benzodiacepinas, pero aparecen con más frecuencia si se ingieren simultáneamente con otras drogas capaces de provocar depresión del sistema nervioso central, como por ejemplo el alcohol. La depresión del sistema nervioso central tiene peor pronóstico en personas de edad avanzada o que han ingerido grandes cantidades del fármaco, en pacientes con enfermedades crónicas y en aquellos que toman medicamentos capaces de alterar el metabolismo hepático de las benzodiacepinas.

Para aclarar el tipo de medicamento ingerido es necesario realizar una anamnesis completa y una exploración física adecuada. Además, para confirmar el diagnóstico, se debe confirmar en todos los pacientes mediante detección selectiva de benzodiacepinas en sangre u orina. También es importante valorar de forma selectiva y rutinaria la presencia de fármacos ingeridos de forma simultánea, sobre todo cuando se trata de pacientes en coma. El tratamiento de la sobredosis por benzodiacepinas comprende:

- La estabilización del paciente.
- Valorar la necesidad de intubación endotraqueal o ventilación asistida en caso de depresión respiratoria.
- Administración del antídoto, flumazenilo, en casos seleccionados.
- Evitar la absorción del fármaco ingerido desde el tracto gastrointestinal.

Inicialmente se debe valorar la presencia de complicaciones derivadas de la depresión del sistema nervioso central. Se evalúan signos vitales y la situación respiratoria y se asegura la adecuación de la vía aérea.

Los pacientes con depresión respiratoria e hiperventilación significativa deben ser intubados y conectados a un ventilador mecánico. En los pacientes comatosos y en aquellos con sobredosis graves se debe investigar la existencia de aspiración, hipotensión e hipotermia.

Una vez estabilizados, aquellos que solo han ingerido benzodiacepinas (lo cual se documentará mediante la determinación selectiva de fármacos) y que están en coma o exhiben depresión grave del sistema nervioso central se pueden tratar con flumazenilo. El flumazenilo es un inhibidor competitivo de los receptores del sistema nervioso central para las benzodiacepinas y contrarresta la depresión del sistema nervioso central inducida por éstas. La dosis recomendada para la sobredosificación de benzodiacepinas en adultos es de 0,2mg por vía intravenosa en 30 segundos; si no existe respuesta, se pueden administrar 0,3 mg más en 30 segundos. Se pueden administrar dosis adicionales de 0,5 mg a intervalos de un minuto, hasta un total de 3mg. Algunos pacientes requieren una dosis total de 5mg para obtener una respuesta óptima, pero la necesidad de dosis más altas puede indicar depresión del sistema nervioso central por ingesta simultánea de otro fármacos.

Los pacientes comatosos suelen despertar a los pocos minutos de la administración intravenosa y la duración de la acción es de aproximadamente un hora. A veces se observa una recidiva de la sedación en casos de depresión prolongada del sistema nervioso central, y esas recaídas pueden controlarse con bolos repetidos de 0,2 mg por vía intravenosa, administrados a lo largo de 30-60 segundos, sin superar los 3 mg en un hora. En los pacientes que no responden a una dosis máxima de flumazenilo (5 mg en 5 minutos) se deben investigar otras causas de depresión de sistema nervioso central y a posibilidad de ingesta simultánea de otros fármacos.

Otra de las actuaciones a llevar a cabo es evitar la absorción del fármaco ingerido a nivel gastrointestinal y para ello se debe vaciar el estómago. Esto es independiente de la administración del antídoto flumazenilo, es decir, pueden hacerse ambas actuaciones de manera independiente sin que una influya en la otra.

En caso de que hayan pasado menos de dos horas desde la ingesta, es preferible hacer el vaciado de estómago mediante lavado gástrico. Tras la evacuación gástrica se deben administrar carbón activado y otros catárticos.

En los pacientes que se encuentren en estado de alerta y cooperadores con incapacidad para trasladarlos antes de una hora a un centro especializado, se debe inducir el vómito con jarabe de ipecacuana, pero tal medida está contraindicada en sujetos incapaces de colaborar o con alteraciones neurológicas tales como letargia, coma o convulsiones, puesto que la inducción del vómito en estos casos puede producir aspiración endotraqueal.

Tras la evaluación en un centro sanitario, estos pacientes deben ser intubados con una sonda endotraqueal, dotada de globo terminal para prevenir la aspiración del vómito, y después se realizará el lavado de estómago. Si han pasado más de dos horas desde la ingestión de benzodiacepinas, no existe indicación alguna para hacer el lavado gástrico.

En el tratamiento de la sobredosis de benzodiacepinas no está indicado forzar la diuresis. Los intentos de eliminar el fármaco mediante la "limpieza" del compartimento vascular, por hemodiálisis y hemoperfusión, son ineficaces y no están indicados en este caso.

III. CONCLUSIONES.

El paciente con intoxicación aguda es una situación de riesgo en la que el profesional sanitario debe actuar con rapidez y decisión para solucionar el problema lo antes posible. En este trabajo exponemos una serie de pautas de actuación que los profesionales deben conocer para obrar de forma correcta. Es necesaria la evaluación continuada del paciente tras la actuación en urgencias, puesto que pueden aparecer complicaciones graves a largo plazo que debemos saber abordar de manera directa.

En esta evaluación se encuentran implicadas diferentes especialidades que deben trabajar conjuntamente como equipo multidisciplinar para llegar a la resolución completa del problema que abordamos, y no solo del servicio de urgencias, el cual se ocupa del paciente en primera instancia.

Podemos destacar de este trabajo, además de la actuación que deben llevar a cabo los profesionales, la prevención de esta situación. Para ello, debemos educar a nuestros pacientes en cuanto a la medicación que toman y los efectos perjudiciales que pueden producir en su salud si no hacen un buen uso de ellos.

IV. BIBLIOGRAFÍA.

M. Salazar, C. Peralta, F. J. Pastor. Agonistas y antagonistas del receptor de benzodiacepinas. Manual de psicofarmacología. 2º Edición. Madrid: Médica Panamericana; 2011. p. 208-211, 217.

Sintomastratamiento.com [Internet]. España: La enciclopedia médica; 2013 [actualizado 16 Diciembre 2013; citado 1 Agosto 2016]. Disponible en: http://sintomastratamiento.com/dolor-enfermedad-trastorno/intoxicacion-de-benzodiacepinas-tratamiento-causas-sintomas-diagnostico-y-prevencion/

Círculo de lectores. Medicina y salud, guía práctica ilustrada de la A a la Z. Barcelona: Círculo; 1988. p. 1256

CAPÍTULO 6

LINFEDEMA Y FISIOTERAPIA. EFECTOS DEL EJERCICIO TERAPÉUTICO

Bermúdez Millán, Encarnación*/ Segura García, Josefa Mª ** / Rodríguez Peral, Mª Luisa **

** Universidad de Granada, fisioterapeuta, Hospital de Poniente.*

*** UCAM, fisioterapeuta, Servicio Andaluz de Salud.*

**** Universidad de Cádiz, fisioterapeuta, Hospital de Poniente.*

RESUMEN: Para la realización de dicho trabajo hemos llevado a cabo una búsqueda bibliográfica en Pubmed , PeDro, Medline y Cochrane Database. Los idiomas de búsqueda han sido español e inglés. La búsqueda se ha acotado a artículos publicados en los últimos 10 años. Buscamos con este trabajo analizar la bibliografía existente en diferentes bases de datos relacionada con el tratamiento de fisioterapia y en concreto conocer cuáles son los efectos del ejercicio terapéutico.

PALABRAS CLAVE: **Linfedema (lymphedema), fisioterapia (physiotherapy), tratamiento (treatment), ejercicio terapeutico (physica exercises) y efectos (effects).**

I. INTRODUCCIÓN.

Actualmente cerca de 4.4 millones de mujeres en el mundo han sido diagnosticadas de cáncer de mama. El cáncer de mama representa el 25,6% de los nuevos casos de cáncer que se diagnostican en la mujer y asociado a dicha cifra nos encontramos que dicho cáncer tiene una tasa de mortalidad del 14,2%, es decir que se diagnostican 53 nuevos caso por cada 100000 mujeres de la cuales 11 van a morir a consecuencia de dicha enfermedad. Sin embargo, las mejoras en las técnicas de tratamiento y el diagnóstico precoz de la enfermedad han aumentado la tasa de supervivencia. En contra punto nos encontramos con un aumento de secuelas o efectos secundarios derivados de la cirugía, radioterapia y quimioterapia.

Entre los efectos secundarios o secuelas, no encontramos principalmente con el linfedema. El cual se presenta en torno al 2-83% según diferentes fuentes que hemos consultado. El linfedema va a afectar a 1 de cada 4 mujeres intervenidas de cáncer de mama, las cuales, desarrollarán un linfedema 2º a la cirugía y/o radioterapia. Dicho linfedema cursa con un aumento de volumen de la extremidad afectada y una pérdida de función de la misma. El linfeema se clasifica en 3 estadíos en función de su evolución:

- Menos de 3cm de diferencia con el miembro afecto: linfedema leve.
- Entre 3cm y 5cm: linfedema moderado.
- Más de 5cm: linfedema grave.

Otra de las principales secuelas derivadas de los tratamientos para el cáncer de mama es la restricción de la amplitud de la amplitud de movimiento del hombro así como dolor en el área de la axila y hombro. Se ha descrito que entre el 30%-50% de los pacientes refieren dolor en el hombro y brazo, y el 35% de los pacientes describen restricción de movimiento tras 3- 5 años después de la cirugía. Así mismo, se ha encontrado dolor en brazo y hombro tras la cirugía y la radioterapia que persiste en el 20% de los pacientes tras 30 meses de la cirugía.

Tradicionalmente para evitar o reducir este tipo de efectos secundarios se le ha recomendado a la mujer intervenida de cáncer de mama que evitara realizar esfuerzos físicos, tales como levantar peso, con el brazo afecto, dicha recomendación afectaba seriamente a la vida diaria de la mujer. Sin embargo dicha recomendación carece de evidencia, no existiendo estudios que la avalen.

En los últimos años se han llevado a cabo investigaciones y estudios para determinar qué técnicas de fisioterapia son las más efectivas para mejorar la limitación articular del hombro afecto, mejorando la funcionalidad del mismo, reduciendo el dolor y evitando la aparición del linfedema.

Las intervenciones de fisioterapia son efectivas mejorando la limitación del balance articular del hombro y reduciendo la aparición de linfedema. En ese sentido, el ejercicio físico y sus efectos sobre la paciente intervenida por cáncer de mama han sido investigados en diferentes estudios. De tal forma que existen evidencias que lo avalan como efectivo tanto en prevención primaria y secundaria para las enfermedades crónicas. Así mismo, se ha producido un aumento de evidencia que avala la realización de programas de ejercicio físico en pacientes con cánceres como: pulmón, mama, colón, y próstata; ya que aumenta el nivel de actividad física de los pacientes, mejora el acondicionamiento físico y la calidad de vida del paciente respecto a su enfermedad.

El ejercicio físico nos aporta importantes beneficios:

- Ayuda a combatir la fatiga.
- Aumenta la calidad de vida de aquellos que lo realizan.
- Aumenta la adherencia a los tratamientos.
- Mejora el estado de ánimo de los pacientes.
- Combate las alteraciones psicológicas.
- Disminuye el riesgo de recurrencia.
- Disminuye la mortalidad.
- Mejora el pronóstico de los pacientes.
- Mejora la función física.

Un artículo reciente muestra como un programa de ejercicio terapéutico individualizado mejora la esperanza de vida tras un diagnóstico de cáncer de mama. Los beneficios de la activad física regular está totalmente avalado y justificado a nivel científico para como respuesta a las necesidades de los pacientes con cáncer. Sin embargo, la implementación de este tipo de programas no es viable para nuestro sistema sanitario debido al alto coste que supone. Además requiere una gran involucración por parte de las mujeres afectadas (en este sentido podríamos encontrarnos dificultades con mujeres provenientes de zonas rurales o con un bajo nivel socioeconómico).

Los artículos encontrados enfatizan que todos los pacientes supervivientes de cáncer deberían ser incluidos en programas de reactivación y reacondicionamiento físico, para recuperar la funcionalidad no sólo del brazo afecto sino de todo el organismo.

Los estudios sobre cáncer de mama y calidad de vida señalan que la realización de ejercicio terapéutico no sólo es recomendable para reacondicionar al paciente físicamente sino también emocionalmente.

Los programas de ejercicio terapéutico deben incluir ejercicios cardiovasculares para aumentar la resistencia cardiovascular de los pacientes, ejercicios respiratorios para estimular el sistema linfático a nivel torácico así como ejercicios de fuerza para aumentar la fuerza muscular y la resistencia del paciente. En los últimos años hemos visto algunos modelos de tratamiento con ejercicio físico que incluían Pilates, yoga tai chi y ejercicios en el agua; en la literatura se describen ejercicios para aumentar la resistencia del "core", de tal forma que se aumente la estabilidad a nivel central para a partir de ahí activar todos los músculos del cuerpo, esto combinado con ejercicios respiratorios estimular la contracción del diafragma y facilita la circulación linfática a nivel torácico y abdominal, así como un aumento del sistema inmune.

En cuanto a la pregunta de si es seguro la realización de ejercicios con resistencia en pacientes con linfedema y alteraciones de la funcionalidad del brazo, se han encontrado estudios que demuestran que no existe ningún riesgo para la paciente, es más, son ejercicios efectivos ya que aumentan la masa muscular y la fuerza de las pacientes, lo que es un estímulo positivo para funcionalidad de las mismas. Actualmente se trabajan con ejercicios de baja o moderada resistencia, en torno al 60-80% del RM (siendo el RM la máxima fuerza o resistencia que el paciente puede realizar en una repetición) en ciclos de 8-15 repeticiones. Sin embargo, en la literatura encontramos que puede ser más efectivo incluso un trabajo a mayores resistencias, en torno al 80-90% del RM en ciclos de 5-8 repeticiones.

El Colegio Americano de medicina del deporte en su 57 encuentro anual en Baltimore, propuso una serie de recomendaciones para pacientes supervivientes de cáncer. Como hemos señalado anteriormente, tradicionalmente se recomendaba a los pacientes tras sufrir un cáncer descansar y evitar la actividad física, sin embargo las nuevas recomendaciones son bien diferentes ya que como Kathryn Schmitz señala se ha visto una mejor calidad de vida en los pacientes que practican ejercicio físico. Las recomendaciones del ACSM son las siguientes: realizar 150 minutos/semana de ejercicio aeróbico de resistencia media (75%), ejercicios de potenciación muscular de grandes grupos musculares (miembro superiores/tronco/miembros inferiores) de intensidad media al menos 2 veces/semana y ejercicios de estiramiento. Los fisioterapeutas y demás profesionales sanitarios han de recomendar a los pacientes que eviten al máximo la inactividad física, al tiempo que les han de planificar de forma individualizada las pautas de ejercicios para evitar lesiones en los mismos.

Atendiendo a las recomendaciones del ACSM, podíamos pautar las sesiones de ejercicio terapéutico de la siguiente forma:

Tipo de ejercicio físico	Pauta de realización
Aeróbico	5 días a la semana/ intensidad moderada/ 30minutos
Fuerza	2 días a la semana/intensidad moderada
Flexibilidad	7 días a la semana

Hemos de recodar que para pautar el ejercicio físico hemos de evaluar de forma individualizada al paciente. Es de vital importancia, como señala el ASCM, para evitar posibles lesiones al paciente, ya que los objetivos que nos plantearemos serán individualizados en función de la situación basal del paciente. La dosis de trabajo la estableceremos tras la realización de la evaluación, para ello realizaremos una prueba de esfuerzo submáximo como test de 6 minutos marcha o el shuttle walking test. Ambas pruebas nos permiten realizar una estimación de la carga máxima en función de la distancia caminada por el paciente, también habremos de determinar el RM del paciente, el cual lo determinaremos con una dinamometría o con pruebas submáximas como pueden ser las de Lander, Brzycki o O´Connor.

Schmitz et al, realizaron un protocolo de intervención en un centro fitness durante un año con mujeres con linfedema, en el mismo durante las primeras semanas trabajaron la resistencia muscular al 50% del RM y finalizaron realizando las series de ejercicios al 75%del RM. La progresión del protocolo se realizaba con aumentos de cargas cuando las pacientes no mostraban síntomas en el brazo afecto, aquellas pacientes que mostraban un aumento del linfedema continuaron el protocolo con sus ortesis compresivas correspondientes.

II. CONCLUSIONES.

Los estudios consultados han demostrado que cuando se combinan ejercicios respiratorios con ejercicios de resistencia y fortalecimiento se mejora la capacidad funcional del paciente y se aumenta la resistencia cardiovascular del mismo disminuyendo a fatiga. Además, de forma transversal, se produce un cambio en la composición corporal, lo que repercute en una mejora la imagen personal de las pacientes, este cambio de imagen aporta beneficios psicológicos a las pacientes, ya que muchas de ellas sufren depresión y baja autoestima.

Así mismo podemos concluir que la realización de ejercicio físico es totalmente segura y la recomendación de evitar la práctica deportiva y los esfuerzos es algo totalmente desfasado. Pero en este sentido, nos gustaría anotar que serían necesarios más estudios que evaluaran si el ejercicio de alta intensidad es una práctica segura, ya que la mayoría de los estudios encontrados nos hablan dela práctica de ejercicio de intensidades moderadas en pacientes supervivientes de cáncer.

Por último señalar que el ejercicio físico pautado aumenta la calidad de vida y la funcionalidad de los pacientes.

III. BIBLIOGRAFÍA.

1. http://www.acsm.org/about-acsm/media-room/acsm-in-the-news/2011/08/01/new-guidelines-strongly-recommend-exercise-for-cancer-patients-survivors.
2. Schmitz et al. Weigth lifting for women at risk for breast cáncer related lymphedema: a randomized trial. JAMA. Dec. 2010.
3. Barbara Tatham, Jenna Smith, Oren Cheifetz, Jessica Gillespie, Katie Snowden, Jessica Temesy, Lisa Vanderberk. The efficacy of exercise therapy in reducing shoulder pain related to breast cancer: a systematic review. Physiotherapy Canada 2013; 65(4);321-330.
4. Nesvold IL, Fossa SD, Holm I et al. Arm/shoulder problems in breast cancer survivors are associated with reduced heath and poorer physical quality of life. Acta Oncol. 2010;49(3):347-53. http://dx.doi.org/10.3109/02841860903302905. Medline:19842790.
5. Kwan W, Jackson J, Weir LM, et al. Chronic ar morbidity after curative breast cancer treatment: prevalence and impact on quality of life. J Clin Oncol. 2002;20(20):4242-8. http://dx.doi.org/10.1200/JCO.2002.09.018. Medline:12377968.
6. McNeely ML, Campbell K, Ospina M, et al. Exercise interventions for upper-limb dysfunction due to breast cancer treatment. Cochrane Database Syst Rev. 2010;16(6):CD005211. Medline:20556760.
7. Noelia Galiano-Castillo, Angélica Ariza-García, Irene Cantarero-Villanueva, Carolina Fernández-Lao, Lourdes Díaz- Rodríguez, Marta Legerén-Alvarez, Carmen Sánchez-Salado, rosario Del-Moral-Avila, Manuel Arroyo-Morales. Telehealth system (e-CUIDATE) to improve quality of life in breast cancer survivors: rationale and study protocol for a randomized clinical trial. Trials 2013, 14:187.
8. Chen X, W, Zheng W, Gu k, Matthews CE, Chen Z, Zheng Y, Shu XO. Exercise after diagnosis of breast cancer in association with survival. Cancer Prev Res (Phila) 2011, 4:1409-1418.
9. Knols RH, de Bruin ED, Shirato K, Uebelhart D, Aaronson NK. Physical activity interventions to improve daily walking activity in cancer survivors. BMC Cancer 201, 10:406.
10. Schmitz KH. Balancing lymphedema risk: exercise versus deconditioning for breast cancer survivors. Exerc. Sport Sci Rev 2010, 38:17-24.
11. Bloomquist et al. A randomized cross-over trial to detect differences in arm volume after low-and heavy-load resistance exercise among patients receiving adjuvant chemotherapy for breast cancer at risk for arm lymphedema: study protocol. BMC Cancer (2016) 16:517.

12. Hülya Özlem Sener et al. Effects of clinical Pilates exercises on patients developing lymphedema after breast cancer treatment: a randomized clinical trial. J Breast Health 2017; 13:16-22.

CAPÍTULO 7

TRATAMIENTO DE FISIOTERAPIA DE LA CONDROPATÍA ROTULIANA

Cano García, Mª del Pilar/ Carrión Amorós, Yésica*/ Rodríguez García, Isabel Mª***

**Fisioterapeuta. Servicio Andaluz de Salud. Almería.*

***Fisioterapeuta. Empresa Pública Hospital de Poniente. Almería.*

SUMARIO: La Condropatía rotuliana, también denominada Síndrome de dolor femoropatelar comparte ciertas manifestaciones clínicas con otras patologías o lesiones de la rodilla. Por este motivo, es necesario un diagnóstico correcto para establecer unos objetivos y tratamiento de fisioterapia concretos. Conocer la evidencia científica sobre el tratamiento de fisioterapia nos orientará en el empleo de aquellas técnicas que presentan mayor efectividad para la consecución de nuestros objetivos.

RESUMEN: Se ha llevado a cabo una revisión sistemática de la literatura científica. El objetivo es conocer la evidencia científica sobre qué técnicas de fisioterapia presentan mayor efectividad en el tratamiento de la condropatía rotuliana y fundamentar su práctica clínica. Las bases de datos consultadas han sido: PubMed, Elservier y Google Académico. La estrategia de búsqueda ha incluido los descriptores: "condropatía", "dolor femoropatelar", "fisioterapia" y "tratamiento", tanto en inglés como en español unidos por el operador booleano Y/AND. Existe evidencia científica que la fisioterapia mejora el cuadro clínico asociado a esta patología. La combinación de ejercicio terapéutico, como técnica principal, junto a otras técnicas fisioterapéuticas muestra resultados más satisfactorios.

PALABRAS CLAVE: "condropatía", "dolor femoropatelar", "fisioterapia", "tratamiento".

I. INTRODUCCIÓN

¿Qué beneficios aporta la fisioterapia en el tratamiento de la condropatía rotuliana? ¿Cuáles son las técnicas de fisioterapia que presentan mayor efectividad?

La evidencia científica pone de manifiesto la labor del fisioterapeuta en el tratamiento de la condropatía rotuliana y conocer que técnicas son las que reportan mayores beneficios nos dará unos resultados más exitosos.

Objetivos

La finalidad de este trabajo es analizar las diferentes técnicas que se emplean en el tratamiento rehabilitador de la condropatía rotuliana y conocer cuáles presentan una mayor efectividad.

Metodología

Se ha llevado a cabo una revisión sistemática de la literatura científica disponible. Las bases de datos consultadas han sido Pubmed, Elsevier y Google Académico tanto en inglés como en español.

La búsqueda se ha acotado a los diez últimos años. Los descriptores que se han empleado son: "condropatía"/ "chondropathy", "dolor femoropatelar"/ "patellofemoral pain", "fisioterapia"/ "physiotherapy", "tratamiento"/ "treatment" unidos por el operador booleano Y/AND.

Se han obtenido un total de 28 artículos, de los cuales seleccionamos 11 por cumplir los criterios de nuestro estudio. También se han consultado libros de texto sin limitación temporal.

II. DESARROLLO DEL TRABAJO

• DEFINICIÓN, ETIOLOGÍA, CLINICA Y DIAGNÓSTICO

La ***Condropatía Rotuliana***, también denominada *Síndrome de Dolor Femoropatelar*, es una lesión del cartílago articular de la rótula que se manifiesta con dolor en la cara anterior de la rodilla, inflamación y limitación articular, principalmente a la flexión. La prevalencia es mayor en el sexo femenino. Representa el 30% de las patologías tratadas en medicina deportiva. Afecta por igual a población en general y deportistas. (Espí, Arnal, Balasch, Inglés, 2017). A pesar de ser una patología con gran incidencia, no hay consenso en lo referente a su definición, causas, diagnóstico y tratamiento. (Fort Vanmeerhaeghe y Pujol Marzo, 2007). Las causas de este Síndrome de dolor femoropatelar son multifactoriales (Petersen, Rembizki, Liebau, 2017):

- Factores Extrínsecos: Traumatismos y/o movimientos repetitivos que provocan compresión del cartílago rotuliano, tipo de actividad, cambios en la intensidad de la actividad, práctica deportiva agresiva, condiciones ambientales, superficie y equipo empleado en la práctica deportiva.
- Factores Intrínsecos: Características personales, alteraciones en la alineación del miembro inferior (anteversión femoral, rotación interna del fémur, desalineación rotuliana, genu valgo, torsión tibial lateral,...)
- Factores Psicológicos

Las manifestaciones clínicas más comunes son dolor en cara anterior de la rodilla, inflamación y limitación articular a la flexión. Es frecuente un incremento en la sensación dolorosa al subir escaleras, correr, permanecer sentado o ponerse en cuclillas. Aunque es muchas ocasiones la sintomatología que presenta el paciente no es proporcional al grado de lesión del cartílago. (Ayala, 2009)

El cuadro clínico de la Condropatía rotuliana es común con otras patologías de la rodilla y su etiología multifactorial hacen difícil su diagnóstico (Collado, 2010). Por ello, el diagnóstico debe incluir:

- Anamnesis para valorar:
  - Tipología del dolor y localización.

    - Práctica o no de actividad deportiva e intensidad de la misma.
    - Presencia de antecedentes traumáticos.
- Exploración visual del miembro inferior (cadera-rodilla-tobillo) en bipedestación y durante la marcha. En decúbito supino, valoración de la alineación rotuliana (ángulo Q).
- Palpación de las diferentes estructuras anatómicas.
- Valoración de la movilidad articular, fuerza y flexibilidad muscular global del miembro inferior.
- Test ortopédicos.
- Diagnóstico por imagen:
    - Radiografía
    - Resonancia Magnética Nuclear (RMN). Es la prueba con mayor sensibilidad, aunque no permite un diagnóstico claro en lesiones en fase inicial.
- En ocasiones, se ha de recurrir a la exploración artroscópica para el diagnóstico definitivo.
- Diagnóstico diferencial con otras patologías de rodilla (bursitis, patología meniscal, etc.).

TRATAMIENTO DE FISIOTERAPIA.

Se debe establecer un tratamiento de fisioterapia válido como parte del tratamiento conservador de la condropatía rotuliana basado en la evidencia científica actual (Fort Vanmeerhaeghe, 2007).

Debido a la etiología multifactorial, se debe iniciar el tratamiento de fisioterapia haciendo una **valoración inicial del paciente** para determinar los objetivos del tratamiento y la elección correcta de las técnicas de fisioterapia. (Fort Vanmeerhaeghe, 2007).

Electroterapia

Existe escasa evidencia científica de la efectividad de la electroanalgesia en la reducción del dolor. (Fort Vanmeerhaeghe, 2007). En cambio, el empleo de magnetoterapia ha mostrado resultados positivos por su efecto antiinflamatorio y de regeneración del cartílago combinado con ejercicio terapéutico (Servodio Lammarrone, 2016).

Según Martimbianco (2017), la evidencia científica actual es de baja calidad sobre la efectividad de corrientes de fortalecimiento muscular combinado con un programa de ejercicio terapéutico en comparación con el ejercicio solo.

Ejercicio terapéutico

Hay evidencia científica de alta calidad en diferentes artículos consultados que el ejercicio terapéutico mejora las manifestaciones clínicas asociadas a la condropatía rotuliana y mejora la funcionalidad de la rodilla (Van der Heijden, 2015).

Según Ismail (2013), el ejercicio en cadena cinética cerrada de rodilla combinado con ejercicios de fortalecimiento de la cadera es más efectivo que el ejercicio de rodilla por sí solo.

Un programa de ejercicios de fortalecimiento y estiramiento de la rodilla y la cadera mejora los resultados en pacientes diagnosticados de condropatía rotuliana (Bloomer, 2015).

El fortalecimiento combinado de cuádriceps y abductores de cadera junto con ejercicios de estiramientos es el tratamiento más efectivo para reducir el dolor y mejorar la funcionalidad de la rodilla (Rixe, 2013).

Propiocepción

El entrenamiento de la propiocepción combinado con el ejercicio terapéutico presenta evidencia científica alta en el manejo de esta patología. Por sí solo, los beneficios son limitados (Rixe, 2013).

Kinesiotape

El empleo del kinesiotape de manera aislada no mejora el cuadro clínico, pero sí tiene beneficios como complemento a un programa de ejercicio terapéutico. (Logan, 2017 y Campbell, 2016).

Inducción miofascial

Según Telles (2016), la aplicación de técnicas miofasciales junto a ejercicios de fortalecimiento y estiramiento mejora el dolor y la funcionalidad de la rodilla.

Órtesis

Hay escasa evidencia científica en el empleo de órtesis de rodilla para mejorar la sintomatología en la condropatía rotuliana. (Smith, 2015).

Acupuntura

Según Zhang (2017), el empleo de acupuntura puede ser efectivo en el manejo del dolor.

Educación del paciente

Educar a los pacientes en la modificación de los factores causantes evitará la recurrencia de la lesión (Dixit, 2007). La cirugía debe considerarse en aquellos casos donde el programa de fisioterapia no haya dado resultados positivos. (Dixit, 2007 y Rixe, 2013).

III. CONCLUSIONES.

Los estudios consultados hablan de un origen multifactorial, por ello es importante un diagnóstico correcto y diferencial para adaptar el tratamiento de fisioterapia a las características de cada paciente.

El tratamiento de fisioterapia se debe basar en la evidencia científica actual. (Fort Vanmeerhaeghe, 2007). Nos va a permitir la elección de aquellas técnicas que presenten una mayor efectividad El ejercicio terapéutico es la técnica de fisioterapia con mayor efectividad. Presenta una evidencia científica de alta calidad en el manejo de la Condropatía Rotuliana. (Van der Heijden, 2015) El resto de terapias son consideradas complementarias del ejercicio terapéutico para obtener unos resultados mayores. (Rixe, 2013).

IV. BIBLIOGRAFÍA

1. Encarnación AYALA, "Síndrome Rotuliano", *Farmacia profesional*, 23, (2009), p.38-41.
2. B.A. BLOOMER Y C.J. DURALL, "Does the Addition of Hip Strengthening to a Knee-Focused Exercise Program Improve Outcomes in Patients With Patellofemoral Pain Syndrome?", *Journal of sport rehabilitation*, 24(4), (2015), p.428-433.
3. H. COLLADO Y M. FREDERICSON, "Patellofemoral pain síndrome", *Clinics in sports medicine*, 29(3), (2010), p. 379-398.
4. S.A. CAMPBELL Y A.R. VALIER, "The Effect of Kinesio Taping on Anterior Knee Pain Consistent With Patellofemoral Pain Syndrome: A Critically Appraised Topic", *Journal of sport rehabilitation*, 25(3), (2016), p. 288-293.
5. S. DIXIT, J.P. DIFIORI, M. BURTON Y B. MINES, "Management of patellofemoral pain síndrome", *American Family Physician*, 75(2), (2007), p. 194-2002.
6. A. FORT VANMEERHAEGHE Y M. PUJOL MARZO, "Concepto actual del síndrome de dolor femororrotuliano en deportistas", *Revista de Fisioterapia*, 29, (2007), p. 214-222.
7. M.M. ISMAIL, M.H. GAMALELDEIN, K.A. HASSA, "Closed kinetic chain exercises with or without additional hip strengthening exercises in management of patellofemoral pain syndrome: a randomized controlled trial", *European journal of physical and rehabilitation medicine*, 49(5), (2013), p. 687-698.
8. G.I. PAGENSTERT Y M. BACHMANN, "Clinical examination for patellofemoral problems", Der Orthopade, 37(9), (2008), p.890.
9. R.A. VAN DER HEIJDEN, N.E. LANKHORST, R. VAN LINSCHOTEN, S.M. BIERMA-ZEINSTRA, M. VAN MIDDELKOOP, "Exercise for treating patellofemoral pain syndrome: an abridged version of Cochrane systematic review", European journal of physical and rehabilitation medicine, 52(1), (2016), p.110-133.
10. A. BUENO JURADO E I. MEDINA PORQUERES, *Manual de pruebas diagnósticas. Traumatología y ortopedia*, Paidotribo, Barcelona, 2002.
11. CLELAND J. NETTER, *Exploración clínica en ortopedia. Un enfoque para fisioterapeutas basado en la evidencia*, Masson, Barcelona, 2006.

CAPÍTULO 8

LA MOVILIZACIÓN NEUROMENINGEA EN EL TRATAMIENTO FISIOTERÁPICO DEL TUNEL CARPIANO

Clavero Cano, Estefanía* /Lorenzo Moriana, Mª Vicenta** / Jiménez Castillo, Manuela **

**Universidad de Málaga, Diplomada en Fisioterapia.*

***Universidad de Granada, Diplomada en Fisioterapia.*

SUMARIO: I. INTRODUCCIÓN. II. DESARROLLO DEL TRABAJO. III. CONCLUSIONES. IV. BIBLIOGRAFÍA.

RESUMEN: El síndrome del túnel carpiano (STC) es la neuropatía periférica más común. Consiste en la compresión del nervio mediano a nivel de túnel carpiano. Tiene una alta prevalencia y genera una situación muy discapacitante desde las primeras fases. En los casos graves el tratamiento suele ser quirúrgico, mientras que en los leves y moderados el tratamiento es conservador. El objetivo de la presente revisión es determinar si existe evidencia científica que avale los efectos terapéuticos de las Técnicas de Movilización Neuromeningea, como parte del tratamiento conservador para el manejo clínico del STC.

PALABRAS CLAVE: **Síndrome del túnel carpiano/ Carpal tunnel síndrome, movilización neural/ neural mobilization, deslizamiento neural/ nerve gliding, fisioterapia / physiotherapy, y efectividad/ effectiveness.**

I. INTRODUCCIÓN.

Se denomina Síndrome del Túnel Carpiano (STC) al conjunto de signos y síntomas producidos por la compresión del nervio Mediano a su paso debajo del Ligamento Carpiano Transverso de la muñeca. El STC continúa siendo, en la actualidad, la neuropatía por atrapamiento nervioso más frecuente, con una prevalencia estimada del 1 al 5%, siendo más habitual en las mujeres. La fisiopatología del STC es multifactorial; la compresión, suele deberse al engrosamiento o a la invasión de otras estructuras que causan el atrapamiento del nervio mediano. Los síntomas clásicos del STC son el dolor y las parestesias en el territorio del nervio mediano, de predominio nocturno, y en casos más severos puede provocar debilidad muscular en el trayecto del nervio mediano. La repercusión económica es importante, ya que afecta a personas activas y puede ocurrir como un trastorno relacionado con el trabajo. La primera opción para su recuperación es el tratamiento conservador, que incluye por lo general el uso de férula, ultrasonido terapéutico y medicamentos por vía oral. El STC, al igual que todas las neuropatías por compresión, genera serias repercusiones sobre la función neural; dentro de las cuales, la función axonal y las propiedades viscoelásticas son las afectadas. Las técnicas de deslizamiento neural disipan la tensión en el sistema nervioso y favorecen las propiedades viscoelásticas del tejido nervioso, con lo cual pueden mejorar la función neural. Además, el deslizamiento neural no solo favorece la movilización directa del nervio periférico, también facilita el retorno venoso y ayuda a resolver el edema intraneural, con lo cual, disminuye la presión dentro del perineuro y así dentro del túnel carpiano. Por lo tanto pensamos que esta técnica debe formar parte del tratamiento conservador del STC y nos planteamos entonces la siguiente pregunta ¿Cuál es la eficacia terapéutica de las Técnicas de Movilización Neuromeningea (TMN) y deslizamiento neural sobre el STC?

II. DESARROLLO DEL TRABAJO.

OBJETIVOS

El objetivo de este estudio es determinar si existe evidencia científica que avale los efectos terapéuticos de las TMN del nervio mediano, para el tratamiento del síndrome del túnel carpiano, mediante una búsqueda bibliográfica en distintas bases de datos científicas, en el periodo comprendido entre el año 2000 y octubre del 2017.

MATERIAL Y MÉTODO

Para la realización del estudio, se ha llevado a cabo una búsqueda sistemática en diferentes bases de datos científicas: PUBMED-MEDLINE, PEDro, SCIENCE DIRECT, SCIELO y DIALNET. Se incluyeron artículos publicados en inglés o español, utilizando como palabras clave: síndrome del túnel carpiano, carpal tunnel síndrome, movilización neural/ neural mobilization, deslizamiento neural/ nerve gliding, fisioterapia / physiotherapy, y efectividad/ effectiveness. Estas palabras clave se combinaron utilizando los operadores booleanos AND y OR entre ellas.

CRITERIOS DE INCLUSIÓN/EXCLUSIÓN

Los criterios de inclusión de los estudios han sido: 1-) Estudios cuya intervención fuera la aplicación de TMN o técnicas neurodinámicas de deslizamiento del nervio mediano para el tratamiento del Túnel Carpiano. 2-) Estudios realizados en humanos, donde se explique el tipo de intervención y los resultados de la misma; 3-) Artículos que aporten datos clínicos realizados al menos con un paciente; 4-) Artículos publicados en Inglés o Español. Los criterios de exclusión han sido: 1-) Trabajos teóricos, de fin de grado, notas editoriales, revisiones bibliográficas; 2-) Estudios con referencias anteriores al año 2000; 3-) Estudios en los que se aplicaba la técnica en otras patologías distintas al STC; 4-) Artículos que aplicaran esta técnica en animales o cadáveres.

RESULTADOS

Tras realizar esta búsqueda bibliográfica, hemos encontrado un total de 24 artículos de los cuales hemos seleccionado 9 por cumplir los criterios de inclusión / exclusión.

Tal-Akabi and Rushton (1), en el año 2000, investigaron los efectos de dos técnicas manuales para el tratamiento del STC. Incluyeron 21 pacientes que dividieron en tres grupos; uno tratado mediante la movilización del nervio mediano, otro cuya intervención fue la movilización de los huesos de carpo, y otro grupo control. Se evaluaron los siguientes parámetros: dolor, sintomatología, rango de movilidad de la muñeca, funcionalidad, y el número de pacientes que seguían en la lista de espera para cirugía. Aunque los grupos de intervención tuvieron mejores resultados que el grupo control, no hay evidencia estadísticamente significativa en la efectividad del tratamiento entre la movilización neural y la movilización de los huesos de carpo.

Alkalin y Col (2), dos años después, llevaron a cabo un ensayo clínico aleatorizado (ECA) prospectivo, en el cual una muestra de 28 pacientes diagnosticados de STC fue asignada de manera aleatoria en 2 grupos de 14 sujetos cada uno. Los participantes del grupo control fueron tratados mediante férula volar neutra de muñeca y en el grupo 2 el tratamiento consistió en dicha férula más ejercicios de deslizamiento neural y tendinoso. Se evaluó el comportamiento de los síntomas mediante la "Symptoms Severity Scale", la funcionalidad mediante "Functional status scale" y el test de Fischer. Las valoraciones de síntomas fueron realizadas antes, al finalizar el tratamiento y 8 semanas post-intervención. El grupo tratado con deslizamiento neural mostró una mejoría ligeramente superior a la del grupo control y una mayor satisfacción percibida por los pacientes. Pero una vez finalizado el tiempo de estudio, todos los pacientes de ambos grupos retornaron a sus actividades laborales.

Baysal y Col (3), en el 2006, llevaron a cabo otro ECA con una muestra de 36 mujeres diagnosticadas de STC a las cuales se asignó a 3 grupos: el grupo 1 fue intervenido mediante férula y técnicas de deslizamiento de tendón y nervio; el grupo 2 recibió férula y ultrasonido terapéutico; y el grupo 3 recibió férula, ultrasonido terapéutico y ejercicios de deslizamiento neural y tendinoso. Los resultados mostraron mejorías significativas en la intensidad del dolor, el estado funcional, y los signos de Phalen y Tinel, para todos los grupos al final del tratamiento. En el seguimiento, la electroneurografía reveló una disminución significativa de la latencia sensorial distal en los grupos 1 y 2, mientras que la latencia motora distal no mostró diferencias significativas en ningún grupo.

Brininger y Col. (4), un año después, realizaron otro ECA en el cual incluyeron una muestra de 61 sujetos, los cuales fueron asignados en 4 grupos de tratamiento. Todos los participantes utilizaron una férula de muñeca todas las noches durante las 4 semanas del estudio. Por otra parte, los grupos 2 y 4 fueron instruidos para desarrollar ejercicios de deslizamiento neural 3 veces al día durante las 4 semanas de estudio. Los autores no observaron efectos significativos para las maniobras de deslizamiento neural. Además, todos los grupos presentaron reducción en los síntomas, la cual se mantuvo durante 8 semanas de seguimiento.

Bardak y Col. (5) llevaron a cabo un ECA simple ciego, empleando una muestra de 111 pacientes con diagnóstico de STC, los cuales fueron asignados en 3 grupos: el grupo 1 recibió tratamiento estándar sobre la base de una férula e inyección de esteroides; el grupo 2, además del tratamiento estándar, recibió técnicas de deslizamiento neural y tendinoso, mientras que en el grupo 3 el tratamiento consistió únicamente en técnicas de deslizamiento neural y tendinoso. Los resultados demostraron que la recuperación de los pacientes que solo recibieron técnicas de deslizamiento neural fue menor en comparación con los otros grupos. Además, el porcentaje de sujetos asintomáticos tras 11 meses de finalizado el período de tratamiento, fue superior en los grupos que recibieron una combinación de técnicas de deslizamiento neural y tratamiento estándar que para el grupo que recibió únicamente ejercicios de deslizamiento neural y tendinoso.

Bialosky y Col. (6) con el objetivo de evaluar los potenciales mecanismos analgésicos de las técnicas neurodinámicas de deslizamiento del nervio mediano, y comparar los resultados relacionados con el dolor y la discapacidad de la extremidad superior entre estas técnicas y una intervención neurodinámica placebo, realizaron un ensayo controlado y aleatorizado con cegamiento tanto de participantes como de examinadores. La muestra evaluada fue de 40 pacientes asignadas a dos grupos: el grupo experimental recibió técnicas neurodinámicas de deslizamiento neural, y el grupo control recibió técnica placebo de deslizamiento neural. Adicionalmente, todos los participantes usaron férula prefabricada. El tiempo de estudio comprendió 3 semanas de intervención seguidas de una valoración de seguimiento a la tercera semana de haber finalizado el estudio. Los autores destacan que los pacientes no difirieron en sus expectativas de disminución de dolor tras la intervención. Se presentaron mejorías en la intensidad del dolor durante la sesión, pero éstas no fueron dependientes del grupo asignado. Los resultados fueron positivos y similares en ambos grupos en términos de dolor, fuerza de agarre y discapacidad. Por otra parte, el grupo experimental presentó mayores cambios favorables en dolor que el grupo placebo. Los autores sugieren un posible mecanismo analgésico neurofisiológico para las técnicas neurodinámicas, el cual no depende de la secuencia de movimiento desarrollada.

Horng y Col. (7) con el fin de evaluar la efectividad de los ejercicios de deslizamiento de tendón y nervio como parte del tratamiento del STC, llevaron a cabo un ECA con 60 sujetos divididos en 3 grupos, los cuales recibieron tratamiento convencional compuesto por férula y parafina. De esta manera, el grupo 1 recibió tratamiento convencional más ejercicios de deslizamiento tendinoso, el grupo 2 recibió tratamiento convencional más técnicas de deslizamiento neural, mientras que el grupo 3 únicamente recibió tratamiento convencional. En el resultado se observaron mejorías significativas en la intensidad del dolor para todos los grupos, únicamente el grupo 1 mostró mejorías importantes en cuanto a la discapacidad de la extremidad superior. Los autores concluyen que la combinación de ejercicios de deslizamiento de tendón más el tratamiento convencional descrito puede ser más efectiva que el deslizamiento neural más tratamiento convencional.

De la Llave Rincón y Col. (8), realizaron un estudio con 18 mujeres diagnosticadas de STC. Todas la pacientes completaron la escala "The numerical pain rating scale" (NPRS) para medir la intensidad del dolor y el umbral de dolor a la presión, para testar los nervios radial, mediano, cubital, la articulación c5-c6, y el túnel carpiano. Todas recibieron movilización del tejido blando y técnicas de deslizamiento neural en diferentes puntos donde el nervio mediano puede quedar atrapado. La aplicación de la movilización del tejido blando y técnicas neurodinámicas, disminuyen la intensidad del dolor, pero no se han encontrados cambios en el umbral del dolor a la presión.

Wolny T and Col. (9) realizaron un estudio que incluía a 140 pacientes diagnosticados de STC, y que fueron asignados aleatoriamente a dos grupos: un grupo de terapia manual cuya intervención incluía el uso de técnicas neurodinámicas, masaje y movilizaciones de los huesos del carpo; y otro grupo de electroterapia cuyo tratamiento incluía laser y ultrasonido. Antes y después del tratamiento se utilizó el "Boston Carpal Tunnel Questionnaire" para medir la conducción nerviosa, el dolor, la severidad de los síntomas y el estado funcional. El tratamiento se aplicó dos veces a la semana, y ambos grupos recibieron 20 sesiones. Ambas terapias tuvieron resultados positivos en la conducción nerviosa, reducción del dolor y estado funcional; sin embargo, en el grupo de terapia manual los resultados fueron mejores en cuanto a la reducción del dolor, la sintomatología y el estado funcional.

III. CONCLUSIONES.

En esta revisión sistemática hemos examinado 9 artículos para evaluar la eficacia terapéutica de las TMN, y en la mayoría de estos artículos se le atribuyen efectos terapéuticos positivos, pero no hay datos estadísticamente significativos que avalen su evidencia científica. Además, la revisión realizada presenta algunas limitaciones debida a la variabilidad de los estudios incluidos, en cuanto a los diferentes tratamientos empleados, ya que se combina las TMN con diferentes tratamientos dependiendo de cada autor, y las escalas de medición que se han empleado en los diferentes ensayos clínicos no son las mismas, por lo que se dificulta el análisis y comparación de los resultados.

Por lo tanto, tras esta revisión hemos encontrado que la evidencia científica que apoya el uso de esta técnica es limitada, y consideramos necesaria la realización de más investigaciones, con estudios más homogéneos en cuanto al diseño, la intervención y las escalas de mediciones, para poder valorar de forma específica esta técnica de tratamiento, y cuya calidad metodológica sea adecuada para medir con seguridad las variables tanto clínicas, como funcionales y neurofisiológicas, de las TMN en el tratamiento del STC.

IV. BIBLIOGRAFÍA.

1. Tal-HYPERLINK "https://www.ncbi.nlm.nih.gov/pubmed/?term=Tal-Akabi%20A%5BAuthor%5D&cauthor=true&cauthor_uid=11052900"Akabi-HYPERLINK "https://www.ncbi.nlm.nih.gov/pubmed/?term=Tal-Akabi%20A%5BAuthor%5D&cauthor=true&cauthor_uid=11052900" A, Rushton A. An investigation to compare the effectiveness of carpal bone mobilization and neurodynamic mobilization as methods of treatment for carpal tunnel syndrome. Man HYPERLINK "https://www.ncbi.nlm.nih.gov/pubmed/11052900"Ther-HYPERLINK "https://www.ncbi.nlm.nih.gov/pubmed/11052900". 2000 Nov; 5(4):214-22

2. Akalin E, El O, Peker O, Senocak O, Tamci S, Gülbahar S, y Col. Treatment of carpal tunnel syndrome with nerve and tendon gliding exercises. Am J Phys Med Rehabil. 2002; 81:108-13.
3. Baysal O, Altay Z, Ozcan C, Ertem K, Yologlu S, Kayhan A. Comparison of three conservative treatment protocols in carpal tunnel syndrome. Int J Clin Pract. 2006; 60:820-8.
4. Brininger TL, Rogers JC, Holm MB, Baker NA, Li ZM, Goitz RJ. Efficacy of a fabricated customized splint and tendon and nerve gliding exercises for the treatment of carpal tunnel syndrome: a randomized controlled trial. Arch Phys Med Rehabil. 2007; 88:1429-35.
5. Bardak AN, Alp M, Erhan B, Paker N, Kaya B, Onal AE. Evaluation of the clinical efficacy of conservative treatment in the management of carpal tunnel syndrome. Adv Ther. 2009; 26:107-16.
6. Bialosky JE, Bishop MD, Price DD, Robinson ME, Vincent KR, George SZ. A randomized sham-controlled trial of a neurodynamic technique in the treatment of carpal tunnel syndrome. J Orthop Sports Phys Ther. 2009; 39:709-23.
7. Horng YS, Hsieh SF, Tu YK, Lin MC, Horng YS, Wang JD. The comparative effectiveness of tendon and nerve gliding exercises in patients with carpal tunnel syndrome. Am J Phys Med Rehabil. 2011; 90:435-42. 38
8. De-la-Llave-HYPERLINK "https://www.ncbi.nlm.nih.gov/pubmed/?term=De-la-Llave-Rincon%20AI%5BAuthor%5D&cauthor=true&cauthor_uid=22858234"RinconHYPERLINK "https://www.ncbi.nlm.nih.gov/pubmed/?term=De-la-Llave-Rincon%20AI%5BAuthor%5D&cauthor=true&cauthor_uid=22858234" A, BAuthor%D&cauthor=true&cauthor_uid=22858234"Ortega-Santiago R, Ambite-Quesada S, BAuthor%**¡Error! Referencia de hipervínculo no válida.**, Puentedura EJ, Valenza MC, %Andez-de-las-Pe%C%Bas%20C%BAuthor%D&cauthor=true&cauthor_uid=22858234"Fernández-de-las-Peñas C. Response of pain intensity to soft tissue mobilization and neurodynamic technique: a series of 18 patients with chronic carpal tunnel syndrome. J Manipulative HYPERLINK "https://www.ncbi.nlm.nih.gov/pubmed/22858234"PhysiolHYPERLINK "https://www.ncbi.nlm.nih.gov/pubmed/22858234" HYPERLINK "https://www.ncbi.nlm.nih.gov/pubmed/22858234"TherHYPERLINK "https://www.ncbi.nlm.nih.gov/pubmed/22858234". 2012 Jul; 35(6):420-7.
9. WolnyHYPERLINK "https://www.ncbi.nlm.nih.gov/pubmed/?term=Wolny%20T%5BAuthor%5D&cauthor=true&cauthor_uid=28395984" T, Saulicz E, Linek P, Shacklock M, Myśliwiec A. Efficacy of Manual Therapy Includin g Neurodynamic Techniques for the Treatment of Carpal Tunnel Syndrome: A Randomized Controlled Trial. J Manipulative HYPERLINK "https://www.ncbi.nlm.nih.gov/pubmed/28395984"PhysiolHYPERLINK "https://www.ncbi.nlm.nih.gov/pubmed/28395984" HYPERLINK "https://www.ncbi.nlm.nih.gov/pubmed/28395984"TherHYPERLINK "https://www.ncbi.nlm.nih.gov/pubmed/28395984". 2017 May; 40(4):263-272.

CAPÍTULO 9

PANCREATITIS AGUDA: UNA VISIÓN GLOBAL

Casares Antúnez, Francisco de Paula/ Casares Miranda, Rocío**
** Diplomados Universitarios en Enfermería*

SUMARIO: I. DESARROLLO DEL TRABAJO. II. DISCUSIÓN/CONCLUSIÓN. III. BIBLIOGRAFÍA.

RESUMEN: La pancreatitis aguda es una reacción inflamatoria aguda del páncreas que es una glándula que previamente estaba sana. La incidencia suele producirse entre los 40 y 50 años de vida y su mortalidad oscila entre un 30-50%. El proceso evolutivo de la enfermedad depende de la presencia o no y la extensión de la necrosis pancreática y extrapancreática. También influyen factores como el estado físico del paciente pero sobre todo del tratamiento intensivo y precoz. Puede ocasionar complicaciones locales y sistémicas que conllevan a una elevada morbimortalidad. Por ello hacemos una revisión del tema para conocerla más detalladamente y así poder detectarla precozmente en su primera sintomatología y mejorar su manejo. Este trabajo se centra en una revisión de la información publicada para saber más sobre pancreatitis, este trabajo expone su definición, clasificación, diagnóstico y tratamiento.

PALABRAS CLAVE: pancreatitis aguda, definición, necrosis pancreática

I. DESARROLLO DEL TRABAJO.

DEFINICIÓN

La pancreatitis tiene una incidencia de aparición sobre los 40 y 50 años de vida y su mortalidad oscila entre un 30-50%. El proceso evolutivo de la enfermedad depende de la presencia o no y la extensión de la necrosis pancreática y extrapancreática. Su frecuencia relativa se cifra entre 17 y 28 casos cada 100.000 habitantes, motivando del 0.15 al 1.5% de todos los ingresos hospitalarios.

La pancreatitis aguda es una reacción inflamatoria aguda del páncreas. Las diversas causas de pancreatitis aguda pueden ser: fármacos, obstrucción periampular, infecciones, por un traumatismo, metabólicas, por toxinas, inflamatorias o sistémicas. En diversos estudios la etiología de la pancreatitis fue la idiopática y la traumática, seguidas de las alteraciones estructurales que producen obstrucción, como el quiste de colédoco, la duplicación duodenal, el páncreas divisum o el páncreas anular. Además, enfermedades sistémicas, donde destacan el síndrome urémico-hemolítico, el efecto de fármacos o toxinas e infecciones, incluso por virus hepatotrópos. Por último están las causas hereditarias y metabólicas, como hiperlipidemias o hipercalcemia. Es importante destacar que tanto las alteraciones estructurales como las enfermedades sistémicas, metabólicas y hereditarias son causa frecuente de pancreatitis recurrente o crónica.

En los adultos el 80% de la etiología de la PA obedece al consumo de alcohol, y la litiasis vesicular, el 10% corresponden a: idiopática, hiperlipemias, infecciones virales, perfusión pancreática deteriorada, obstrucciones ductal, fármacos, hipercalcemia.

CLASIFICACIÓN

Las formas clínicas de presentación varían desde una forma leve, forma autolimitada y con recuperación total, a la pancreatitis grave que puede comprometer seriamente la vida del paciente.

- Pancreatitis aguda leve. Se caracteriza por la ausencia tanto de la necrosis pancreática y el fracaso de órganos.

- Pancreatitis aguda moderada. Se caracteriza por la presencia de cualquier tipo de necrosis pancreática o fracaso de un órgano transitorio.

- Pancreatitis aguda grave. Se caracteriza por la presencia de cualquier grado de necrosis pancreática infectada o fracaso de un órgano persistente.

- Pancreatitis aguda crítica. Se caracteriza por la presencia de necrosis pancreática infectada y fracaso de órgano persistente.

DIAGNÓSTICO

Las manifestaciones clínicas de la pancreatitis son variables y pueden ir desde dolor abdominal leve hasta desequilibrios metabólicos pudiendo ocasionar un shock. El dolor abdominal es el síntoma más común.

El diagnóstico debe realizarse en las primeras 48horas desde el ingreso y se basa en la manifestación de al menos dos de los siguientes criterios:

Datos clínicos compatibles: dolor abdominal sobre todo en epigastrio o difuso que suele irradiarse a la espalda. Naúseas, vómitos, distensión abdominal e hipersensibilidad. Resultados de laboratorio compatible con una amilasa y/o lipasa superior a 3 veces su límite alto de la normalidad. Pruebas radiológicas que evidencien la enfermedad como TAC abdominal.

Es común que en la pancreatitis aguda grave se presenten una serie de complicaciones sistémicas, como sepsis, insuficiencia respiratoria y fallo multiorgánico, que frecuentemente llevan a la muerte.

TRATAMIENTO

EL tratamiento de la pancreatitis aguda es fundamentalmente de soporte, es decir, consiste en limitar la secreción del páncreas, mantener un estado óptimo de hidratación y sobre todo detectar rápidamente las complicaciones inmediatas o que a largo plazo puedan presentarse.

El tratamiento es: reposición de volemia, control hemadinámico, control del dolor y sedación, inhibición de la secreción, antibioterapia profiláctica y soporte nutricional. En episodios leves se realiza un inicio precoz de la alimentación vía oral, usando dietas bajas en grasas y progresivas.

La prueba denominada colangiopancreatografía retrógrada endoscópica (CPRE) es una intervención mixta endoscópica y radiológica, utilizada para estudiar y, principalmente tratar, las enfermedades de los conductos biliares y del páncreas. Tiene múltiples intervenciones: extracción de piedras en el colédoco (coledocolitiasis), colocación de tubos plásticos o metálicos (prótesis o stents) en el colédoco o páncreas para tratar estenosis, fístulas u otros problemas que afecten a los conductos. A veces la CPRE es fallida porque no consigue canularse adecuadamente la papila o el conducto deseado. Las complicaciones más frecuentes son la pancreatitis aguda (por la manipulación de la papila), la hemorragia (por la esfinterotomía), la infección de la bilis (colangitis o colecistitis) y, en ocasiones, la perforación del intestino. Muchas de estas complicaciones pueden tratarse de forma conservadora. No obstante, algunas complicaciones pueden ser lo suficientemente importantes como para requerir un tratamiento urgente, incluso una operación. Por ello hay que valorar los beneficios de realizarla.

II. DISCUSIÓN/CONCLUSIONES.

Podemos concluir que requiere de un diagnóstico precoz y un manejo oportuno para evitar complicaciones e incluso la muerte. El 20% de los pacientes con pancreatitis aguda adoptan un curso evolutivo grave, con aparición de sepsis, síndrome de distrés respiratorio, insuficiencia renal y fallo multiorgánico, con una tasa de mortalidad del 25%. Esta evolución sólo puede evitarse mediante la pronta actuación con monitorización y terapia intensivas.

Un estado físico previo en buenas condiciones facilita la evolución favorable y rápida, evitando la aparición de complicaciones y reduciendo así su estancia hospitalaria. Tras lo consultado bibliográficamente se confirma que la pancreatitis aguda es una causa importante de hospitalización en nuestro medio con un rango de gravedad que oscila entre el 20 al 25%, con una tasa de mortalidad de 30% en casos severos.

La evolución de la enfermedad depende de la extensión de la necrosis pancreática y extrapancreática, del estado físico del enfermo, y del tratamiento intensivo y precoz, cursa con complicaciones locales y sistémicas que condicionan marcada morbimortalidad. La valoración interdisciplinaria por intensivistas, radiólogos, digestivos y cirujanos en la pancreatitis, resulta esencial en el seguimiento de esta enfermedad, desde el propio diagnóstico de la misma.

El conocimiento actual del tema es diverso, y el trabajar desde el inicio con indicadores pronóstico de la enfermedad, nos conducirá mayoritariamente a tener una valoración más integral y hacer predictores de la evolución de estos pacientes, con ello se evitan conductas médicas que pudieran evolucionar a complicaciones, y a un desenlace fatal.

III. BIBLIOGRAFÍA.

1. García-Cano, J., & Bermejo Saiz, E.. (2009). Colangiopancreatografía retrógrada endoscópica (CPRE). *Revista Española de Enfermedades Digestivas, 101*(8), 580.
2. Sánchez, Alejandra Consuelo, & García Aranda, José Alberto. (2012). Pancreatitis aguda. *Boletín médico del Hospital Infantil de México, 69*(1), 3-10.
3. Quevedo Guanche, Lázaro. (2007). Pancreatitis crónica: Definición, clasificación, diagnóstico y tratamiento. *Revista Cubana de Cirugía, 46*(3).
4. ALARCÓN O, CLAUDIA, ÁVILA B, MARÍA LORETO, & TAJMUCH V, VIRGINIA. (2008). Pancreatitis aguda. Revista chilena de pediatría, 79(5), 516-521.
5. Olazábal García, Enrique Alberto, Brizuela Quintanilla, Raúl A, Roque González, Rosalba, Barrios Osuna, Irene, Quintana Pajón, Ingrid, & Sánchez Hernández, Ena C. (2011). Complicaciones de la colangiopancreatografía retrógrada endoscópica en las urgencias digestivas. Revista Habanera de Ciencias Médicas, 10(4), 465-475.
6. Gómez Zuleta, Martín Alonso, Delgado, Lindsay, & Arbeláez, Víctor. (2012). Factores de riesgo asociados a pancreatitis e hiperamilasemia postcolangiopancreatografía retrógrada endoscópica (CPRE). Revista Colombiana de Gastroenterologia, 27(1), 7-20.

CAPÍTULO 10

ENFERMERÍA EN LA PREVENCIÓN DE LA OBESIDAD INFANTIL: REVISIÓN BIBLIOGRÁFICA

Castro Barea, Mª del Carmen* / López Fernández, Estela** / Aguilar Villanueva, Raquel***

** Enfermera Servicio Vasco de Salud*

*** Enfermera Servicio Andaluz de Salud*

**** B Braun avitum servicios renales*

SUMARIO: I. INTRODUCCIÓN. II. DESARROLLO DEL TRABAJO. III. METODOLOGÍA. IV. RESULTADOS. V. CONCLUSIONES. VI. BIBLIOGRAFÍA.

RESUMEN: La obesidad infantil es un problema de salud pública cada vez mayor, no solo en España, sino en todo el mundo. Objetivo: Determinar un programa de actuación enfermera desde Atención Primaria ante la prevención de la obesidad infantil. Metodología: revisión bibliográfica en Pubmed, artículos publicados en los últimos 5 años o referidos por la Organización Mundial de la Salud. Resultados: Tras revisión del material seleccionado, fueron localizados 6 artículos de especial interés en el tema a tratar. Conclusiones: para la prevención de obesidad infantil, es necesaria la participación a mayor escala de otros sectores y entorno además de la educación sanitaria.

PALABRAS CLAVE: "children obesity", "preschool obesity prevention" "childhood obesity", "prevención", "obesidad infantil" .

I. INTRODUCCIÓN.

1. Definición

Según la OMS, El sobrepeso y la obesidad se definen como una acumulación anormal o excesiva de grasa que puede ser perjudicial para la salud, y expone datos recientes a nivel mundial sobre el gran aumento de casos respecto a los últimos años.

OMS, relaciona la obesidad infantil con una mayor probabilidad de muerte prematura, u otros riesgos a largo plazo como problemas respiratorios, cardíacos, sedentarismo o diabetes.

Los factores que condicionan este problema están íntimamente relacionados con el entorno de los niños, el tipo de alimentos ingeridos, la falta de información, la disponibilidad económica y el sedentarismo (OMS, 2018).

Aquí es donde nos planteamos qué medidas podríamos adoptar para su prevención, teniendo en cuenta sus factores de riesgo asociados.

La Declaración Política de la Reunión de Alto Nivel de la Asamblea General de las Naciones Unidas sobre la Prevención y el Control de las Enfermedades No Transmisibles adoptada en septiembre de 2011 reconoce la importancia crucial de reducir el nivel de exposición de las personas y las poblaciones a dietas poco sanas y al sedentarismo (OMS, 2018). Por ello, nos centraremos en una educación sanitaria que englobe esos dos conceptos, impartida desde la atención primaria en los colegios, para abordar el problema desde edades tempranas y así, ir adoptando en los niños unas conductas futuras saludables.

ETIOLOGÍA

Como hemos mencionado, existen una serie de factores de riesgos asociados a esta enfermedad que vamos a exponer con mayor detenimiento a continuación. Entorno, economía:

No es una sorpresa que el entorno sea uno de los influyentes ante dicho problema, ya que tal y como expone la OMS en octubre de 2017, muchos de los malos hábitos alimentarios son consecuencia de cambios sociales y ambientales asociados al desarrollo y a la falta de apoyo político en sectores sanitarios; la agricultura; el transporte; la planificación urbana; distribución y comercialización de alimentos, y la educación.

Sedentarismo: La inactividad física constituye el cuarto factor de riesgo más importante de mortalidad en todo el mundo (6% de defunciones a nivel mundial). (OMS, 2010)

Según la OMS, basta con 60 minutos al día para edades comprendidas entre los 5 y 17 años.

Alimentación, información: La educación sanitaria es necesaria para saber diferenciar entre productos saludables y menos saludables (calorías vacías) y poder así llevar una alimentación equilibrada y saludable.

Hoy día los alimentos de fácil acceso y más económicos entre la población joven es la comida basura, por lo que la sociedad- política en sí, está repercutiendo negativamente a llevar una alimentación sana.

Los alimentos procesados son unos de los enemigos principales de la obesidad infantil, cuyo valor energético es mínimo frente a la gran cantidad calórica que supone. Ejemplos de dichos alimentos son los dulces, refrescos azucarados o frituras. (OMS, 2016).

Aquellos alimentos que contribuirían a la dieta saludable son aquellos con mayor aporte energético como son la verduras, el pescado o cereales. Nutrición para educadores. José mataix verdu. 2013.

- Signos clínicos- Diagnóstico:

Sabemos que una persona tiene sobrepeso calculando su índice de masa corporal IMC. Esto se calcula dividiendo su peso entre su talla al cuadrado. De esta manera, si el resultado es mayor a 30, se considera obesidad. En los niños, puede verse por gráfica de percentiles en el control del niño sano según su edad de desarrollo. De esta manera, en caso de detectar un caso de obesidad infantil, se remite a su endocrino, quien le realiza un estudio y sugiere una dieta saludable en concordancia a la edad, desarrollo y actividad física del niño.

- Tratamiento:

La obesidad debe tratarse desde un punto de vista individualizado y sobretodo saludable. Es imprescindible enseñar a comer alimentos sanos, tanto en casa como fuera de ella y hacer que el ejercicio sea una parte imprescindible en el día a día. La OMS publicó en 2016 un informe de la comisión para acabar con la obesidad infantil donde promueve acciones para fomentar esta toma de alimentos sanos y evitar bebidas azucaradas. Recomendaciones que dependen mucho del precio de los alimentos saludables y de programas de orientación, entorno saludable y realización de actividad física.

- Objetivo e hipótesis:

Con esta revisión bibliográfica pretendemos conocer las causas y los puntos principales donde encaminar un programa de educación sanitaria que sea viable en la prevención activa de la obesidad infantil. Por ello nuestra hipótesis es la que una buena educación sanitaria desde la escolaridad, disminuiría el índice de obesidad infantil.

II. DESARROLLO DEL TRABAJO.

METODOLOGÍA

- **Bases de datos:** realizada búsqueda bibliográfica en bases de datos Pubmed y OMS con las palabras claves ya mencionadas.
- **Descriptores:** Se limitó la búsqueda utilizando filtros como "clinical trial", para utilizar sólo artículos originales, "humans" para evitar estudios basados en animales y filtro del tiempo a últimos 5 años, para exponer aquellos artículos más actuales.
- **Fórmulas de búsqueda:**

Las palabras claves utilizadas fueron: "children obesity", "preschool obesity prevention" "childhood obesity".

Como criterios de inclusión, buscábamos ensayo clínico publicado en inglés, con muestras que fueran personas y con resultados claros relacionados con el tema a tratar.

Se excluyó así, aquellos estudios con más de 10 años de antigüedad, experimentados con animales.

III. RESULTADOS.

Al introducir los parámetros de búsqueda en la base de datos PubMed, obtenemos un resultado de 46440 artículos, los cuales, una vez incluidos los filtros mencionados, se reducen a 636. De éstos seleccionamos según su título, aquellos relacionados con prevención en colegios ("preschool obesity prevention"), que es el tema a tratar en dicha revisión bibliográfica, y por otro lado, los relacionados con las causas de la obesidad infantil ("causes of childhood obesity"). Esto dio lugar a 116 resultados para la prevención de la obesidad y 125 para las causas de ello. De éstos ,seleccionamos sólo aquellos que incluyeran resultados y conclusiones.

3 estudios seleccionados sobre las causas de la obesidad infantil:

1. **The IDEFICS community-oriented intervention programme: A new model for childhood obesity prevention in Europe.** (De Henauw et al., 2011)

El estudio IDEFICS (Identificación y prevención de los efectos de salud inducidos por la dieta y el estilo de vida en niños y bebés) publicado por la Health Nutrition en febrero de 2018; Donde con una muestra de niños de 8 países europeos distintos, de entre 8 y 10 años, se demostró cómo aquellos niños que realizaban menor actividad física moderada, tendían a elegir consumir mayor cantidad de comida rápida no saludable; Y al contrario, aquellos que pasaban más tiempo realizando actividad física moderada, se inclinaban a alimentos más saludables como la verdura o la fruta. Esto quiere indica que según la actividad que se lleve a cabo, el propio organismo solicita alimentos que aporten mayor energía y no sólo calorías.

2. **Edmonton obesity staging system among pediatric patients: a validation and obesogenic risk factor analysis.** (Grammatikopoulou et al., 2018)

Este artículo del Sistema de estadificación de la obesidad en Edmonton, en pacientes pediátricos (J Endocrinol Invest. 2018 Jan 8. doi: 10.1007/s40618-017-0821-9.) evalúa en una cohorte los factores de riesgo asociados con cada etapa, comparando un número determinado de pacientes pediátricos obesos con los controles de niños con peso normal. Así mismo, se muestran resultados diferenciales que verifican la relación estrecha entre el riesgo de obesidad infantil en niños que juegan con máquinas tales como ordenadores o video-consolas (actividades sedentarias) y niños que juegan en el espacio esterior (correr en el parque).

3. **Determinants of Obesity in Two Urban Communities: Perceptions and Community-Driven Solutions.** (Oates et al., 2018)

Este estudio sobre los determinantes de la obesidad en dos comunidades urbanas, discute respecto a ciertas fotografías representantes de dicho problema en dos comunidades elegidas, visualizando sitios como restaurantes, comida rápida o centros fitness. El 58% de los participantes elegidos, determinaron dichos lugares como uno de los problemas responsables de la obesidad.

Con ello se llegó a la conclusión que el abordaje de este tipo de entorno para adaptarlos a la necesidades de cada comunidad junto con la educación y promoción de la salud, contribuirían muy favorablemente al mantenimiento de la salud.

3 estudios relacionados con la prevención de la obesidad infantil.

1. "Process evaluation results of a cluster randomised controlled - childhood obesity prevention trial: the WAVES study." (Griffin et al., 2014)

Este estudio fue un ensayo sobre la prevención de la obesidad infantil, donde se hizo una evaluación de centros mediante el proceso para West Midlands ActiVe lifestyle y Healthy Eating in School children (WAVES), evaluando la eficacia de implantar un programa de prevención de la obesidad en 24 colegios de Reino unido. Los componentes incluidos en el programa eran: actividad física diaria, talleres de cocina para niños y padres, promoción de estilo de vida saludable.

Tras la recopilación de datos por medio de cuestionarios, se discutió las calificaciones escolares con resultados de aprobación bastante elevados y un buen recibimiento por parte de padres y alumnos.

2. "Effectiveness of a childhood obesity prevention programme delivered through schools, targeting 6 and 7 year olds: cluster randomised controlled trial (WAVES study)." (Adab et al., 2018)in preventing childhood obesity. Design Cluster randomised controlled trial. Setting UK primary schools from the West Midlands. Participants 200 schools were randomly selected from all state run primary schools within 35 miles of the study centre (n=980

En este estudio se evalúa la eficacia de implantar un programa de prevención de obesidad infantil en aulas de niños de entre 6 y 7 años.

Durante 12 meses se fomentó la alimentación saludable con el ejercicio físico y talleres familiares de habilidades de cocina. Los análisis principales sugirieron que el programa implantado no tuvo un efecto estadísticamente significativo en el puntaje z del IMC o en la prevención de la obesidad infantil. Por lo que se llegó la conclusión de improbable efecto en la prevención de obesidad infantil al incorporar tales intervenciones sin un apoyo más amplio en múltiples sectores y entornos.

3. "Effect of Attendance of the Child on Body Weight, Energy Intake, and Physical Activity in Childhood Obesity Treatment: A Randomized Clinical Trial."(Boutelle et al., 2017)

En este estudio se evalúa dos tratamientos frente a la prevención de obesidad infantil; uno de ellos trata el conjunto padres-hijos (FBT),y el otro (PBT) sólo trata a los padres.

Ambos tratamientos se implantaron en 20 reuniones de una hora, con entrenamiento conductual individualizado de 30 minutos durante 6 meses. Mismo tratamiento dado a un grupo de padres-hijos y dado solo a padres. Se asignó de manera aleatoria a FBT o PBT. La pérdida de peso del niño tras los 6 meses fue de -0.25 de IMC en PBT y en FBT. Por lo que la diferencia era mínima entre tratamientos. La conclusión fue que el tratamiento basado en los padres, es un modelo viable para la pérdida de peso en los niños.

IV. CONCLUSIONES.

Tras la revisión de la bibliografía expuesta se llega a varias conclusiones. En primer lugar, se coincide y corrobora con los artículos revisados que los condicionantes de riesgo de la obesidad infantil, son: actividad física, alimentación saludable, entorno/ economía. Por tanto, para llevar a cabo un programa de prevención de la misma, debemos tener en cuenta cada uno de esos aspectos ya que van en concordancia como círculo del problema.

En segundo lugar se comprueba que la educación sanitaria para prevenir la obesidad en la infancia no siempre proporciona buenos resultados **(Adab et al., 2018)** in preventing childhood obesity. Design Cluster randomised controlled trial. Setting UK primary schools from the West Midlands. Participants 200 schools were randomly selected from all state run primary schools within 35 miles of the study centre (n=980, ya que es necesario el apoyo desde ostros ámbitos y no solo en escuelas. Una educación sanitaria mejora los conceptos de padres e hijos y sus estilos de vida (Griffin et al., 2014), pero no se conoce cuánto es prolongado en el tiempo esos buenos hábitos.

Finalmente, en respuesta a nuestra hipótesis planteada, la educación sanitaria en escuelas ayuda a la práctica de buenos hábitos pero la probabilidad de interiorización a largo plazo se ve peligrar en función de la sociedad en la que se vive. Por ello para erradicar ese incremento de obesidad infantil, es necesaria la participación a mayor escala de otros sectores y entorno.

V. BIBLIOGRAFÍA.

1. Adab, P., Pallan, M. J., Lancashire, E. R., Hemming, K., Frew, E., Barrett, T., ... Cheng, K. K. (2018). Effectiveness of a childhood obesity prevention programme delivered through schools, targeting 6 and 7 year olds: Cluster randomised controlled trial (WAVES study). *BMJ (Online), 360*. https://doi.org/10.1136/bmj.k211
2. Boutelle, K. N., Rhee, K. E., June, L., Braden, A., Douglas, J., Strong, D., ... Crow, S. J. (2017). Effect of Attendance of the Child on Body Weight, Energy Intake, and Physical Activity in Childhood Obesity Treatment: A Randomized Clinical Trial. *JAMA Pediatrics, 171*(7), 622–628. https://doi.org/10.1001/jamapediatrics.2017.0651
3. De Henauw, S., Verbestel, V., Mårild, S., Barba, G., Bammann, K., Eiben, G., ... Pigeot, I. (2011). The IDEFICS community-oriented intervention programme: A new model for childhood obesity prevention in Europe? *International Journal of Obesity, 35*, S16–S23. https://doi.org/10.1038/ijo.2011.31

4. Grammatikopoulou, M. G., Chourdakis, M., Gkiouras, K., Roumeli, P., Poulimeneas, D., Apostolidou, E., Dardavessis, T. (2018). Edmonton obesity staging system among pediatric patients: a validation and obesogenic risk factor analysis. *Journal of Endocrinological Investigation*. https://doi.org/10.1007/s40618-017-0821-9

5. Griffin, T. L., Pallan, M. J., Clarke, J. L., Lancashire, E. R., Lyon, A., Parry, J. M., & Adab, P. (2014). Process evaluation design in a cluster randomised controlled childhood obesity prevention trial: the WAVES study. *The International Journal of Behavioral Nutrition and Physical Activity*, *11*(1), 112. https://doi.org/10.1186/s12966-014-0112-1

6. Oates, G. R., Phillips, J. M., Bateman, L. B., Baskin, M. L., Fouad, M. N., & Scarinci, I. C. (2018). Determinants of obesity in two urban CommUnities: PerCePtions anD CommUnity-Driven solUtions. *Ethnicity and Disease*, *28*(1), 33–42. https://doi.org/10.18865/ed.28.1.33

7. Nutrición para educadores. José mataix verdu. 2013. Segunda edición. Editorial Diaz de santos.

CAPÍTULO 11

ZOONOSIS RÁBICA EN QUIRÓTEROS: REVISIÓN BIBLIOGRÁFICA

Córdoba Nieto, Montserrat*

** Veterinaria C.S.F. II. SS. Junta de Andalucía.*

SUMARIO: I. INTRODUCCIÓN. II. DESARROLLO DEL TRABAJO. III. CONCLUSIONES. IV. BIBLIOGRAFÍA.

RESUMEN: La rabia es una enfermedad vírica, que afecta al sistema nervioso de los seres humanos y otros mamíferos, produciendo encefalitis aguda de desenlace fatal. En Europa, en el 99% de los casos, la fuente de la infección son mordeduras o arañazos de perros rabiosos, aunque se han identificado diferentes especies de quirópteros, como portadores del virus de la rabia y, por tanto, susceptibles de transmitirla a humanos.

METODOLOGÍA: Para la realización del presente trabajo, se ha realizado una revisión sistemática de artículos científicos, consultando las bases de datos Dialnet, PubMed y Medes. No se ha aplicado filtro de idioma, ni se ha realizado restricción de fecha ni de tipo de estudio. Se utilizaron los buscadores booleanos: "virus rábico y murciélago" y "quirópteros y rabia". Se han encontrado 27 referencias, de las que se han seleccionado las 5 que mejor reflejaban la temática del estudio, para un análisis en profundidad. También se ha analizado la base de datos del MAGRAMA a través de su página web.

PALABRAS CLAVE: Rabia, Zoonosis, Quirópteros, Lyssavirus, Vigilancia Epidemiológica.

I. INTRODUCCIÓN.

La rabia es una enfermedad producida por un virus del género *Lyssavirus*, familia *Rhabdoviridae*, que afecta al sistema nervioso de los seres humanos y de otros mamíferos, produciendo una encefalitis aguda de desenlace fatal. En Europa, en el 99% de los casos de transmisión a humanos, la fuente de la infección son mordeduras o arañazos de perros rabiosos, aunque se ha identificado la presencia de virus rábico en varias familias de murciélagos de distribución mundial. Numerosos estudios realizados en diferentes lugares de España en colonias de murciélago hortelano (*Eptesicus serotinus*), han demostrado la existencia de trazas del virus en la boca e incluso en las células sanguíneas de animales sanos y en vuelo, lo que unido al gran desconocimiento que existe respecto a la epidemiología en quirópteros, origina una gran alarma social.

Los objetivos del presente trabajo son revisar los conocimientos actuales sobre la rabia en quirópteros, describir el papel de los murciélagos como portadores de la enfermedad y las posibles repercusiones sobre la salud pública, así como revisar la normativa sanitaria aplicable y detallar las medidas preventivas recomendadas.

II. DESARROLLO DEL TRABAJO.

1. VIRUS RÁBICO: LYSSAVIRUS

La rabia está producida por un virus del género *Lyssavirus*, familia Rhabdoviridae, con una característica forma de bala y un tamaño entre 180-250 micras de longitud y 70-80 micras de ancho. Este virus, se destruye por los ácidos estomacales y en condiciones normales de luz y temperatura, así como por medios ácidos y alcalinos, como detergentes o desinfectantes, por lo que su viabilidad fuera del hospedador o su contagio por ingestión, es prácticamente inexistente. Pero, aunque es bastante lábil, a su vez resiste la putrefacción y la autolisis, por lo que puede persistir hasta 10 días en tejido cerebral autolisado. Según sus propiedades antigénicas, podemos encontrar el llamado virus rábico (serotipo 1) y los virus asociados (serotipos 2,3 y 4).

T ABLA 1: Diversidad genética de los Lyssavirus

GENOTIPO	DISTRIBUCIÓN	HOSPEDADORES
1.Virus rábico prototipo	Casi todo el mundo.	Todos los homeotermos.
2.Lagos Bat	Nigeria, R. Sudafricana y Sudáfrica.	Murciélagos frugívoros, Gatos y Perros.
3.Mokola	Nigeria, Zimbabue y Camerún.	Hombre, perro, gato, roedores y musarañas
4.Duvenhague	Europa y Sudáfrica	Hombre y murciélagos insectívoros.
5.Lyssavirus europeo de quirópteros tipo 1 (EBLV-1)	Europa.	Hombre, murciélagos insectívoros, ovejas, garduña, gatos.
6.Lyssavirus europeo de quirópteros tipo 2 (EBLV-2)	Europa.	Hombre, murciélagos insectívoros.
7.Lyssavirus australiano de quirópteros (ABL)	Australia	Hombre, m. insectívoros y frugívoros.

FUENTE: PLAN DE CONTINGENCIA PARA EL CONTROL DE LA RABIA EN ANIMALES DOMESTICOS EN ESPAÑA

Aunque todos los animales homeotermos pueden actuar como hospedadores del virus rábico, no todas las especies presentan la misma susceptibilidad.

TABLA 2. Susceptibilidad de los animales a la infección por virus rábico

MUY BAJA	BAJA	MODERADA	ALTA	MUY ALTA
Aves	Zarigüeya	Hombre; Perro; Cabra; Oveja; Caballo; Primates.	Criceto; Mofeta; Mapache; Gato; Murciélago; Lince, Mangosta y otros vivérridos; Cobaya y otros roedores; Lagomorfos; Bovinos.	Zorro; Coyote; Chacal; Lobo; Rata Canguro; Rata de algodón; Ratón de campo.

FUENTE: KAPLAN, 1985.

La fuente de transmisión principal es mediante saliva infectada, a través de mordeduras o arañazos profundos de animales rabiosos. Asimismo, puede transmitirse por contacto directo de heridas o mucosas con saliva. También puede contagiarse por trasplante de órganos infectados o inhalación de aerosoles con virus. Y aunque la transmisión de persona a persona es posible, nunca se ha confirmado.

Cabe destacar que, en Europa, en el 99% de los casos de transmisión a humanos, la fuente de la infección son mordeduras o arañazos de perros rabiosos, pero en los últimos tiempos, se ha identificado el virus en murciélagos, lo que unido al gran desconocimiento que existe respecto a la epidemiología en quirópteros, origina una gran alarma social.

2. VIRUS RABICO EN MURCIELAGOS

A día de hoy, se ha identificado la presencia de virus rábico en 75 especies de murciélagos, pertenecientes a 8 familias de distribución mundial. La presencia de rabia en murciélagos hematófagos es de sobra conocida en América del Sur y Central, donde provoca grandes mortalidades en ganado vacuno, debida a los murciélagos vampiros (Género *Desmodus*) y donde supone un importante problema de salud pública, al ser los murciélagos la principal fuente de infección en los casos mortales de rabia. La incidencia en Asia y África, es sensiblemente menor. En Europa, el primer caso de rabia en murciélagos, se diagnostica en Hamburgo en 1954, no pudiéndose identificar la especie. Posteriormente, han aparecido nuevos casos en otros países europeos, adquiriendo una gran relevancia. Por todo ello, se llevó a cabo una campaña de recogida de murciélagos por distintos países, durante el periodo 1954-1989, encontrando que un porcentaje destacable estaban infectados con el virus rábico tipo Duvenhague, siendo el *Eptesicus serotinus*, un quiróptero insectívoro, conocido como murciélago hortelano, el que aporta un mayor número de casos positivos. A pesar de que se han constatado más de 800 casos de mordeduras de murciélagos infectados (más del 95% fueron murciélagos hortelanos infectados por EBLV1), no ha habido consecuencias letales, ya que las personas fueron sometidas a profilaxis postexposición, cuya eficacia es absoluta. Solo ha habido que lamentar 2 muertes por rabia transmitida por quirópteros, la primera de ellas en 1986, en un especialista finlandés en murciélagos y más recientemente, en 2002, un naturalista británico, al que mordió un murciélago en Escocia. Ninguno de ellos había recibido tratamiento.

En España, se detectan murciélagos rabiosos por primera vez en 1987 en Valencia, cuando uno que quedó encerrado en una habitación, mordió en la espalda a un niño mientras dormía. Ese mismo año, en Granada, otro mordió sin provocación a un adulto. En 1994, también en Granada, una persona fue mordida en la mano cuando recogió a un murciélago postrado en el suelo. En 1999, otro mordió, sin provocación, a una guía turística en la catedral de Sevilla. Ese mismo año en Murcia, una niña fue mordida cuando dormía. En el año 2007 se notificaron otros 2 casos de rabia en murciélagos agresores, positivos a EBL-1 (uno en Granada y otro en Sevilla). Todos los afectados recibieron tratamiento y no se produjeron muertes. En todos los casos, la especie implicada fue el murciélago hortelano, menos en el de Valencia, y el virus aislado fue uno de los genotipos del virus Duvenhague. Recientemente, se ha descrito el Lyssavirus de murciélago Lleida, en un murciélago de cueva (*Miniopterus schreibersii*) de Lérida.

La transmisión de la rabia en los murciélagos, en general, tiene lugar principalmente a través de la saliva de animales infectados, pero también se elimina por la orina. Esto tiene una tremenda importancia en el caso de grandes colonias que viven en cuevas con un alto porcentaje de infectados, ya que se produce una alta concentración de virus en suspensión, capaz de infectar a otros animales por inhalación, a través de las vías respiratorias. Esto es lo que ocurrió en sendas cuevas de Nuevo México y Texas, donde murieron varios zorros y dos personas, tras respirar el aire contaminado.

Existe un gran desconocimiento acerca de la epidemiología de la rabia en los murciélagos. Son el grupo de mamíferos con mayor diversidad de lisavirus, aunque en ellos la infección no parece tener consecuencias importantes, a diferencia del resto de mamíferos, a los que el virus mata de manera inexcusable. Parece que se debe a la evolución conjunta a lo largo de mucho tiempo, o coevolucion, de lisavirus y murciélagos, que ha favorecido la adaptación mutua (una buena relación hospedador-huésped, supone que el virus no mata al hospedador). En el resto de mamíferos, el contacto con el virus parece ser mucho más reciente. Es decir, los murciélagos, actúan como reservorios, capaces de mantener el virus en la naturaleza. El periodo de incubación es variable, máxime cuando existen periodos en los que disminuyen su metabolismo, ya sea por hibernación o por descanso diario. Existen algunos trabajos que concretan que los murciélagos vampiros pueden ser portadores durante largos periodos de tiempo. Los síntomas aparecen en la fase prodrómica y se caracterizan por una conducta anormal, ya que el animal se muestra irritable y ansioso. A continuación, puede desarrollarse una fase de excitación, en la que el animal ataca constantemente objetos animados o inanimados o una fase paralítica, que comienza con parálisis de la mandíbula y suele ser la que tiene lugar en los murciélagos, sin que se produzca la fase de excitación, atacando solo si se les toca o molesta.

Todos los casos anteriormente reseñados, motivaron un aumento en el muestreo de murciélagos, detectándose también casos positivos en animales no agresores. Los muestreos suelen realizarse estudiando la presencia del virus en la saliva, mediante la técnica PCR. La muestra se toma con un hisopo de algodón y puede congelarse, para su remisión y análisis en el Instituto de Salud Carlos III de Madrid. Este método es el menos agresivo y evita el sacrificio del animal.

3. MURCIELAGO HORTELANO (*EPTESICUS SEROTINUS*) COMO PORTADOR DE RABIA.

Eptesicus serotinus o murciélago hortelano es un quiróptero de talla grande, con el dorso de color pardo oscuro a pálido, y el vientre más claro. En Europa se distribuye desde Dinamarca hasta el sur de la Península Ibérica. Prefiere zonas bajas, pero se ha encontrado hasta a 1.800 metros en la Sierra de las Nieves (Málaga). Suelen formar colonias de cientos de animales, dependiendo del tamaño y tipo de abrigo. Utilizan como refugios naturales las grietas de rocas y los huecos de los árboles. También se han adaptado a las fisuras que existen en las construcciones humanas, de forma que es posible encontrarlos en juntas de dilatación, cajas de persianas o espacios similares. Por ello, es más probable tener contacto con esta especie que con otras. Se alimenta principalmente de coleópteros, aunque también de lepidópteros, dípteros y hemípteros. A su vez sirve de alimento a diversas rapaces diurnas (*Accipiter nisus, Falco tinnunculus Falco peregrinus* ...) y nocturnas (*Bubo bubo, Tyto alba, Strix aluco*...). Es por ello que constituyen uno de los grupos de vertebrados de mayor valor ecológico. Este hecho es tenido en cuenta en la Unión Europea, como queda reflejado en la Directiva 92/43/CEE de 21 de mayo de 1992, relativa a la conservación de los hábitats naturales y de la fauna y flora silvestres, y en la cual todos los quirópteros se incluyen en el grupo de especies de interés comunitario que requieren protección estricta. Su importancia ecológica también queda manifestada en nuestro país, tras la publicación del Real Decreto 1997/1995, de 7 de diciembre, por el que se establecen medidas para contribuir a garantizar la biodiversidad mediante la conservación de los hábitats naturales y de la fauna y flora silvestres.

Los estudios realizados demuestran que el virus es endémico en España, y que los animales sanos pueden ser portadores, aunque se desconoce si la cantidad es suficiente para transmitirlo al hombre, ya que hasta ahora, todos los casos en humanos se han debido a animales enfermos. Por ello, todo murciélago puede considerarse, como un posible transmisor de rabia, aun estando sanos.

4. VIGILANCIA EPIDEMIOLÓGICA: LEGISLACIÓN SANITARIA APLICABLE.

Nuestro país está libre de rabia animal y humana, aunque la presencia del virus rábico en varias especies de quirópteros, posibilita la aparición de casos en animales, los cuales lo podrían transmitir a las personas o dar lugar a brotes. Es por ello, que se considera de vital importancia el mantenimiento de un Sistema de Vigilancia Epidemiológica que posibilite detectar rápidamente cualquier caso posible de rabia, así como su situación epidemiológica.

En ese sentido, el Real Decreto 1940/2004, de 27 de septiembre, sobre la vigilancia de las zoonosis y los agentes zoonóticos, establece que la responsabilidad les corresponde a los órganos competentes de las Comunidades Autónomas y al Ministerio de Sanidad, Servicios Sociales e Igualdad, designando como Laboratorio Nacional de Referencia al Centro Nacional de Microbiología (Instituto de Salud Carlos III). Esta norma recoge una relación de zoonosis objeto de vigilancia, clasificándolas en dos listas Ay B. La rabia se incluye en la Lista B, que contiene las zoonosis y agentes zoonóticos que deben ser objeto de vigilancia en función de la situación epidemiológica. Si una comunidad autónoma detectase un caso sospechoso, probable o confirmado de rabia humana en su territorio, debe informar urgentemente al Centro Nacional de Epidemiología y al Centro de Coordinación de Alertas y Emergencias Sanitarias (CCAES) del Ministerio de Sanidad y Servicios Sociales e Igualdad, el cual evaluará junto a la comunidad afectada la medida a adoptar. En caso necesario se notificará al Sistema de Alerta y Respuesta Rápida de Unión Europea y a la OMS.

5- MEDIDAS PREVENTIVAS

La OMS estableció una serie de medidas preventivas, asumidas por el Ministerio de Sanidad, Servicios Sociales e Igualdad y adaptadas al carácter endémico de España y al bajo número de casos producido. A saber:

- Debe evitarse todo contacto con murciélagos, sobre todo si se encuentran en el suelo o fuera de su refugio habitual.
- No tener murciélagos como animales de compañía, puesto que pueden estar infectados, aun cuando presenten una conducta normal.
- Cuando se encuentre un murciélago fuera de su refugio nunca debe conservarse en cautividad, sino que se debe avisar a los centros oficiales de recuperación de especies.
- En todo caso, manipularlos con las manos protegidas para evitar los mordiscos o el contacto directo. Para ellos se han de usar guantes gruesos o trapos o toallas. Posteriormente debe lavársela protección utilizada con agua, jabón y lejía.
- Impedir que entren en las casas o se refugien en grietas de construcciones humanas. En todo caso, no deben taparse las entradas a los refugios cuando la colonia esté presente ni durante el período de cría.
- No cerrar cavidades para impedir que entren los murciélagos, ya que esto provoca la dispersión de los animales infectados a otras colonias y por lo tanto la propagación del virus.
- Informar periódicamente sobre las medidas preventivas y vacunar preventivamente a toda persona que manipule habitualmente murciélagos o esté en contacto con ellos, tales como naturalistas o espeleólogos.
- En caso contacto con saliva o de mordedura, acudir al médico e iniciar rápidamente el tratamiento antirrábico. Si el animal está muerto, se ha de notificar a las autoridades de Salud pública, para el envío de animal al laboratorio y su posterior análisis. Si está sano se avisará a un Centro de recuperación de fauna silvestre o a las autoridades de medio ambiente, que determinaran si es o no, recuperable.
- Realizar un seguimiento ecológico y epidemiológico de las colonias infectadas.

TABLA 3: tipos de contacto y profilaxis postexposición recomendada (OMS)

TIPO DE CONTACTO CON UN ANIMAL PRESUNTAMENTE RABIOSO	MEDIDAS PROFILÁCTICAS POSTEXPOSICIÓN
Tipo I – tocar o alimentar animales, lamedura sobre piel intacta.	Ninguna.
Tipo II – mordisco, arañazo o erosión leves en piel expuesta, sin sangrado.	Vacunación y tratamiento local de la herida, de inmediato.
Tipo III – mordeduras o arañazos transdérmicos (uno o más), lameduras en piel lesionada; contaminación de mucosas con saliva por lamedura; contacto con murciélagos.	Rápida vacunación y administración de inmunoglobulina antirrábica; tratamiento local de la herida.

FUENTE: GUIA DE LA OMS

Como vemos, la OMS considera la exposición a murciélagos como categoría III (la máxima), por lo que está indicado instaurar una pauta completa de inmunoprofilaxis post-exposición de manera inmediata (inmunización pasiva con inmunoglobulina rábica humana y activa con vacuna). En el caso de rabia terrestre, queda instaurado un periodo de cuarentena del animal agresor, de 14 días y estudio de aquellos que mueran durante el periodo de observación o muestren síntomas compatibles con rabia. Para los murciélagos, no es posible aplicar esta cuarentena, puesto que no se dispone de conocimientos clínicos suficientes.

III. CONCLUSIONES.

La rabia es una Enfermedad de Declaración Obligatoria (EDO), extremadamente importante y que representa un motivo de preocupación y constituye una prioridad para las autoridades sanitarias, dada su gravedad clínica.

A pesar de que nuestro país se considera libre de rabia, la circulación endémica del virus en murciélagos puede hacer real la aparición de casos en humanos. Su erradicación en quirópteros no resulta factible técnica, ecológica ni económicamente y las medidas adoptadas con otras especies como la vacunación, es del todo imposible en este caso. Además, los murciélagos son animales beneficiosos y protegidos por la ley. Esto hace imprescindible establecer medidas de vigilancia epidemiológica, que requieren la estrecha colaboración entre los veterinarios de salud pública y los zoólogos, al tiempo que se debe ser muy riguroso con la información disponible y, sobre todo, no mezclar el problema de la rabia terrestre con el de la rabia en quirópteros.

Y aunque puede llegar a constituir un problema de salud pública, si se instaura un tratamiento postexposición, no se producen fallecimientos. Esto no significa que se minimice el problema, sino que se deben adoptar medidas preventivas orientadas a evitar la exposición y a educar a la población para reducir el número de casos.

IV. BIBLIOGRAFÍA

1. M. SCHNEIDER y C. SANTOS-BURGOA, "Algunas consideraciones sobre la rabia humana transmitida por murciélago", *Salud Pública de México*, 37, (1995), pp. 354-362.
2. J. AMENGUAL, J.E. WHITBY, A. KING, J. SERRA COBO y H. BOURHY, "Evolution of European bat Lyssaviruses", *J. Gen. Virol.*, 78 (1997), pp. 2319-2328.
3. L.P. SÁNCHEZ SERRANO, "Vigilancia Epidemiológica de la Rabia Humana y Animal en Europa", Boletín Epidemiológico Semanal, 5 (1997), pp. 45-47.
4. L.P. SÁNCHEZ SERRANO, "Rabia transmitida por murciélagos insectívoros en España". *Boletín Epidemiológico Semanal*, 7 (1999), pp. 149-152.
5. Manual de la OIE sobre animales terrestres,2004, Capítulo 2.2.5, pp. 356-376.
6. Plan de contingencia para el control de la rabia en animales domésticos en España. 2011. Ministerio de Medio Ambiente, Medio Rural y Marino, Ministerio de Sanidad, Política Social e Igualdad.
7. C. KAPLAN, "Rabies: a worldwide disease", en *Population dynamics of rabies in worldwide*, Ed. P.J. Bacon, Academic Press, London, 1985, pp. 1-20.
8. J.L. PÉREZ, J.R. BOYERO y C. IBÁÑEZ, "Epidemiología de la rabia en quirópteros", en: *Los Murciélagos de España y Portugal.* Ed. J. Benzal y O. de Paz. ICONA. 1991. Min. Agric., Pesca y Alimentac. Madrid, pp. 235-252.

CAPÍTULO 12

BURNOUT EN EL CONTEXTO SANITARIO

Cortés Perales, Noemí/ Requena Munoz, Sonia** / Villegas Requena, Pilar****
** Complejo Hospitalario Universitario de Albacete*
*** Hospital Universitario Campus de la Salud de Granada*
**** Hospital Clínico Universitario Lozano Blesa*

SUMARIO: I. INTRODUCCIÓN. II. DESARROLLO. III. CONCLUSIONES. IV. BIBLIOGRAFÍA.

RESUMEN: En este trabajo se aborda el tema del burnout. Se realiza una revisión bibliográfica con intención preventiva por diferentes bases de datos. La primera vez que se acuñó a este término fue por Herbert Freudenberger en 1974. El concepto es amplio por la implicación tanto en el ámbito individual como el ámbito de contexto. Las profesiones más afectadas son profesiones con estrecha relación con otras personas, entre las más destacadas se encuentra el sector sanitario. Las manifestaciones de la enfermedad son a nivel psicológico y a nivel físico. Psicológicamente son la ansiedad, estrés, hastío, sobrecarga laboral, depresión, etc.

PALABRAS CLAVE: **Burnout, factores de riesgo, sector sanitario.**

I. INTRODUCCIÓN.

La primera vez que se habló de burnout fue en 1974 por Herbert Freudenberger, médico psiquiatra. Freudenberger observó en su propio trabajo que, al cabo de un tiempo, sus propios compañeros sufrían ciertos cambios desmotivantes y falta de energía de manera progresiva, incluso llegando a la depresión.Tal vez la definición más aceptada entre los investigadores es el concepto de pérdida de motivación y que suele progresar hacia sentimientos de inadecuación y fracaso.

Han pasado más de 40 años desde entonces y ha habido muchas investigaciones al respecto y no es de extrañar ya que parece un tema que afecta a la comunidad sin distinguir entre razas o sexo. La problemática afecta a la salud de la persona y economía del sistema sanitario. El sector servicios, el sector de la educación y el deporte son los más afectados como consecuencia del contacto diario con el trabajo, o, en el caso del deporte, la sensación de fracaso. Realmente se ha descrito en prácticamente todas las actividades laborales e incluso en estudiantes.

El problema que nos afronta cuando tratamos abordar el tema del burnout es la gran complejidad e imprecisión del término. Se habla de burnout para reseñar enfermedades como: estrés, hastío, sobrecarga laboral, depresión, etc. De manera muy global podemos decir que el burnout es cualquier forma de extenuación física y/o emocional relacionada con el estrés laboral y que afecta a trabajadores de cualquier sector, aunque se ve con mayor frecuencia entre los profesionales de los servicios que atienden a personas. Freudenberger en su libro "Burnout: The High Costo High Achievement", define el concepto como "la extinción de la motivación o el incentivo, especialmente allí donde la dedicación a un objetivo o a una relación fracasa en conseguir los resultados deseados". En la demarcación conceptual del término se distinguen dos perspectivas: la clínica y la psicosocial. La perspectiva clínica discurre como un estado al que se llega como consecuencia del estrés laboral, en esta trayectoria se encauzaron los trabajos de Freudenberger (1974), de Pines y Aaronson (1988). La perspectiva psicosocial lo considera como un proceso que se desenvuelve por la interrelación con el entorno laboral y de carácter personal, con manifestaciones específicas en distintas etapas.

Hay una diferencia entre el burnout como estado o como proceso. El burnout como estado se asocia a comportamientos y sensaciones de estrés, un resultado final; mientras que la concepción como proceso, lo aborda como un mecanismo de soportar el estrés que involucra períodos o fases en su desarrollo. Ésta última idea es más acertada.

Por tanto, el burnout que no debemos entenderlo como un concepto estático sino como un concepto de transición, al cual le afectan variantes como el ambiente, momento de la vida, y la vida del individuo y es cambiante en la bibliografía de éste.

El burnout se desarrolla en aquellos profesionales que trabajan con personas y se pueden diferenciar tres comportamientos:

Extenuación emocional. Puede manifestarse física o psíquicamente o ambas.

Insensibilización. El profesional sufre una despersonalización que le hace ser frío, con comportamientos distantes y respuestas indiferentes hacia los compañeros y sobre todo hacia los beneficiarios del propio trabajo.

Sentimiento de incapacidad para la realización del trabajo. Como consecuencia el ritmo laboral es bajo y desencadena sentimientos de desilusión y depresión.

La expresión "burnout" es aceptada socialmente por ser una palabra no estigmatizadora, no ofensiva hacia los afectados al contrario que algunos diagnósticos psiquiátricos. En las personas que lo sufren destaca más la importancia de las discrepancias individuales, como la personalidad (altruismo, perfeccionismo, excesiva implicación en el trabajo), que la influencia de las situaciones objetivas de trabajo.

II. DESARROLLO.

1. FACTORES DE RIESGO DE PADECER BURNOUT

Algunos autores han descrito la edad como un posible riesgo para padecer burnout. Es una idea que surge tras la observación. El individuo joven se ve más capacitado para la realización del trabajo y, por tanto, es menor el riego de sentirse estresado. El estrés tiene una gran concordancia con el miedo del individuo al fracaso ante una tarea o trabajo determinado.

El sexo femenino también parece ser más propenso que el masculino. Esto es debido a la carga familiar y de hogar que se suma al estrés laboral.

Por otro lado, algunos estudios revelan que un cierto nivel de estrés puede ser bien aceptado por el individuo y puede repercutir en un mejor rendimiento laboral. No obstante, si ese nivel aceptable se sobrepasa comienzan a aparecer efectos no deseables consiguiéndose justo el efecto contrario (peor rendimiento laboral) y consecuencias somáticas derivadas.

Como mencionamos anteriormente, las profesiones más afectadas por el burnout se centran en la prestación de servicios, por lo que existe un contacto directo con las personas a las que se destina la labor que se realiza. El sector sanitario es uno de los de mayor riesgo. Entre los profesionales nos encontramos: auxiliares de enfermería, enfermeras, cuidadores de pacientes geriátricos, médicos, profesionales con pacientes con enfermedades crónicas, infecciosas y peligrosas o con pronóstico grave, de salud mental y psicólogos.

2. BURNOUT EN EL PERSONAL SANITARIO

El estrés en los profesionales de la salud está originado por una combinación de variables físicas, psicológicas y sociales. A lo largo de los años se ha estudiado el sector sanitario con atención. Las causas de que éste sea uno de los más afectados se han detallado en algunos de estos estudios.

- La relación constante con el sufrimiento y la muerte afecta al profesional en el tiempo. Tienen que lidiar con el paciente y con los familiares. Estos enfermos necesitan un grado de implicación importante y tanto un exceso de implicación como un defecto de ésta puede conllevar problemas con la familia, el paciente o incluso contigo mismo.
- No poder hacer nada para curar al paciente es objeto de frustración. Es el objetivo para el que han sido adiestrados.
- Algunos de estos profesionales se encuentran situaciones adversas a las que nunca se han enfrentado anteriormente o dificultosas que pueden desencadenar la sensación de una falta de conocimientos, de habilidades o destrezas.
- A veces la proporción de enfermos supera al personal provocando estrés e incapacidad.
- El horario a turnos baja el rendimiento de trabajo por la falta de rutina.
- Surgen conflictos de rol y ambigüedades de rol.
- Falta de autonomía y autoridad en el trabajo para poder tomar decisiones.
- Falta de unión entre los trabajadores de un mismo equipo.
- Trato con usuarios problemáticos.
- La burocracia a nivel organizacional responde a esquemas que a veces conllevan problemas de coordinación e impiden la libertad de acción, el ingreso de nuevas tecnologías, y respuestas de negativas por parte de la dirección a dificultades o conflictos de organización.
- Continuamente, en estas profesiones se encuentran con cambios legislativos, estatuarios, protocolos de actuación, cambios demográficos, etc.

3. COMPORTAMIENTO FÍSICO DE NUESTRO ORGANISMO ANTE EL BURNOUT

El organismo humano responde cualquier forma de estrés y el burnout es una forma de estrés laboral cronificado.

El estrés se puede clasificar en tres módulos: uno externo (el desencadenante), uno interno (respuesta de nuestro organismo) y un componente de interacción entre los dos anteriores, interno y externo.

La primera reacción es una respuesta de alarma a lo que es considerado un peligro. El organismo reacciona con la aceleración del corazón, de la respiración y como consecuencia, de la presión arterial, al mismo tiempo que hay un enlentecimiento de la digestión.

En la segunda fase, debido a que el peligro persiste, el organismo crea una tolerancia. Sin embargo, el cuerpo se fatiga dado que se está consumiendo una gran cantidad de energía.

Finalmente, el cuerpo se agota; pudiendo aparecer multitud de síntomas somáticos como hipertensión, úlceras, insomnio, etc.

III. CONCLUSIONES.

Debemos ser conscientes de que la primera medida para solucionar el problema es el conocimiento de las manifestaciones de éste. Por ello, una buena medida sería la implantación de programas de promoción.

Para tratar los síntomas de burnout hay que tratar tanto al individuo psicosocialmente como al entorno. Si las peticiones laborales sobrepasan a los recursos particulares se originará un escenario de estrés laboral continuo que finalmente se desarrollará en burnout. A nivel individual debemos establecer estrategias de afrontamiento y no de huida; a nivel grupal debemos fomentar el apoyo grupal.

IV. BIBLIOGRAFÍA

1. Bujalance, J., Villanueva, F., Guerrero, S., Conejo, J., González, A., Sepúlveda, A., Viñas, C., Castro, S., Martín, F., "Burnout y satisfacción laboral de los profesionales que atienden a pacientes geriátricos", *Revista Española de Geriatría y Gerontología*, 36, (2001) p. 32-40.
2. Armand Grau, Daniel Flichtentrei, Rosa Suñer, María Prats, Florencia Braga, "Influencia de factores personales, profesionales y transnacionales en el síndrome de burnout en personal sanitario hispanoamericano y español (2007)", *Revista Española de Salud Pública*, 83, (2009) p. 215-230.
3. M.I. Ríos Risquez, F. Peñalver Hernández, C. Godoy Fernández "Burnout y salud percibida en profesionales de enfermería de Cuidados Intensivos", *Enfermería Intensiva*, 19, (2008), p. 165-229.

4. Maicon Carlin, Enrique J. Garcés de los Fayos Ruiz, "El síndrome de burnout: Evolución histórica desde el contexto laboral al ámbito deportivo", *Anales de psicología*, 26, (2010), p. 169-180.

5. Cristina Ortega Ruiz, Francisca López Ríos, "El burnout o síndrome de estar quemado en los profesionales sanitarios: revisión y perspectivas", *International JournalofClinical and HealthPsychology*, 4, (2004), p.137-160.

6. Juan Carlos Atance Martínez, "Aspectos epidemiológicos del síndrome de burnout en personal sanitario", *Revista Española de Salud Pública*, 71, (1997), pp.293-303.

7. P. Zamora Auñón, M. González Barón, E. Espinosa Arranz, *Concepto e historia del síndrome de agotamiento profesional*, Panalamericana, Madrid, 2008.

8. Pedro G. M."El síndrome de quemarse por el trabajo (síndrome de burnout): aproximaciones teóricas para su explicación y recomendaciones para la intervención", *Revista PsicologiaCientifica*, 3, (2001).

CAPÍTULO 13

HEMICOLECTOMÍA DERECHA POR ISQUEMIA MESENTÉRICA AGUDA: CASO CLÍNICO Y REVISIÓN BIBLIOGRÁFICA

Galera García, A.*/ Megías Peralta, M. / Soler Martínez, G.*****
**Departamento de Enfermería, Fisioterapia y Medicina. Universidad de Almería. D.U.E. Bloque Quirúrgico. Empresa Pública Hospital de Poniente.*
***Departamento de Psicología. Universidad de Almería. D.U.E. Bloque Quirúrgico. Hospital Torrecárdenas.*
****D.U.E. Bloque Quirúrgico. Hospital Torrecárdenas.*

RESUMEN: La isquemia mesentérica aguda se puede definir como aquella situación de hipoperfusión brusca del intestino, causada por una embolia o una trombosis arterial o venosa, que ocasiona un problema clínico muy grave con una elevada morbimortalidad (> 60%). En este sentido, resulta crucial reconocer precozmente dicha entidad clínica, a fin de realizar una intervención rápida que permita restaurar el flujo sanguíneo mesentérico, y evitar de este modo su progresión a una necrosis intestinal. Su tratamiento es esencialmente quirúrgico mediante cirugía abierta *–laparotomía-*. El objetivo de este estudio es, por un lado, presentar el caso clínico de un paciente de 73 años con isquemia mesentérica aguda que precisó una hemicolectomía derecha mediante cirugía abierta –laparotomía- por necrosis del íleon y colon ascendente hasta mitad de colon transverso, y por otro, revisar la literatura científica relacionada con esta entidad clínica.

PALABRAS CLAVE: Hipoperfusión intestinal brusca; isquemia mesentérica aguda; necrosis intestinal; shock séptico.

I. INTRODUCCIÓN.

La isquemia mesentérica aguda es un estado de hipoperfusión brusca del intestino que ocasiona un problema clínico muy grave con elevada morbimortalidad (> 60%) (Wahlberg, Olofsson y Goldstone, 2007). Un retraso diagnóstico implicaría una evolución de la enfermedad, por lo que es crucial reconocer esta entidad clínica lo más precozmente posible, a fin de realizar una intervención rápida que permita restaurar el flujo sanguíneo mesentérico, y evitar de este modo su progresión a una necrosis intestinal.

La tomografía computarizada (TC) con contraste intravenoso permite establecer un diagnóstico precoz, al visualizar signos radiológicos típicos como *–presencia de un trombo en el interior de la arteria mesentérica superior (AMS), neumatosis intestinal y aire en el interior de la vena mesentérica superior y porta, asas dilatadas con niveles hidroaéreos, engrosamiento de las paredes intestinales y falta de llenado en algunas ramas –proximales y/o distales-*.

Estos pacientes presentan dolor abdominal de características cólicas, localización periumbilical e instauración brusca, acompañado de vómitos, diarrea y, en ocasiones, sangre en heces. En el transcurso de la enfermedad puede aparecer hipotensión, la cual contribuye a incrementar el daño isquémico de la pared intestinal, ocasionando una necrosis difusa de la mucosa. El resultado es un infarto transmural y una peritonitis local. En este contexto, una vez confirmada dicha entidad clínica, el principio quirúrgico básico es la resección de los segmentos necróticos intestinales y la reinstauración de la circulación esplácnica mediante cirugía abierta *–laparotomía-*.

Se presenta el caso clínico de un paciente varón de 73 años con isquemia mesentérica aguda (Figura 1), y su resolución quirúrgica *-hemicolectomía derecha-* mediante cirugía abierta *–laparotomía-*.

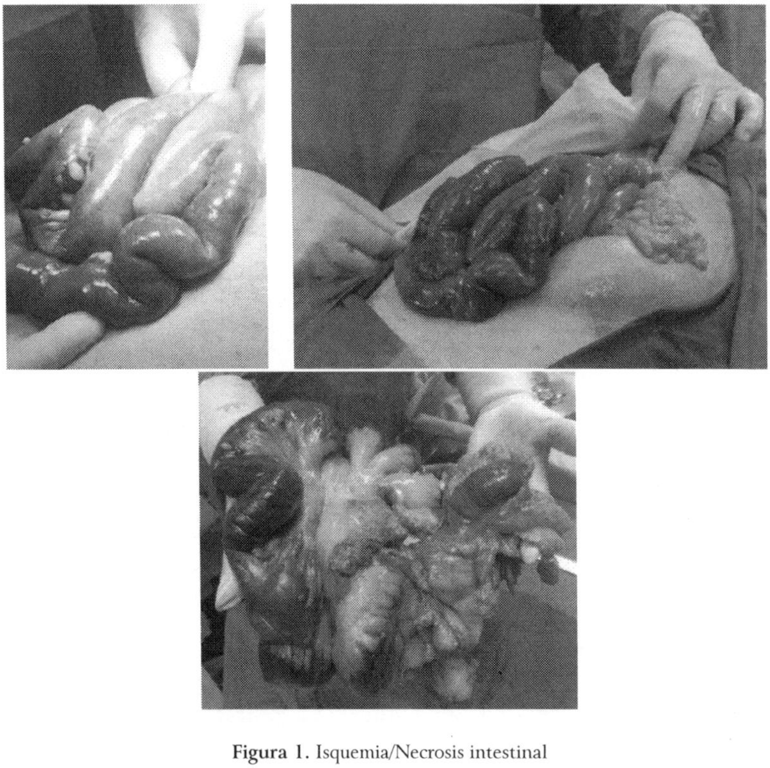

Figura 1. Isquemia/Necrosis intestinal

2. ETIOLOGÍA Y FISIOPATOLOGÍA:

Tres son los vasos que irrigan el *territorio esplácnico*: el tronco celíaco, la arteria mesentérica superior (AMS) y la arteria mesentérica inferior (AMI), que nacen en la cara anterior de la aorta a la altura de T12, L1 y L3, respectivamente. De ellas, la AMS es la principal, pues irriga el intestino delgado y la primera mitad del colon. La AMI y ramas de la arteria hipogástrica perfunden la parte distal del colon y recto, motivo por el que su oclusión raramente causa isquemia.

Dado que casi la totalidad del intestino es irrigado por una única arteria, la oclusión brusca de la AMS tiene efectos devastadores *–contracción y vasoespasmo importante y necrosis de las células de las vellosidades-*. La principal causa es la emboligena (Tabla 1) por trombosis de la AMS (Rodríguez de la Calle y Arroyo Bielsa, 2006). En concreto, la tríada de síntomas que puede hacer sospechar una isquemia mesentérica aguda es: *intenso dolor periumbilical, vómitos o diarrea, antecedente previo de embolismo o situaciones clínicas emboligenas.*

Embolia mesentérica	**Trombosis mesentérica**
Cardiopatía embolígena	Arterioesclerosis
Arritmias (fibrilación auricular)	Aneurismas
Valvulopatías	Disección aórtica o mesentérica
Trombos murales	Embolización terapéutica
Infarto de miocardio	Vasculitis
Insuficiencia cardiaca	Enfermedad de Buerger
Aneurisma ventricular	Displasia fibromuscular
Miocardiopatía dilatada	Traumatismos (iatrogénicos o accidentales)
Endocarditis	Trastornos hematológicos
Cardioversión	Síndromes mieloproliferativos
Embolia paradójica	Disproteinemias
Ateroembolismo	Síndromes de hipercoagulabilidad
Embolismo iatrogénico	

Tabla 1. Etiología de la isquemia mesentérica aguda por oclusión arterial

Otra etiología menos frecuente es la trombosis venosa mesentérica (Brandt y Boley, 2000), que suele ser secundaria a un traumatismo, inflamación o a estados de hipercoagulabilidad (Tabla 2). También puede aparecer isquemia intestinal no oclusiva como consecuencia de disfunciones cardiológicas (Wahlberg y cols., 2007; Gray y Sullivan, 2001).

Primaria	Secundaria
Deficiencia de antitrombina III	Procesos sépticos intraabdominales
Deficiencia de proteína C	Pancreatitis aguda y crónica
Deficiencia de proteína S	Enfermedad inflamatoria intestinal
Policitemia vera	Hipertensión portal
Trombocitosis	Gastroenteritis aguda
Anticonceptivos orales	Neoplasia
Neoplasias	Traumatismo abdominal
Embarazo	
Esplectomía	
Anemia de células falciformes	
Síndrome mieloproliferativo	

Tabla 2. Etiología de la isquemia mesentérica aguda por trombosis venosa

3. CASO CLÍNICO:

a. Antecedentes personales

- Alergia a TETRACICLINAS y PENICILINA. Mala tolerancia a la doxazocina.
- Hábito tabáquico antiguo.
- Fibrilación auricular crónica.
- HTA de larga data.
- Diabetes Mellitus (insulinizado desde 2016). No retinopatía diabética.
- Mayo 2013: Hemicolectomía derecha por neoplasia maligna indiferenciada, compatible con sarcoma histiocítico.
- Septiembre 2013: Resección endoscópica de adenocarcinoma, infiltrante sobre adenoma tubular; contacta de modo focal con margen profundo. En Noviembre 2013 se realizó microcirugía endoscópica transanal (TEM) por adenoma velloso con displasia epitelial.
- En 2014 se diagnosticó Neoplasia de próstata: Adenocarcinoma Gleason (3 + 3) y tras resección transuretral (RTU), se administró radioterapia externa.

b. Enfermedad actual

Paciente varón de 73 años de edad, procedente del área de observación del servicio de urgencias, que ingresó en Reanimación en el contexto de estar a la espera de ser intervenido por una isquemia intestinal. El paciente refería dolor de tipo cólico de inicio brusco y localización periumbilical. Se decidió demorar la cirugía porque había tomado Apixaban 2.5 mg y se hallaba estable. No obstante, a las 3:30 horas de la madrugada (19/11/2017), la cirujana de guardia objetivó un empeoramiento analítico (pH 7.12, plaquetas 133.000 *–previas 239.000-*), deterioro de su insuficiencia renal previa, presentando una creatinina de 3.44 y una urea de 119, caída de la hemoglobina de 10.8 a 9 e inicio de coagulopatía (INR 1.34, TP 64%).

c. Exploración

A su llegada a Reanimación el paciente se encontraba consciente y orientado, refiriendo poco dolor abdominal *–signo de posible necrosis intestinal-* y disminución de la defensa abdominal. Náuseas y vómitos. No diarrea. Palidez cutáneo-mucosa, frialdad distal de miembros superiores y ligero trabajo respiratorio.

Se ajustó tratamiento, se canalizó arteria radial izquierda, se intentó colocación de catéter en vena yugular interna derecha ecoguiado, pero se retiró por no refluir sangre en ninguna de las dos luces. Finalmente, se canalizó vía central de acceso periférico en miembro superior derecho.

Constantes a su llegada: FC 62 lpm. TA: 80/52. SpO_2: 98%. Escasa diuresis, sin apoyo farmacológico.

Al poco de ingresar el paciente se hipotensa con TAS < 70, por lo que se inició perfusión de noradrenalina a 3 ml/h.

d. Pruebas complementarias

- **TC Abdomen (18/11/2017) con contraste intravenoso:** con respecto al último TC de junio se aprecian mínimas láminas de líquido perihepático, FID y vacío derecho, no presentes en estudio anterior. También se visualiza mínimo edema periportal.

Asas dilatadas en hemiabdomen derecho, varias con niveles hidroaéreos, y en la pelvis, se objetiva un segmento de asa de íleon de pared incrementada. Engrosamiento leve de la pared inferior del colon a nivel de la anastomosis. En su origen y a nivel proximal, la vena y la arteria mesentérica están permeables, pero distalmente –a nivel de vacío / FID, se observa falta de llenado en varias ramas distales. Vesícula distendida, sin cambios inflamatorios. Vía biliar no dilatada.

- **Analítica (19/11/2017):** glucosa 237, creatinina 3.44, urea 119, Na 139, K 4.32, PCR 23.97, pH 7.12 (Bicarbonato 15.6), hemoglobina 9, hematocrito 26.9, plaquetas 133.000, INR 1.34, TP 64%, TTPA 33.3 segundos.

e. Abordaje quirúrgico

Paciente en shock séptico por probable isquemia-necrosis intestinal.

Incisión: Media supra-infraumbilical, limitada, ampliada posteriormente por posibilidad de supervivencia posterior.

Hallazgo: Necrosis de intestino delgado y muñón del colon ascendente hasta anastomosis a nivel de ángulo hepático del colon. Se visualizó todo el intestino delgado, quedando unos 3 metros (medidos) y todo el colon izquierdo, desde mitad del colon transverso hasta sigma en Douglas, aparentemente viables, por lo que se consideró que el paciente tenía oportunidades de supervivencia. En este contexto se decidió resecar el intestino isquémico (íleon y colon ascendente hasta mitad de colon transverso), motivo por el que se amplió la incisión laparotómica (Figura 2).

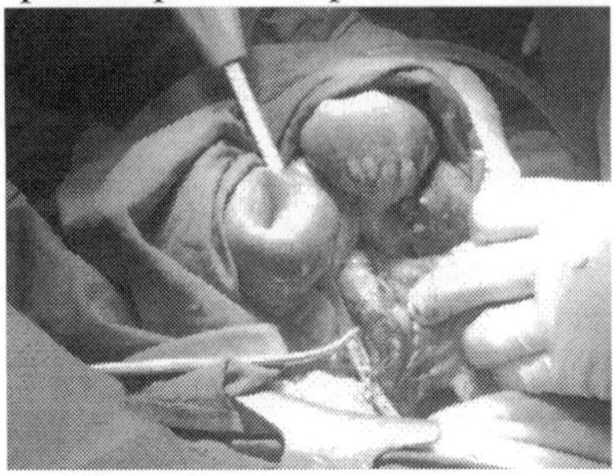

Figura 2. Resección de intestino isquémico

Técnica: Ampliación de Hemicolectomía Derecha hasta mitad del colon transverso, identificando vasos cólicos y liberando el colon ascendente transverso del duodeno. Maniobra de kocher amplia, y sección del mesoileon, completando una Hemicolectomía Derecha convencional hasta yeyuno viable.

Se identificó arteria ileocólica, que a pesar del Ligasure, sangró, apreciándose muñón arteriosclerótico, que precisó punto transfixiante de hemostasia. Revisión, lavado y recuento de compresas correcto.

Cuando el equipo quirúrgico se estaba planteando opciones de anastomosis primaria o fístula mucosa e ileostomía en FID, el paciente desarrolló una Taquicardia Ventricular con pulso (TVCP), la cual cedió con administración de amiodarona (300 mg), obligando rápidamente a practicar ileostomía y cierre de laparotomía, con drenaje de penrose en lecho quirúrgico del parietocólico derecho.

Cierre:

- Monoplano con Vicryl del 1. Agrafes.
- Se abre ileostomía en FID, con corona de puntos a nivel de aponeurosis y de piel.

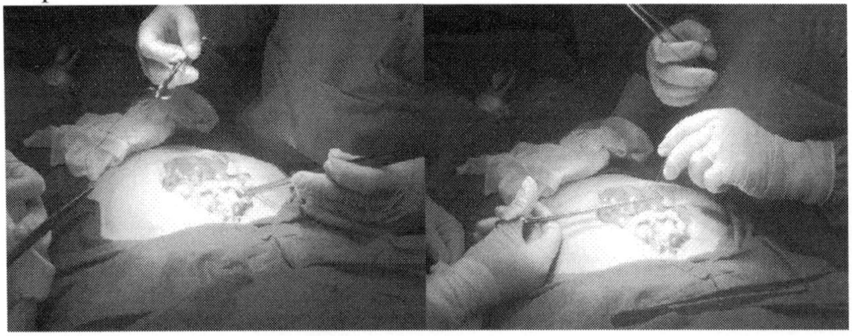

Figura 3. Cierre monoplano con vicryl del 1.

En el postoperatorio inmediato el paciente evolucionó favorablemente, sin nuevas arritmias tras intervención quirúrgica –se mantuvo monitorizado con MCP externo y perfusión de amiodarona hasta su supresión el 20/11/2017-. No anemización tras cirugía. Estabilización hemodinámica con retirada progresiva de soporte vasoactivo. El 23/11/2017 se trasladó a planta para seguimiento, presentando: a. Buen estado general; b. Ileostomía productiva (500 cc biliar y gas); c. Buena dinámica ventilatoria espontánea; d. Abdomen blando, depresible, no doloroso, sin peritonismo y con ruidos intestinales presentes; e. Óptima perfusión distal y ausencia de edemas.

Se inició tolerancia oral el 24/11/2017, con buena respuesta; incrementándose tanto ésta como la ingesta de líquidos a partir del 6º día del postoperatorio.

Se realizaron curas diarias de la herida quirúrgica, retirando la mitad de los agrafes a los 10 días de la intervención, y la otra mitad, al 11º día. Buena cicatrización.

Se fomentó la deambulación precoz, haciéndole partícipe activo de su proceso de recuperación. Fue dado de alta a su domicilio a los 18 días tras la cirugía, con revisiones en consultas externas de cirugía.

IV. CONCLUSIONES.

El diagnóstico precoz fundamentado en la tríada sintomática - *intenso dolor periumbilical de inicio brusco, vómitos y antecedente previo de situación embolígena "fibrilación auricular crónica"*- y el empeoramiento analítico *–deterioro de la función renal, caída de la hemoglobina e inicio de coagulopatía*-, junto con los signos radiológicos típicos *–asas dilatadas en hemiabdomen derecho, varias con niveles hidroaéreos; segmento de asa de íleon de pared incrementada; engrosamiento leve de la pared inferior del colon a nivel de la anastomosis y falta de llenado en ramas distales de la AMS*-, permitió abordar la gravedad de la situación clínica *–shock séptico*- mediante una intervención quirúrgica urgente consistente en la resección del intestino isquémico (íleon y colon ascendente hasta mitad de colon transverso), a fin de restaurar el flujo sanguíneo mesentérico, incrementando de este modo las oportunidades de supervivencia del paciente.

V. REFERENCIAS BIBLIOGRÁFICAS

1. Brandt LJ, Boley SJ. "AGA technical review on intestinal ischemia", *Gastroenterology*, 118, (2000), p. 954-968.
2. Gray BH, Sullivan TM. "Mesenteric vascular disease", *Current Treatment Options in Cardiovascular Medicine*, 3, (2001), p. 195-206.
3. Rodríguez de la Calle J, Arroyo Bielsa A. "Isquemia mesentérica aguda", en *Tratado de las enfermedades vasculares*, Barcelona: Viguera Editores, 2006, p. 659-667.
4. Wahlberg E, Olofsson P, Goldstone J. "Acute intestinal ischemia in emergency vascular surgery", Wahlberg E, Olofsson P, Goldstone J, editores, Berlin Heidelberg: Springer-Verlag, 2007, p. 65-74.

CAPÍTULO 14

SÍNDROME DE INTESTINO IRRITABLE

Gómez Terol, Antonia/ Gómiz Salinas, Mª del Mar*/*
*Naveira Arias, Silvina Gabriela**
** TCAE*

SUMARIO: I. INTRODUCCIÓN. II. DESARROLLO DEL TRABAJO. III. CONCLUSIONES. IV. BIBLIOGRAFÍA.

RESUMEN: El síndrome del intestino irritable es un problema que afecta al intestino grueso. Causa cólico abdominal, distensión y cambios en los hábitos intestinales. En este síndrome algunos enfermos con este síndrome tienen diarrea y otros tienen estreñimiento. Lo sufren más las mujeres que los hombres. El diagnóstico se basa en la identificación de síntomas por los criterios de ROMA I y ROMA II, la exclusión de síntomas y los signos de alarma. El tratamiento se basa en la prescripción de medicamentos dirigidos al dolor abdominal, anti espasmódicos, antidepresivos triciclícos, tratamiento para la diarrea o estreñimiento. Tratamiento dietético que ayuda a los síntomas.

PALABRAS CLAVE: **síndrome de intestino irritable, estreñimiento, diarrea, trastorno funcional digestivo, malestar abdominal.**

I. INTRODUCCIÓN.

Es un trastorno funcional digestivo que se caracteriza por la presencia de dolor o molestia abdominal y alteraciones del hábito deposicional en número y consistencia sin causa orgánica conocida. Al ser funcional los exámenes que se realizan no revelan una alteración o lesión en la estructura del intestino. Es uno de los trastornos gastrointestinales más diagnosticados. Los síntomas dificultan la diferenciación con otras enfermedades intestinales.

II. DESARROLLO DEL TRABAJO.

La **prevalencia** de este síndrome es mayor en mujeres que en hombres, según estudio, en España es hasta 2 a 4 veces mayor en mujeres que en hombres. En la clínica también existen diferencia entre sexos, en las mujeres es más frecuente los escíbalos, la sensación de moco incompleta y el moco rectal. **Las manifestaciones clínicas son:**

- **Digestivas:**
    - Dolor o malestar abdominal. Es un síntoma exigido para el criterio diagnóstico. Es dolor tipo cólico, de localización variable y la intensidad varía según la defecación o ventosidades.

- Diarrea que suele ser diurna, postprandial, semilíquida o líquida, acompañada de urgencia defecadora y precedida o no de dolor de cólico abdominal. No produce ni fiebre ni rectorragia aunque sí que puede aparecer mucorrea.
- Estreñimiento suele ser con heces duras que se eliminan con esfuerzo defecatorio y que se puede acompañar con mucosidad en sangre. Suele acompañarse con distensión abdominal. Más frecuente en mujeres que en hombres.
- Otros síntomas digestivos como la distensión abdominal que puede llamar la atención en algunos enfermos. También es frecuente la pirosis y la dispepsia funcional.

- **Otras manifestaciones extra digestivas** se asocian a otras enfermedades como la fibromialgia, síndrome de fatiga crónica, dolor abdominal pélvico crónico, o la disfunción de la articulación témporo- mandibular.

El **curso clínico** es caracterizado por la presencia de síntomas y se alterna con periodos asintomáticos.

La **calidad de vida** es importante en este síndrome por la presencia de alteraciones funcionales y la ausencia de lesiones orgánicas. Para ello se utilizan cuestionarios que evalúan el impacto en la vida de los enfermos con este síndrome y el efecto a los diversos tratamientos. Entre esos cuestionarios, el validado en España es el IBSQOL. Este mide 10 dominios que se consideran relevante para pacientes con este síndrome: salud emocional, salud mental, creencia en la salud, sueño, energía, funcionamiento físico, dieta, rol social, papel físico y relaciones sexuales.

El diagnóstico se hace difícil debido a que los síntomas que se aprecian pueden deberse a múltiples dolencias. Por esto existen **varios criterios de diagnóstico**:

- *Criterios de Manning*
  - Dolor abdominal que mejora con la deposición
  - Deposiciones blandas en relación con el dolor
  - Hay mayor número de deposiciones en relación con el dolor.
  - Distensión abdominal.
  - Presencia de moco en las deposiciones.
  - Sensación de evacuación incompleta.
- *Criterios de Roma I*

Se tiene que tener al menos de 12 semanas de forma recurrente o continua:

- Dolor abdominal aliviándose con la defecación o asociado a la frecuencia o la consistencia de las heces.
- Tener dos o más de los siguientes síntomas al menos una cuarta parte de las ocasiones: alteración de la frecuencia deposicional, alteración de la consistencia de las heces duras o liquidas, alteraciones de la evacuación, moco en la deposición, hinchazón o distensión abdominal.

- *Criterios de Roma II*

Dolor o malestar abdominal al menos 12 semanas en el último año, no tienen que ser consecutivas, asociado al menos a dos de las siguientes características: se alivia con la defecación, se asocia a cambio en el ritmo deposicional, se asocia a cambio en la consistencia de las heces. Apoyan el diagnóstico aunque no son imprescindibles: alteración de la frecuencia deposicional, alteración en la consistencia de las deposiciones, alteraciones de la evacuación, moco en la deposición, hinchazón o distensión abdominal.

Se realizan estudios o exámenes adicionales si no hay signos de alerta. Cuando el paciente tiene síntomas persistentes o si está ansioso pese al tratamiento, cuando se ha observado un cambio cualitativo o importante en los síntomas crónicos se debe realizar estas pruebas como hemogramas completos, bioquímica sérica, estudios de función tiroidea y pruebas fecales buscando sangre oculta, huevos y parásitos, colonoscopia, exploraciones radiológicas. Se ha de realizar un **diagnóstico diferencial**.

- Malabsorción de los ácidos biliares
- Enfermedad celíaca.
- Intolerancia a la lactosa.
- Enfermedad intestinal inflamatoria.
- Carcinoma colorrectal.
- Colitis microcítica.
- Diarrea aguda o crónica por protozoarios o bacterias.
- Esprúe tropical.
- Sobre crecimiento o hiperproliferación bacteriana del intestino delgado.
- Diverticulitis.
- Endometriosis.
- Enfermedad inflamatoria pélvica.
- Cáncer de ovario.
- El tratamiento

El **tratamiento** del síndrome de intestino irritable consiste en:

- *Cambios en el estilo de vida* promoviendo el ejercicio físico, seguir una dieta equilibrada, dedicar el tiempo necesario a la defecación. Estas intervenciones ayudan a mejorar los síntomas y la calidad de vida de los pacientes. Es bueno realizar un diario de síntomas y hábitos dietéticos que pueden identificar los factores que desencadenan el síndrome.
- *Dieta*. Algunos edulcorantes, huevos, trigo, alcohol, grasas o leche pueden agravar los síntomas. Se recomienda una dieta rica en fibras solubles acompañadas de líquido. Si la fibra es insoluble puede irritar los síntomas e incluso provocar efecto adversos como hinchazón, distensión, flatulencia y calambres. También las dietas ricas en polioles y oligo di monosacáridos fermentables reducen el dolor abdominal y la hinchazón y mejoran las deposiciones.

- *Utilizar Probióticos* o prebióticos que brindan un alivio general en los síntomas y otros de forma individual como la hinchazón y la flatulencia. El Lactobacillus y el Bifidobacterium infantis mejoran la sintomatología global de este síndrome.
- *Con fármacos:*
    - Antiespasmódicos para el dolor. Inhibe la motilidad intestinal. Como la alverina y el bromuro de cimetropio. Los anti colinérgicos también tienen efectividad en el dolor abdominal y la sintomatología global.
    - Laxantes, fibra y agentes del volumen para el estreñimiento.
    - Fibra, agentes de volumen y anti diarreicos en la diarrea.
    - Las resinas de carbón, anti flatulentos y otros agentes.
    - Fármacos que actúan sobre los receptores de serotonina. Esta regula la secreción, la motilidad o la sensibilidad visceral con la activación de numerosos receptores distribuidos en las terminaciones nerviosa motoras y sensitivas.
    - Antidepresivos tricíclicos que alivian el dolor crónico. Se utilizan dosis menores que para el tratamiento de la depresión.
    - Procinéticos. Estos mejoran la distensión abdominal

El **tratamiento psicológico** en los síntomas somáticos, son las terapias cognitivas- conductual, la terapia conductual y la terapia psicodinámica breve en atención primaria o especializada las que demuestran su efectividad. Estas terapias logran que la persona pueda aceptar y adaptarse a las limitaciones de la enfermedad en vez de obsesionarse y bloquearse. El tratamiento del intestino irritable desde la perspectiva psicológica se basa en las técnicas con evidencia científica y planifica acciones que sean indicadas para que el paciente consiga:

- Adaptase a las consecuencias de la enfermedad.
- Aceptar las molestias y limitaciones de la enfermedad.
- Afrontar las demandas de la enfermedad, por el estrés que produce a la propia enfermedad.
- Disminuir el miedo, la ansiedad, depresión y otras emociones negativas.
- Reducir el dolor y otros síntomas propios de la enfermedad.

Otros **tratamientos alternativos** son:

- *Hierbas medicinales* como el aceite de menta para el tratamiento sintomático.
- *Hierbas medicinales chinas* mejora los síntomas intestinales.
- *Otras hierbas medicinales* como Aegle mérmelos correa o Bacopa monniere reducen las recaídas.
- *Acupuntura*
- *Yoga.* Disminuye los síntomas intestinales y del nivel de ansiedad.
- *Aloe vera, celandina y psilio*. Actúa en la sintomatología en los pacientes con estreñimiento crónico.

III. CONCLUSIONES.

El Síndrome del Intestino Irritable es una enfermedad que disminuye la calidad de vida de los pacientes. Existen algunas recomendaciones como la reducción de lácteos, control de las comidas ricas en grasa o muy picantes o no excederse con el consumo de fibra. Aunque hay distintos tipos de síndromes de intestino irritable y distintos grados de tolerancia por los que las medidas han de aplicarse en cada paciente evitando generalizar una misma dieta para todas las personas que padecen la enfermedad.

IV. BIBLIOGRAFÍA.

1. AMPAP. "Síndrome de intestino irritable". Fermín Mearin, Miguel A. Montoro. http://www.ampap.es/wp-content/uploads/2014/12/2015_11_S%C3%8DN-DROME-DEL-INTESTINO-IRRITABLE.pdf
2. Cochrane. "Guía síndrome del Intestino Irritable". Asociación Española de Gastroenterología. 2005. http://www.cochrane.es/files/sii.pdf
3. Intramed. "Síndrome del colon irritable". Alexander C G.Ford, Nicholas J Talley.2012. http://www.intramed.net/77932/sindrome-del-colon-irritable
4. IQB." Síndrome del intestino irritable". http://www.iqb.es/digestivo/patologia/sd003.htm
5. Pfizer. "Consejos para el paciente con colon irritable". 2007 https://www.pfizer.es/salud/prevencion_habitos_saludables/consejos_salud/consejos_paciente_colon_irritable.html#
6. Scielo. "Patrón de ingesta en un grupo de pacientes con síndrome de intestino irritable; relación de la ingesta de fibra con los síntomas". R. Aller, D.A de Luís, O. Izaola, F. de la Calle. 2004. http://scielo.isciii.es/scielo.php?script=sci_arttext&pid=S0212-71992004001200002
7. Endosmedicina. "Síndrome de colon irritable. Recomendaciones nutricionales". http://www.endosmedicina.net/Novedades/COLON%20IRRITABLE.pdf
8. Onmeda. "Síndrome del intestino irritable. Tratamiento". Redacción Onmeda. 2016. https://www.onmeda.es/enfermedades/intestino_irritable-tratamiento-3128-6.html

CAPÍTULO 15

REVISIÓN BIBLIOGRÁFICA SOBRE EL MÉTODO HALLIWICK COMO HERRAMIENTA FISIOTERÁPICA EN PACIENTES CON DISCAPACIDAD

Hevia Cabeza, Ismael / Sánchez Sánchez, Antonio David** / López Sánchez, Ángela***

** Fisioterapeuta Asistencial.*

*** Fisioterapeuta Sistema Andaluz de Salud.*

SUMARIO: I. INTRODUCCIÓN. II. OBJETIVOS. III. METODOLOGÍA. IV. RESULTADOS. V. CONCLUSIONES. VI. BIBLIOGRAFÍA.

RESUMEN: Con esta revisión sobre la aplicación del método Halliwick pretendemos conocer los efectos de este usado como terapia en el ámbito de la fisioterapia, y sus posibles beneficios en el marco de la discapacidad. Analizamos la bibliografía científica existente en las siguientes bases de datos: ScienceDirect, Scielo, buscador Google Académico, y Pubmed. Descriptores: "Halliwick concept", "Halliwick method", "Halliwick therapy", "Halliwick aquatic therapy", "Método Halliwick en Parálisis cerebral", "Halliwick en personas con discapacidad". Podemos concluir que este método es ideal para alcanzar una mejora física, mental y social de personas con distintos tipos de discapacidades alcanzar una calidad de vida más satisfactoria.

PALABRAS CLAVE: Fisioterapia, Método Halliwick, Hidroterapia, Discapacidad.

I. INTRODUCCIÓN.

El agua es un medio que nos permite desarrollarnos físicamente a todos, pero para algunas personas es el único medio posible en el que poder hacerlo. Este hecho hace que estas personas puedan sentirse más libres, más independientes, hace que se mejore el concepto que tienen de sí mismos, que ganen confianza. En definitiva se trata de un medio en que se les permite desarrollarse de un modo en el que no pueden en tierra firme.

Por otra parte enfocándonos en el niño con discapacidad, el medio acuático permite generar movimientos y experiencias en el movimiento que son la base del desarrollo infantil, resultando además, esta práctica, lúdica y divertida para el niño. El método Halliwick es un método de terapia acuática que permite estos beneficios. Consiste en un método creado a mitad del pasado siglo, donde fue llevado a cabo en un colegio homónimo de niñas discapacitadas. Nos solo es un método para enseñar a nadar a personas con discapacidad, sino que tiene un impacto en todas las áreas de desarrollo de la vida humana, abarcando estadios tanto físico como psíquicos y sociales, debido a su enfoque holístico. Se basa en un amplio conocimiento anatómico, fisiológico y de hidrodinámica, que permite rehabilitar al paciente en las tres dimensiones o planos de movimiento. El paciente debe dominar 10 puntos en estos tres planos, lo que les permite en muchos de los casos, volverse independiente y resultar habilidoso a la hora de realizar los ejercicios en el agua. Además esto provoca una estimulación masiva a nivel visual, auditivo, a través de la piel por fluctuación, temperatura etc. Proporciona efectos respiratorios beneficiosos, así como aspectos psicológicos. También cabe destacar la mejora en cuanto al equilibrio y el control de la rotación, hecho crítico en estos pacientes[1 2].

El rango de beneficios de este método es muy amplio, llegando a abarcar desde una mejora en el equilibrio estático y dinámico en pacientes con accidentes cerebrovasculares a una mejora en el sistema motor, de comportamiento e interacción social en niños con trastornos del espectro autista.

Por ello creemos que es fundamental el conocimiento de esta técnica para su desarrollo como una herramienta útil para la fisioterapia en el marco de la discapacidad. [3 4]

II. OBJETIVOS.

Los objetivos planteados durante la narrativa de la bibliografía científica existente sobre el tema son:

- Identificar los aspectos beneficiosos de esta técnica.
- Conocer la posibilidad de su aplicación en diversas patologías.

III. METODOLOGÍA.

Elección del tema, búsqueda de material bibliográfico, selección de los artículos más pertinentes y desarrollo del trabajo.

Base de datos: Science Direct, Scielo, buscador Google Académico y Pubmed. Descriptores en inglés y español: "Halliwick concept", "Halliwick method", "Halliwick therapy", "Halliwick aquatic therapy", "Método Halliwick en Parálisis cerebral", "Halliwick en personas con discapacidad". Fueron seleccionados cinco artículos por cumplir los criterios de inclusión siendo los más significativos, realizados entre los años 1975 y 2014.

IV. RESULTADOS.

- Estudio de Montagna JC et al (2014):

Realizaron un estudio con una muestra de 15 personas, con una media de edad de 58,5 y una balance masculino-femenino del 54-46% respectivamente. Se les analizó previamente mediante escala Berg Balance, prueba Timed up & go (TUG), escala de calidad de vida Stroke (SS-QoL) y análisis baropodométrico. Tras ello fueron sometidos a 18 sesiones individuales basada en el método Halliwick, las cuales se llevaron a cabo en dos sesiones de 40 minutos por semana. Se volvió a testar su estado obteniendo una mejoría significativa tanto en el equilibrio estático como dinámico.

- Estudio de R. Mortimer et al (2014):

Realizaron una búsqueda sistémica en diversos buscadores con el fin de encontrar los efectos de la hidroterapia (método Halliwick), en el comportamiento y la interacción social en el tratamiento de niños con ASD. Evaluaron dichos estudios usando el Formulario de Revisión Crítica de McMaster para Estudios Cuantitativos. Seleccionaron tras ellos cuatro estudios, con niños de entre 3 y 12 años, que fueron sometidos a tratamiento mediante este método entre 10 y 14 semanas. En general todos los estudios mostraron mejoras en las interacciones sociales de los niños.

- Estudio de Ochoa Martínez PY (2014):

Se realizó un estudio en una paciente con secuela de poliomielitis. Esta se trató durante 16 semanas mediante método Halliwick, en sesiones de 70 minutos, 5 veces por semana. Se evaluó previa y posteriormente al tratamiento tanto la fuerza como la flexibilidad mediante el protocolo senior fitness test. Se observó una mejora en la resistencia de la fuerza en un 361,5% en el brazo derecho y un 300% en el izquierdo, así como una mejora de la flexibilidad de 2 cm en hombro derecho y 20 cm en el izquierdo.

- Estudio de Tripp F. et al (2014):

Ensayo control aleatorio, para evaluar los efectos del método en cuestión, en cuanto a la movilidad obtenida en el tratamiento rehabilitador en pacientes con accidente cerebrovascular.

Para llevar a cabo dicho estudio, seleccionaron dos grupos cuyos en los que pacientes hubiesen sufrido el accidente cerebrovascular al menos dos semanas antes a este. El grupo control constó de 16 pacientes, fue sometido a terapia manual convencional durante dos semanas, 5 veces por semana. El grupo de estudio constó de 14 pacientes y fueron tratados mediante sesiones de hidroterapia bajo los principios Halliwick en sesiones de 45 minutos, tres sesiones por semanas durante dos semanas. Además este último grupo fue tratado dos veces por semana durante estas dos semanas con fisioterapia convencional.

Al comparar los resultados de ambos grupos se obtuvo una notoria mejoría en la Escala Berg Balance ($P<0.05$), en un mayor número de pacientes en el grupo de Terapia Halliwick, que en el grupo control, es decir una mejora del 83,3% de los pacientes, frente al 46,7% del grupo control. Por otra parte la capacidad funcional de la marcha fue también mejor en el grupo de Terapia Halliwick: (media (DE) 1,25 (0,86)) frente al grupo control (media (DE) 0,73 (0,70)) ($P <0,1$).

- Estudio de Noh DK et al (2008):

Este estudio buscaba determinar la efectividad del método Halliwick en pacientes que han sufrido un accidente cerebrovascular. Para ello seleccionan una muestra de 25 personas con esta patología, 13 de ellos formaron el grupo tratados con terapia Halliwick y los 12 restantes con fisioterapia convencional. Recibieron su correspondiente tratamiento en sesiones de una hora, tres veces en semana durante ocho semanas.

Se compararon tras ello los resultados de ambos grupos, obteniéndose una mejora significativa en el grupo de terapia Halliwick en comparación del grupo control: "Berg Balance Scale, las capacidades de carga y retroceso de las extremidades afectadas y la fuerza de los flexores de la rodilla ($P < 0.05$), con tamaños de efecto de 1.03, 1.14, 0.72 y 1.13 unidades de desviación estándar y potencias de 75, 81, 70 y 26%, respectivamente".

V. CONCLUSIONES.

Tras el estudio realizado podemos concluir que el método Halliwick tiene efectos beneficiosos tanto en el sentido físico, como mental, conductual y social, y que atañe a diversas áreas del ámbito de la discapacidad.

Como podemos observar en los estudios realizados podemos ejemplificar dichos beneficios. En el caso de pacientes con accidente cerebrovascular puede ser una herramienta útil para mejorar el equilibrio postural y un buen balance de los flexores de rodilla, además de ser bien tolerada por estos pacientes y favorecer aspectos de la movilidad en este tipo de pacientes. En el caso de niños de espectro autista mostraron una mejora en el comportamiento y las interacciones sociales. Por otro lado se obtuvieron mejora en el resultado de la potencia muscular y la flexibilidad en pacientes con secuelas de poliomielitis. Además se observaron una disminución de los movimientos estereotípicos de la mano incrementándose las habilidades de alimentación, por lo tanto, en pacientes con síndrome de Rett.

Una vez teniendo constancia de la importancia de esta técnica sería ideal la realización de estudios de mayor impacto, con un muestreo mayor y específico en cada una de las discapacidades donde este método pueda tener cabida, para así poder instaurar este tipo de tratamientos de forma más numerosa.

VI. BIBLIOGRAFÍA.

1. Weber-Nowakowska K, Zyzniewska-Banaszk E, Gebska M. "[New methods in physiotherapy. The Halliwick concept as a form of rehabilitation in water]." *Annales Academiae Medicae Stetinensis.* 57(2). (2011). pp 43-5.
2. Reid MJ. "Actividad en agua basada en el método de Halliwick .". *Child care health dev.* 1(4), (1975), pp. 217-23.
3. Montagna JC, Santos BC, Battistuzzo CR, Loureiro AP. "Effects of aquatic physiotherapy on the improvement of balance and corporal symmetry in stroke survivors" *International journal of clinical and experimental medicine.* 15;7(4). (2014). pp. 1182-7

4. Mortimer R, Privopoulos M, Kumar S. "The effectiveness of hydrotherapy in the treatment of social and behavioral aspects of children with autism spectrum disorders: a systematic review". *Journal of Multidisciplinary healthcare.* 7. (2014). pp. 93-104.

5. Ochoa Martínez PY, Hall Lopez JA, Mateos Valenzuela AG. "Hydrokinesitherapy program using the Halliwick method on strength endurance and flexibility in a person with poliomyelitis sequelae." *Nutrición Hospitalaria.* (3). (2014). pp, 1452-4.

6. Tripp F, Krakow K. "Effects of an aquatic therapy approach (Halliwick-Therapy) on functional mobility in subacute stroke patients: a randomized controlled trial". *Clinical Rehabilitation. (5).* (2014). pp 432-9

7. Weber-Nowakowska K, Zyzniewska-Banaszk E, Gebska M. "[New methods in physiotherapy. The Halliwick concept as a form of rehabilitation in water]." *Annales Academiae Medicae Stetinensis.* 57(2). (2011). pp 43-5

8. Noh DK, Lim JY, Shin HI, Paik NJ. "The effect of aquatic therapy on postural balance and muscle strength in stroke survivors--a randomized controlled pilot trial". *Clinical Rehabilitation.* (10-11) (2008) pp 966-76.

9. Bumin G1, Uyanik M, Yilmaz I, Kayihan H, Topçu M.. "Hydrotherapy for Rett syndrome." *Journal of rehabilitation medicine.* 35(1). (2003). pp 44-5.

10. Reid MJ. "Actividad en agua basada en el método de Halliwick .". *Child care health dev.* 1(4), (1975), pp 217-23.

CAPÍTULO 16

ACTUACIÓN DE UN CELADOR ANTE UN ATRAGANTAMIENTO

Huertas Aguilera, Juan José/ López Vega, David*/ Sánchez Beltrán, Manuel**
** Celador*

SUMARIO: I. INTRODUCCIÓN. II. OBJETIVOS. III. METODOLOGÍA. IV. DESARROLLO DEL TRABAJO. V. CONCLUSIÓN. VI. BIBLIOGRAFÍA.

RESUMEN: En este trabajo observaremos que el celador se puede enfrentar a muchos tipos de atragantamientos y con muchos perfiles diferentes del paciente, por lo que debe actuar de diferente forma para cada uno de ellos y poder salvar la vida a estas víctimas.

PALABRAS CLAVE: celador, atragantamiento, vías respiratorias, adultos, embarazadas.

I. INTRODUCCIÓN:

¿Qué es un atragantamiento? El atragantamiento se produce cuando a alguien se le bloquean las vías donde debe pasar el aire y no puede respirar. Puede estar causado debido a una mala ingesta de los alimentos o por el atasco de objetos. La diferencia entre un susto y la muerte puede estar en conocer las técnicas básicas de primeros auxilios, como la maniobra de Heimlich, para reaccionar a tiempo.

II. OBJETIVOS:

- Conocer las pautas a seguir ante un atragantamiento para poder salvar la vida a una persona que se encuentre en dicha situación.
- Aprender técnicas de ayuda para auxiliar como celadores ante un atarganta-miento.

III. METODOLOGÍA.

La metodología empleada para realizar este trabajo ha sido tanto el uso de referencias bibliográficas, como webs grafías digitales y libros. Así, como por ejemplo páginas web para completar, mejorar y contractar toda la información. Como pueden ser: Doaj, Eric, Biomed Central, Redalyc, Scielo, Pubmed, Dialnet.

Algunos de los descriptores empleados en la búsqueda son: atragantamiento, celador, obstrucción, vías respiratorias, maniobras...Y como fórmulas de búsqueda destacamos las siguientes: el, en, la, los y, de.

IV. DESARROLLO DEL TRABAJO.

El sistema respiratorio está capacitado única y exclusivamente para aceptar gases. La introducción de cualquier cuerpo sólido o líquido implica la puesta en funcionamiento de los mecanismos de defensa, siendo el más importante la tos. La obstrucción de las vías (atragantamiento) provoca la incapacidad de que la sangre del organismo reciba el oxígeno necesario para alimentar los tejidos, provocando la muerte de dichos tejidos, por ello el celador al encontrarse con esta situación debe de actuar de una forma rápida para evitar la posible muerte de las víctimas. Podemos identificar los atragantamientos según los tipos y víctimas.

Obstrucción de vías en adultos:

- Personas inconscientes: La principal causa de obstrucción de la vía respiratoria en personas inconscientes es la caída de la lengua hacia la garganta, el celador debe de posicionar el cuerpo de la víctima así como su lengua en una posición adecuada para solventar dicho atragantamiento.
- Personas conscientes: Generalmente, el principal causante de obstrucción es la "comida", este suceso es conocido como atragantamiento y que puede ocurrir en cualquier sitio incluyendo el lugar de trabajo del celador. Esta obstrucción producida por un cuerpo sólido se produce por la aspiración brusca (risa, llantos, sustos...) de la comida que está en la boca. En el momento de producirse la inspiración, la epiglotis (estructura situada en la garganta que separa el tubo digestivo del respiratorio) deja libre el paso de aire y de la comida en la tráquea. La obstrucción puede ser de dos tipos: completa e incompleta.

Obstrucción incompleta o parcial: No se tapa por completo la entrada de aire, por lo que se pone en funcionamiento el mecanismo de defensa y el individuo empieza a toser.

Actuación del celador:

- Dejarlo toser (los mecanismos de defensa funcionan).
- Observar que la persona esté tosiendo o que haya expulsado el cuerpo extraño al exterior.
- Nunca se debe golpear la espalda, porque debido a eso se produciría la obstrucción completa o se introduciría más el cuerpo extraño.

Obstrucción completa o total: En este caso la persona ni tose, ni puede hablar. Indicando estos síntomas que no entra ni sale aire, ya que las cuerdas vocales se vibran y se mueven debido a la entrada del aire al respirar. Por regla general, el accidentado se lleva las manos al cuello y no puede explicar lo que le sucede, así que el individuo emite sonidos afónicos. Presenta gran excitación, debido a que él es consciente de que no respira: produciendo en él la sensación de una muerte inminente, debido a la asfixia.

Actuación del celador:

El celador realizará la maniobra de Heimlich, el objetivo de dicha maniobra es llevar el cuerpo extraño hacia la tráquea y, por consecuencia, hacia la salida ayudada por la expulsión de aire de los pulmones. Esto se consigue realizando presión en la boca del estómago hacia adentro y hacia arriba para comprimir y dilatar el diafragma (estructura muscular que divide el tórax del abdomen y realiza funciones respiratorias), mediante este proceso se consigue el aumentando de la presión de aire en las vías respiratorias provocando una tos artificial en la persona. Los pasos a seguir son:

1. Actuar con rapidez.
2. El celador coge a la persona por la parte trasera y justo por debajo de los brazos. Colocando su el puño cerrado 4 dedos por encima del ombligo. Y la otra mano se coloca sobre el puño.
3. Se reclinará al paciente hacia adelante y se efectuará una compresión abdominal centrada hacia arriba y hacia adentro, a fin de presionar entre seis y ochos veces consecutivas el diafragma. Produciendo la tos artificial. Es importante indicar que la presión ejercida en la zona no se debe lateralizar, es decir, debe realizarse como se dijo anteriormente de forma centralizada. De lo contrario se podrían lesionar una gran cantidad de órganos.
4. Se debería continuar con la maniobra hasta conseguir la tos espontánea o la pérdida de conocimiento.
5. En este último caso, el celador coloca a la persona en posición Soporte Vital Básico, con la cabeza situada en posición ladeada, para seguir en el suelo con la maniobra de Heimlich.
6. En situación de inconsciencia el celador debe alternar la maniobra de Heimlich con la ventilación boca a boca, ya que es posible que la persona haya efectuado una parada respiratoria, por lo que no respirará aunque el cuerpo extraño se haya desplazado. Si el celador consigue la entrada de aire en los pulmones, se iniciará el protocolo de Soporte Vital Básico.

El celador, también puede encontrarse con atragantamientos en casos especiales, como lo son:

Bebés:

En este caso el celador no puede aplicar la maniobra de Heimlich, por existir riesgo de lesiones importantes.

La actuación va dirigida a expulsar el cuerpo extraño por efecto de la gravedad. Para ello, el celador colocará al bebe boca abajo y golpeará con la palma de la mano en la espalda.

En caso de que el celador no obtenga la respiración espontánea en el lactante se alternará esta maniobra con la técnica del masaje cardíaco, para ello se seguirán los siguientes pasos:

- Colocar al bebé boca abajo y golpear, 4 ó 5 veces, secamente entre los omóplatos.
- Girarlo boca arriba. Efectuar de cuatro a cinco compresiones con dos dedos en el esternón, a fin de comprimir el tórax aproximadamente un centímetro y medio.
- Abrirle la boca para así buscar el cuerpo extraño.
- Repetir continuamente y seguir los pasos realizados por el orden anterior, es decir, 1º, 2º y 3º, hasta conseguir la respiración o que él bebe pierda el conocimiento. En esta última circunstancia se llevará a cabo el quinto paso.
- Realizar los pasos anteriores y después de eso iniciar la ventilación artificial, constituida por la insuflación de poca cantidad de aire mediante el boca a boca. Si el celador consigue la entrada de aire a los pulmones se debe iniciar el protocolo de Soporte Vital Básico del bebe.

Obesos y embarazadas:

En estos casos el celador no debe realizar presión en el abdomen por la ineficacia en un caso y por el riesgo de lesiones internas en el otro.

Por lo que la tos artificial se conseguirá debido a ejercer una correcta presión torácicas al igual que se hace con el masaje cardíaco, pero con un ritmo más lento. Si la persona sufre de pérdida de conocimiento, el celador iniciará el punto 5º de la actuación ante la obstrucción completa en el adulto.

V. CONCLUSIÓN.

A diferencia del paro respiratorio, en el que el celador puede iniciar de forma inmediata las técnicas de ventilación artificial (boca a boca) y conseguir el mantenimiento de la vida, la obstrucción de las vías respiratorias es uno de los accidentes más graves porque se produce un paro respiratorio de tipo mecánico. Por lo que el celador tiene muy poco tiempo para evitar la muerte, entre unos cuatro y ochos minutos.

Es un accidente típico en niños y ancianos, unos porque siempre tienen objetos en la boca o comen riendo o llorando y los otros por el fallo del funcionamiento de la epiglotis, por lo que el celador debe tener un especial cuidado con este tipo de pacientes.

En el mundo laboral del celador, este tipo de emergencia puede presentarse en cualquier tipo de incidente ya que la reacción del organismo ante un accidente inminente consiste en una inspiración profunda seguida de una contracción muscular que, en caso de tener algo en la boca (chicle, alimentos...), favorece la aspiración hacia vías respiratorias. Por lo que la adecuada actuación del celador en estos casos es fundamental para poder salvar la vida a una persona que se encuentre ante esta situación.

VI. BIBLIOGRAFÍA.

1. Fernando Martos Navarro, José Manuel Ania Palacio. Celadores Del Servicio de Salud de la Comunidad de Madrid. Temario. Editorial. MAD-Eduforma (2005), ISBN 8466534903, 9788466534901.
2. VV.AA. Celador del Servicio Gallego de Salud. Editorial. MAD. S,L.(2006). ISBN 8466552979, 9788466552974.
3. VV.AA. Celadores del Servicio Navarro de Salud. Eitorial. Mad. S,L (2006). ISBN: 9788466560078.
4. VV.AA. Introducción a Primeros Auxilios. Editorial. Vértice (2011). ISBN 8499314457, 9788499314457.
5. Joaquin Tejero Fernández. Primeros Auxilios. Editorial. IC. (2015). ISBN. 8416271658, 9788416271658.

CAPÍTULO 17

PLAN INTEGRAL DE CUIDADOS DEL PACIENTE OSTOMIZADO

Jurado Fernández, Mª Luisa*/ Navarro Ruiz, Mª José**/ Fernández Sánchez, Juan Francisco***
** Hospital Regional Universitario Málaga. Enfermera*
*** Addenbrookes Hospital Cambridge. Enfermera*
**** Centro Asistencial San Juan de Dios Málaga. Enfermero*

RESUMEN: A lo largo de los últimos años, el número de personas que han sido sometidas a una intervención quirúrgica y han acabado portando un estoma, ha aumentado considerablemente. Se verá alterado el aspecto físico y el emocional, ya que sufre cambios biológicos, psicológicos y sociales. Un estoma produce miedo, dudas e inseguridades que pueden llevar a una mala adaptación al cambio y como consecuencia el aislamiento social y emocional del paciente. Esta vulnerabilidad, característica de las personas recién ostomizadas, se traduce en la necesidad de unos cuidados especiales que deberán ser impartidos por personas expertas, los estomaterapeutas.

PALABRAS CLAVE: estoma, autocuidado, calidad de vida, estomaterapeuta.

I. INTRODUCCIÓN.

Para que la persona ostomizada se adapte lo mejor posible a su nueva situación, se creó la figura del estomaterapeuta. El estomaterapeuta, junto con un equipo de profesionales sanitario como la enfermera gestora de casos, enfermera de practica avanzada, el cirujano, un nutricionista, un psiquiatra... forman un equipo multidisciplinar que trabajan en correlación para alcanzar un mismo fin: la aceptación y adaptación a su nueva realidad. El estomaterapeuta no solo se encarga de los dispositivos colectores, sino que va mucho más allá. Un experto en esta materia está capacitado para proporcionar una atención y unos cuidados a la persona ostomizada cuando está enferma y una vez que está sana (persona sin enfermedad pero con estoma). Establece una relación terapéutica basada en el autocuidado y en un apoyo psicológico. Es decir, son profesionales que se encargan de guiar y aconsejar sobre los cuidados de los estomas, y prestan un apoyo psicológico para compartir y afrontar sus inquietudes por el cambio de imagen, por alteraciones psicosociales, el dolor, el temor, la angustia así como los temas de carácter sexual. Asimismo, la enfermera estomaterapeuta tiene un papel muy importante en el sistema de salud. Según el *"I estudio coste-efectividad de la atención especializada en ostomías"*, la atención de este profesional mejora la calidad de vida de las personas ostomizadas un 15% y reduce los costes sanitarios en un 48%. Se incrementa la calidad de vida debido al control y seguimiento que realiza, disminuye el estrés y la depresión, favorece la reintegración y reduce las complicaciones. De esta forma, al reducir las complicaciones, se reduce el número de visitas al servicio de urgencias, lo que disminuye el gasto de recursos sanitarios y los ingresos hospitalarios a la larga. Por tanto, podemos decir que es una figura eficiente para el sistema sanitario. El trabajo de estos profesionales se basa en el cuidado del estoma, en ofrecer toda la información necesaria, en proponer diferentes técnicas posibles... pero también, aporta apoyo psicológico para hacer frente a esta nueva realidad lo antes posible. Se ha demostrado que aquellas personas ostomizadas que han tenido acceso a una atención individual, integral y especifica mejoran su calidad de vida notablemente. Para ello, este trabajo se ha centrado en un caso clínico de una persona ostomizada concreta. A partir del caso, se ha realizado un plan de cuidados para reseñar el papel de este profesional.

II. DESARROLLO DEL TRABAJO.

1. OBJETIVOS

OBJETIVO PRINCIPAL: Elaborar un plan de cuidados para un caso clínico específico, y así conocer el papel de la enfermera estomaterapeuta dentro del sistema sanitario.

OBJETIVOS SECUNDARIOS:

1. Prestar una atención integral e individual a la persona ostomizada.
2. Fomentar el autocuidado y prevenir la aparición de complicaciones del estoma al alta hospitalaria.
3. Mejorar la reintegración y la adaptación a la vida anterior de la ostomía.
4. Demostrar la necesidad de una consulta de ostomías para mejorar la calidad de vida de las personas ostomizadas y sus familias.

2. METODOLOGÍA

Se realizó una búsqueda bibliográfica en las que se usó varias bases de datos como Pubmed, Scielo, CuidenPLUS, Google académico... En ellas se analizaron estudios, artículos, guías prácticas y protocolos. Centramos la búsqueda en los cuidados de enfermería que requiere una ostomía y sobre la estomaterapia. Se presenta un plan de cuidados de un caso específico, para comenzar el Proceso de Atención de Enfermería (PAE) se realizó una entrevista a la paciente para obtener información sobre su vida. La valoración del paciente se engloba dentro de la Filosofía de Virginia Henderson y las necesidades básicas; y el plan de cuidados de Enfermería se documenta con diagnósticos NANDA, criterios de resultados (NOC) e intervenciones (NIC).Todo el proceso asistencial se realiza desde una perspectiva integral y bio-psico-social del paciente. Abordando los problemas más importantes derivados de la valoración enfermera y centrándonos en aplicar las intervenciones.

3. PRESENTACIÓN DEL CASO CLÍNICO

Se trata de una mujer de 70 años, casada, sin hijos. No tiene hábitos tóxicos, no es alérgica a nada y no posee ningún antecedente clínico de interés. En agosto de 2015 es diagnosticada de una obstrucción intestinal que precisa cirugía urgente, en donde se le realiza una colostomía de descarga de urgencia por lo que se le realiza una resección baja + Hartman + Colostomía ilíaca izquierda. En la revisión post quirúrgica con la enfermera de atención primaria se detecta que dicha paciente no se ha adaptado bien a su estoma puesto que no lleva la misma calidad de vida que antes de la intervención. Por lo tanto, es derivada por la enfermera gestora de casos a la consulta de ostomias. En la consulta, se la realiza una valoración completa y un plan de cuidados para prestar una atención integral de Atención individual a la paciente con el fin de aumentar su bienestar y realizar un seguimiento post-ostomía.

1.1 Diagnóticos NANDA y plan de cuidados

3.1.1. Necesidad de oxigenación: Eupneico. No fumadora.

1.1.2. Necesidad de nutrición: A perdido 8 Kg. desde que tiene la colostomía tiene miedo a comer lo que le apetece por temor a tener obstrucción intestinal. Peso 68 Kg. y mide 1,60 m. Su dieta es hipocalórica, ya que al describirnos lo que come a lo largo de una semana, valoramos que lo ingerido no es lo necesario para una persona de su sexo, edad e IMC. Ingiere sólo 1 L de agua al día. Teme ingerir alimentos como las legumbres, el kiwi o la piña por conocimientos deficientes sobre nutrición, ya que el paciente cree que estos alimentos le producirán estreñimiento.

1.1.3. Necesidad de eliminación: Tras el alta estuvo 3 días sin hacer deposiciones por lo que acudió a Urgencias del hospital para la colocación por estoma de enema evacuador. Acude a la consulta con la bolsa limpia de heces.

1.1.4. Necesidad de movilidad: Suele parar cada 100 metros, por miedo a que se le despegue la bolsa, aunque cada día puede caminar un poco más.

1.1.5. Necesidad de reposo/ sueño: Refiere no dormir bien por miedo a que se desconecte la bolsa El sueño es reparador.

1.1.6. Necesidad de vestirse/desvestirse: Totalmente independiente

1.1.7. Necesidad de termorregulación: Sin alteraciones.

1.1.8. Necesidad de higiene piel y mucosas: portadora de colostomía en cuadrante superior izquierdo del abdomen de 4cm x 3cm; herida quirúrgica en zona inguinal y herida de tubo de drenaje en fosa ilíaca derecha casi cicatrizadas y con buen aspecto. Estoma de color rosado, buen aspecto. El dispositivo que utiliza es de 2 piezas, aunque no se encuentra cómodo con él. Se realiza el Test "Ostomy Skin Tool" para valorar de forma estandarizada la piel periostomal.

DET score: 3/15:

- Descoloramiento: 2/5
- Erosión: 1/5
- Sobrecrecimiento de tejido: 0/5

1.1.9. Necesidad de seguridad: Escalada de calidad de vida de "Montreux".

Calidad de vida: (percepción del individuo de su posición en la vida y en relación con sus objetivos, expectativas, estándares y preocupaciones).

- Bienestar físico = 26%
- Bienestar psicológico percepción subjetiva = 20%
- Imagen corporal = 5%
- Dolor (ausencia) = 90%
- Actividad sexual = 40%
- Nutrición = 20%
- Preocupaciones sociales = 70%
- Manejo de dispositivos = 60%
- Índice de calidad de vida = 41,76%

Autosuficiencia: (grado de independencia del paciente)

- Autosuficiencia: 55%
- Ayuda y consejo = 100%

Cuestiones generales:

- Adaptación positiva; capacidad de sobreponerse a las adversidades, construir sobre ellas y proyectarse en el futuro = 50%
- Adaptación negativa; Disminución progresiva de la reacción innata a un estímulo, que se produce como resultado de la presencia repetida o constante de ese estímulo =60%

-Ayuda= 100%

3.1.10. Necesidad de comunicación: Sin alteraciones.

3.1.11. Necesidad de religión/ Creencias: Es cristiana practicante.

3.1.12. Necesidad de trabajar: Ama de casa.

3.1.13. Necesidad de participar en actividades recreativas: Le gusta pasear y viajar.

3.1.14. Necesidad de adquirir conocimientos: Muestra interés en conocer los tipos de bolsas de colostomía.

Diagnóstico NANDA	NOC (resultados esperados)	NIC (Intervenciones)
00011. Estreñimiento r/c Ingesta insuficiente de agua y alimentos m/p Cantidad de heces menor de lo habitual	**0501. Eliminación Intestinal** Indicadores - Heces blandas y formadas. - Facilidad de eliminación de heces. - Eliminación fecal sin ayuda.	**0450. Manejo estreñimiento** Actividades 1.Fomentar la toma de alimentos ricos en residuos y fibra, y la ingesta de un mínimo de 2l/día 2. Revisar conjuntamente la dieta diaria. 3. Evitar el uso de laxantes en la medida de lo posible. 4. Hacer masajes suaves abdominales. 5. Establecer un plan de ejercicio diario moderado y regular. 6. Discutir l eficacia de la toma de 1-2 vaso de agua tibia en ayunas.
0002. Desequilibrio Nutricional por defecto r/c Ingesta inferior a las cantidades diarias recomendadas m/p -Incapacidad para digerir o absorber los nutrientes debido a factores biológicos, psicológicos o económicos.	**1004. Estado nutricional** Indicadores - Ingestión de nutrientes - Ingestión alimentaria - Ingestión de líquidos	**1100. Manejo del a Nutrición** Actividades 1 .Identificar conjuntamente los factores que dificultan el aporte de nutrientes para cubrir requerimientos corporales. 2. Establecer una dieta diaria que cubra las necesidades calóricas y que respecte sus preferencias. 3. Llevar un registro diario, de los alimentos ingeridos, en un planning semanal. 4. Recomendar ingestas ligera (6 al día) y con vacunación de alimentos.
00108. Déficit de cuidados: Higiene/ Baño r/c Ingesta inferior a las cantidades diarias recomendadas m/p Incapacidad para digerir o absorber los nutrientes debido a factores biológicos, psicológicos o económicos.	**1615. Autocuidados de las Ostomía** Indicadores - Mide el estoma - Cuidados de la piel - Cambia el dispositivo de la ostomia.	**0480. Cuidados de la ostomia** Actividades 1. Se le enseña pauta a seguir en los cuidados y a vigilar y detectar posibles complicaciones del estoma. 2. Se le facilita información que dan olor característico a las heces y se recomienda la ingesta de al menos 2 L de agua al día para evitar la deshidratación.
00118. Trastorno de la imagen corporal r/c Presencia de ostomía m/p Preocupación por el cambio	**1305.Adaptación psicosocial** Indicadores - Adaptación a cambios en aspecto físico - Adaptación a cambios en función corporal	**5220. Apoyo emocional** Actividades 1. Animar a que se mire al espejo a diario la zona afectada y luego el res del cuerpo. Dedicar tiempo a contemplar todo el cuerpo con tranquilidad. 2. Facilitar el exposición las persona más allegadas y de forma gradual i enfrentándote a distintas situaciones sociales. 3. Hablar de la operación con naturalidad, al fin y al cabo salva la vida por lo que n hay que avergonzarse de ello. 4. Aconsejar ropa holgada y bañadores. 5.Explorar las fortalezas y recursos con el paciente (colocar dispositivo debajo de la ropa interior, llevar siempre una bolsa de repuesto)

III. CONCLUSIÓN.

Con el caso clínico descrito en el trabajo, se ha mostrado que un paciente puede tener problemas con el manejo de la ostomía y con aspectos bio-psico-sociales. Para cubrir estas necesidades específicas y lograr una adaptación eficaz y temprana a su nueva realidad, se requiere la ayuda de una enfermera estomaterapeuta.

Se ha diseñado un plan de cuidados centrado sobre todo en los aspectos psico-sociales, con el propósito de enseñar todos los aspectos que engloba la función de este profesional. Así, demostramos que su labor además de proporcionar educación sanitaria sobre el autocuidado de ostomías; prevenir, detectar y tratar las posibles complicaciones derivadas del estoma; aporta apoyo emocional para conseguir una vida normal y activa dentro de sus posibilidades.

Durante el seguimiento, la paciente tuvo una actitud activa, positiva y luchadora. Con el PAE disminuyó la ansiedad, logramos que saliera con sus amigas, aumentamos su autoestima, conseguimos que reiniciara las relaciones sexuales con su pareja, que practicara deporte... Consiguió hacer frente a este proceso y mejoramos su vida tras un cambio de estas características. Por lo tanto, podemos decir que se han conseguido los objetivos.

Una vez que la paciente se ha reincorporado a su vida anterior a la ostomía, nos aseguramos de que sabe que dispone de nuestros servicios siempre que lo necesite.

Con todo esto concluimos que, en los últimos tiempos el aumento de la incidencia de las ostomías en la población hace necesario contar con un profesional especializado en estomaterapia dentro del sistema sanitario. Por ello, es importante crear consultas específicas en esta materia tanto en atención especializada como primaria para poder ayudar a estas personas a tener calidad de vida. El estomaterapeuta debe formar parte de un equipo multidisciplinar para garantizar una atención integral al paciente ostomizado. Su función es fundamental para una reintegración óptima y una mejor calidad de vida. Asegura unos cuidados preoperatorios, postoperatorios y unos cuidados al alta a toda persona ostomizada. Proporciona cuidados propios del estoma como atención psicológica. Este profesional aporta seguridad. Por un lado, ayuda al equipo de cirugía a garantizar el mejor sitio posible para la colocación del estoma. Igualmente, al ser un profesional experto y con dedicación exclusiva para los estomas, garantiza un buen seguimiento de la persona para la prevención, detección y tratamiento de complicaciones así como de asegurar la mejor calidad de vida para cada paciente. Por el otro lado, da seguridad al paciente y a sus familiares ya que les acompaña durante todo el proceso. Gracias a la relación terapéutica que establecen, acudirán siempre a este profesional en caso de ayuda. Además, les hace ver que hay más gente en su misma situación. Esta figura en el sistema nacional de salud es necesaria por parte de los pacientes, por la seguridad clínica que aporta y porque proporciona una mejor calidad de vida.

IV. BIBLIOGRAFÍA.

1. Grupo C.O.F. (Coloplast Ostomy Forum) de enfermeros expertos en ostomía. Guía para la planificación y el registro del cuidado del paciente ostomizado. 1ª ed. España: Coloplast; 2015.
2. Romero G. El Consejo General de Enfermería reclama la implantación de la enfermera estomaterapeuta en todo el SNS. Organización Colegial de Enfermería.
3. De Luna Bertos L., Ramos Torrecillas E., Rodríguez Pérez J., Díaz Rodríguez. Importancia del personal de enfermería en el cuidado integral del paciente ostomizado. Evidentia 2010 abr.-jun.; 7(30).
4. Gómez del Rio, Nazaret et al. Los cuidados de enfermería en el impacto psicológico del paciente ostomizado.. ENE, Revista de Enfermería, [S.l.], v. 7, n. 3, sep. 2013.
5. Martín Muñoz Begoña, Panduro Jiménez Rosa Mª, Crespillo Díaz Yolanda, Rojas Suárez Lucía, González Navarro Silvia. El proceso de afrontamiento en personas recientemente ostomizadas. 2010.
6. Campos Barnabe N, Queiroz Dell'Acqua MC. Estrategias de enfrentamiento en personas ostomizadas. Rev Latino-am Enfermagem. 2008; 16(4): 712-9.
7. Bodega Urruticoechea, C., Marrero González, C., Muñíz Toyos, N., Pérez Pérez, A., Rojas González, A., & Vongsavath Rosales, S. Cuidados holísticos y atención domiciliaria al paciente ostomizado. *ENE, Revista De Enfermería,* (2013)

CAPÍTULO 18

DIFERENTES APORTACIONES DE ESPECIALISTAS EN CUANTO A SÍNTOMAS DEL MOBBING EN LA SALUD FÍSICA DEL PERSONAL NO SANITARIO.

Latorre González, Josefa/ Salvador Serrano, Ana Mª/
Latorre González, Mª Victoria

SUMARIO: I. INTRODUCCIÓN. II. DESARROLLO DEL TRABAJO. III. CONCLUSIONES. IV. BIBLIOGRAFÍA.

RESUMEN: Este trabajo es de Investigación y lo he realizado mediante una revisión bibliográfica utilizando las palabras clave "libros sobre mobbing" y "consecuencias del mobbing en no sanitarios" en el buscador de Google, y de todos los resultados obtenidos he utilizado 8. Además, también he dado respuesta a los siguientes objetivos planteados: a) Analizar los daños causados por el mobbing en el personal no sanitario; y b) Dar a conocer las consecuencias del mobbing en el personal de gestión y servicios no sanitarios.

PALABRAS CLAVE: **Libros sobre mobbing, consecuencias del mobbing en no sanitarios.**

I. INTRODUCCIÓN.

Según la Hipótesis planteada "El mobbing en el personal no sanitario es una situación real y hay que superar los daños que causa". Con ella también damos respuesta a la pregunta de investigación: ¿Cuáles son los síntomas del mobbing en el personal no sanitario según los especialistas?

El personal de gestión y servicios no sanitarios que sufre mobbing día a día, no deja de padecer amenazas, ridiculizaciones y ataques a diario. Y no solo los vive "in situ", sino que los revive en su memoria una y otra vez, generando así síntomas de estrés postraumático, equiparables a los sufridos por víctimas de asaltos, violaciones, accidentes aéreos, terremotos, inundaciones, etc. Ante la gravedad de estos padecimientos me gustaría que cualquier persona que esté sufriéndolos y lea este trabajo de investigación pueda ver que su sufrimiento tiene un origen, una razón de ser en el acosador, y así, pueda atajarlos, poniéndose manos a la obra e intentar que la recuperación sea lo más corta posible y por supuesto, luchar porque no se encuentre entre el porcentaje de víctimas que no se recupera nunca.

II. DESARROLLO DEL TRABAJO.

Según la encuesta de la Universidad de Alcalá: "Violencia en el entorno laboral" de mayo de 2001, un 5,5% de la población activa encuestada padece algún problema psicológico debido al acoso laboral.

Iñaki Piñuel subraya que, en procesos prolongados, la persona acosada no llega a recuperarse totalmente, debido a la pérdida de autoestima, y a que desarrolla una serie de enfermedades psicosomáticas y en algunos casos llega al suicidio.

CÓMO SE RESIENTE LA SALUD FÍSICA DE LA PERSONA ACOSADA PSICOLOGICAMENTE:

- Efectos cognitivos: olvido y pérdidas de memoria, dificultades para concentrarse, decaimiento, depresión, apatía y falta de iniciativa, irritabilidad, inquietud, nerviosismo, agitación, agresividad, ataques de ira, sentimientos de inseguridad e hipersensibilidad a los retrasos.
- Síntomas psicosomáticos de estrés: dificultad para conciliar el sueño, sueño interrumpido, despertar temprano, pesadillas y sueños vividos, dolores de estómago y abdominales, diarreas, colon irritable, vómitos, náuseas, falta de apetito, sensación de nudo en la garganta, llanto, aislamiento.
- Síntomas de desajuste del Sistema Nervioso Autónomo: dolores en el pecho, sudoración, sequedad en la boca, palpitaciones, sofocos, sensación de falta de aire, hipertensión o hipotensión arterial neuralmente inducida, desmayos, temblores.
- Síntomas de desgaste físico producido por un estrés mantenido durante mucho tiempo: dolores de espalda dorsales y lumbares, dolores cervicales, dolores musculares (fibromialgia).

Heinz Leymann estableció los siguientes síntomas entre las víctimas del mobbing:

• Dolores de cabeza	51%
• Dolores de espalda	44%
• Perturbaciones en la conciliación del sueño	41%
• Depresión	41%
• Irritabilidad	41%
• Dolores de la nuca	36%
• Mala concentración	35%
• Miedo al fracaso	32%
• Sueño interrumpido	32%

Según **L. Crog**, especialista en victimología: "las personas amenazadas, acosadas o difamadas son víctimas psicológicas. Igual que las víctimas de guerra, permanecen constantemente a la defensiva".

Cuando un trabajador sufre acoso psicológico durante un tiempo, sus síntomas son parecidos a los del "Síndrome de Estrés Postraumático" (SEPT). Estas víctimas reviven una y otra vez en su memoria todo lo que han sufrido, generando así un gran estrés.

En 1956, **Hans Selye** definió las fases de una situación estresante:

- Reacción de alarma.

Para evitar el peligro se activan los mecanismos de defensa del organismo. El Sistema Nervioso Simpático provoca:

Mayor capacidad visual para ver mejor posibles peligros.

Aumenta el ritmo cardíaco, así se prepara para la acción.

Libera adrenalina y noradrenalina en la sangre.

Dilata los pulmones aumentando el nivel de oxígeno.

- Etapa de resistencia.

Al perdurar en el tiempo la etapa de acoso, la víctima utiliza mucha energía en mantenerse alerta ante esta situación frente al acosador. Produciéndose daños físicos ya que existe un "rebote", esto significa que se sigue produciendo daño aunque el acosador ya no esté presente. El Sistema Nervioso Parasimpático restablece el equilibrio "apagando" el Sistema Simpático.

- Etapa de agotamiento.

Aquí el cuerpo y la mente están constantemente defendiéndose.

El acoso psicológico ya de por si genera unas tensiones constantes que desencadena en estrés, y ese estrés continuado puede desembocar en la muerte. A todo esto se llega por la gran preocupación que tiene la víctima por si pierde el trabajo, por si es humillado en público, por el aislamiento social, la burla, la difamación, la mala reputación etc...

Muchas investigaciones relacionan el estrés que se mantiene en el tiempo con el desarrollo de los siguientes síntomas: la disminución en la resistencia a infecciones, síndrome de fatiga crónica, problemas menstruales, enfermedades de la piel, cefaleas tensionales, aparición o incremento de alergias y asma, indigestión, colitis, colon irritable, artritis reumatoide, dolores de espalda, alopecia psicógena, variaciones bruscas en el peso, hipertiroidismo, hipertensión, diabetes, úlceras de estómago, gastritis, hernias de hiato, palpitaciones, reducción del tamaño cardíaco, infarto de miocardio, derrame cerebral, cáncer.

El nivel de estrés depende del control que tenga la víctima sobre el acoso, de la medida en la que sea capaz de anticipar el momento o la situación de acoso, si no ve indicios de mejora en su situación laboral y si tiene o no el apoyo de su pareja, su familia, sus compañeros de trabajo, sus amigos, otros directivos, la legislación vigente, etc.

Según el "**Manual Diagnóstico y Estadístico de los Trastornos Mentales**" **DSMV** el "Síndrome de estrés por coacción continuada" es definido en víctimas con una serie de acontecimientos estresantes mantenidos en el tiempo. La víctima de acoso psicológico sufre por lo tanto estrés por coacción continuada, por lo que cumple los siguientes diagnósticos:

- La situación de estrés prolongado es efecto de una amenaza continuada de pérdida de trabajo, de la carrera profesional, pérdida de la propia salud, del sustento físico, perdida de la relación matrimonial y de la propia familia.
- La depresión reactiva, que se desencadena por un acontecimiento externo. Y puede llevar a pensamientos suicidas, intentos de suicidio o incluso al suicidio consumado.
- Cuando la víctima toma conciencia de que está siendo acosada y no es capaz de admitir que el acosador es un sociópata con unos valores enfermizos. Y cuando descubre su acoso siente enojo y cólera por lo que se pregunta: ¿Qué he hecho yo para merecer esto?
- Las víctimas suelen revivir recuerdos de las situaciones vividas con el acosador, modificando el final de cada una de las historias, en las que contestan, insultan o agreden al acosador.
- Las víctimas presentan insomnio y pesadillas.
- No dejan de revivir tolo lo que han vivido con el acosador, ni siquiera cuando duermen.
- Ante la convocatoria a reuniones en la empresa, etc, se desencadena un miedo, ansiedad e incluso ataques de pánico, por la asociación que mantiene con las situaciones de acoso.
- Se producen ataques de pánico, palpitaciones, temblores, sudoración, escalofríos.

Estos 2 últimos puntos muestran una paralización física y psicológica de la víctima ante el agresor.

- La víctima somatiza la insensibilidad emocional padeciendo entumecimiento de dedos, pies o labios.
- También evita hablar del tema con sus familiares e incluso con el psicólogo. No quiere recordar absolutamente nada.
- Cualquier estímulo que provoque el recuerdo de lo vivido provoca una reacción de evitación o ansiedad.
- Dificultad para recordar algo que hizo hace poco tiempo, como dónde aparcó el coche, o el tema de algo que ha leído.
- La víctima se obsesiona con el acoso, pasa a ser el tema en torno al cual gira toda su vida, dejando de darle importancia a todo lo demás.
- Prefiere estar sola y evita el contacto social.
- Es incapaz de sentir alegría por otras personas (Anhedonia).
- Tiene la sensación de pérdida de sus posibilidades laborales. Muchas víctimas abandonan prematuramente sus puestos de trabajo y carreras profesionales.
- A pesar de la fatiga continua, es casi imposible dormir. Y si se duerme un poco, el sueño no es reparador. Por las mañanas la víctima se siente aún peor, porque no es capaz de lidiar con su día, es algo insoportable.

- La víctima está continuamente irritada y "explota" por cualquier cosa sin importancia.
- Su estado le afecta a su capacidad de concentración, no recuerda los acontecimientos y fechas del acoso, algo esencial para una defensa legal.
- Hipervigilancia. Está alerta ante cualquier estímulo aunque no sea amenazador. Puede parecer paranoia.
- Hipersensibilidad a la crítica. La víctima ve cualquier comentario como una crítica hacia ella.
- "La recuperación de la experiencia de acoso y de sus secuencias por el estrés mantenido en el tiempo suele requerir entre dos y cinco años. Sin embargo, algunas víctimas no se recuperan jamás, por no encontrar apoyos suficientes o, sencillamente, por no resistir psicológica o físicamente las consecuencias".
- Dejan de lado su vida social y cualquier posibilidad laboral. Siente la necesidad de trabajar, pero por otro lado su incapacidad física y mental para poder hacerlo hacen que caiga en un estado de depresión y desesperación aún más profundo.

López García Silva y Camps del Saz tratan la incidencia del suicidio como resultado del mobbing. El suicidio también va enmascarado detrás de un accidente, sobre todo de circulación.

Podemos tenerlo en cuenta cuando se den los siguientes casos:

- La víctima no habla del tema ni busca apoyo.
- Indefensión para afrontar y detener el acoso.
- Complicidad de otras personas con el acosador.
- Siente que la sociedad no la entendería.

Dethlefsen y Dahlke hablan de la "Interrogación Profunda" refiriéndose a ella como el diccionario, por decirlo de algún modo, al que se puede acudir para averiguar qué tipo de sufrimiento están viviendo a raíz del síntoma que la víctima esté padeciendo. Y también tratan el "Síndrome de Fatiga Crónica" y cómo quien lo padece, incluida la víctima de acoso laboral, siente que no puede aguantar más, que se le acaban las fuerzas, que está agotada y no puede con su vida.

III. CONCLUSIONES.

El estrés crónico potencia el condicionamiento del miedo, respondiendo con miedo ante las situaciones de estrés futuras, y reactivan así el terror que han sufrido anteriormente.

El estrés crónico es el responsable de múltiples patologías, sobre todo por no saberlo controlar. Dependiendo de cómo reaccionen ante él, irán dando lugar a una solución de lo que ocasiona el estrés o a un deterioro de la persona por no saber enfrentarse a él.

IV. BIBLIOGRAFÍA.

1. Heinz LEYMANN, *Mobbing: Persecución en el trabajo*, Du Seuil, París, 1996.
2. Iñaki, PIÑUEL Y ZABALA, *Mobbing. Cómo sobrevivir al acoso psicológico en el trabajo*, Sal Terrae, Santander, 2001.
3. Iñaki, PIÑUEL Y ZABALA, *Las 100 claves del Mobbing. Detectar y salir del acoso psicológico en el trabajo*, EOS, Madrid, 2017.
4. Juan A., LÓPEZ GARCÍA SILVA y Pilar, CAMPS DEL SAZ, "Aspectos clínicos y prevención del psicoterror laboral", Mapfre Medicina 10, 1999.
5. Marie France, HIRIGOYEN en *El acoso moral*, Paidós, Barcelona, 1999.
6. Thorwald, DETHLEFSEN y Rüdiger DAHLKE, La enfermedad como camino, Plaza y Janés, Barcelona, 1993.
7. El País (4 de junio de 2001).
8. DSM V, Manual Diagnóstico y Estadístico de los Trastornos Mentales, Masson, Barcelona.

CAPÍTULO 19

VULNERACIÓN DEL DEBER DE SECRETO Y CONFIDENCIALIDAD POR PERSONAL DE INSTITUCIONES SANITARIAS: RESPONSABILIDAD PATRIMONIAL DE LA ADMINISTRACIÓN

*Levy Espinosa, Eva Mercedes**

**A.G.S. Norte de Almería, Servicio Andaluz de Salud*

SUMARIO: El ordenamiento legal existente, obliga a los profesionales que prestan sus servicios en el ámbito sanitario a guardar el deber de secreto y confidencialidad de los datos referidos a los pacientes y obliga a la administración sanitaria a poner en marcha las medidas necesarias para que esto se pueda garantizar. La vulneración de las normas jurídicas, puede ocasionar a la Administración Pública el tener que indemnizar patrimonialmente a aquellos que reclamen que la vulneración de su intimidad de datos sanitarios, tiene un valor económicamente resarcible, independientemente de que la conducta de estos profesionales, ya sea sanitario como no sanitario, pueda ser constitutiva de una infracción sancionable en el ámbito disciplinario, penal o civil.

RESUMEN: El objetivo de esta Comunicación, es poner de manifiesto que los usuarios del sistema sanitario tienen un derecho de intimidad de sus datos, correlativo con el deber de secreto y confidencialidad de los profesionales del ámbito sanitario, así como que el daño moral por la vulneración de tal deber puede dar lugar al deber de indemnización patrimonial por la Administración.
Se realiza revisión de Normativa estatal y autonómica sobre derecho de intimidad, protección de datos y procedimiento de responsabilidad patrimonial de las Administraciones Públicas, artículos bibliográficos y sentencias de interés sobre confidencialidad, responsabilidad patrimonial y responsabilidad penal.

PALABRAS CLAVE: intimidad, confidencialidad, responsabilidad patrimonial, sentencias.

I. INTRODUCCIÓN.

La vulneración del deber de secreto y confidencialidad puede conllevar una responsabilidad patrimonial de la Administración Sanitaria, dado que dicha obligación alcanza a todos los profesionales sanitarios y no sanitarios que prestan su servicio en una institución sanitaria.

Ya en el Juramento Hipocrático se establecía como una obligación de la buena práctica del médico, el deber de éste al secreto de lo que, en el tratamiento o fuera de él, viera u oyera en relación con la vida de los hombres, incorporándose posteriormente a los Códigos Deontológicos, pudiendo ser considerada una primera aproximación de la protección del derecho de intimidad y de la confidencialidad, aunque lo que en ellos se establecía era un deber de secreto.

Dentro de la regulación en textos articulados, a nivel internacional, del derecho a la intimidad, podemos citar la Declaración Universal de los Derechos Humanos de 1948 y el Pacto de Derechos Civiles y Políticos de 1966, que reconocen ese Derecho a la Intimidad. Por su parte, el Convenio Europeo de Derechos Humanos de 1950, en términos similares, protege este derecho.

El objetivo del trabajo será establecer las condiciones bajo las cuales la Administración Sanitaria tiene responsabilidad patrimonial sobre las conductas negligentes de sus profesionales, basándonos en el marco jurídico que se ha desarrollado en los últimos años y las distintas sentencias relacionadas con el caso.

II. DISCUSIÓN.

Definimos a la intimidad como la preservación de una esfera de la vida de la persona frente a intromisiones ajenas, ya se trate de intrusiones físicas, de una toma de conocimiento intrusiva o de la divulgación ilegítima de esos datos. De acuerdo con lo anterior, el derecho a la intimidad limitaría tanto el acceso físico al individuo y a su entorno personal y familiar, como el acceso a la información sobre estos aspectos. El Tribunal Constitucional ha hecho referencia a esa intimidad corporal o física y a la intimidad de la información en sendas Sentencias, 37/1989, y 142/1993, de 22 de abril· En el ámbito sanitario adquieren mayor significado los conceptos de intimidad y confidencialidad, ya que en la relación que se establece entre el paciente y los profesionales del ámbito sanitario, hay una confianza en que lo dado a conocer de su intimidad, incluido lo público y lo privado, será tratado confidencialmente, teniendo en cuenta que los datos facilitados son datos especialmente sensibles y especialmente protegidos.

El secreto profesional y la confidencialidad, no son cuestiones nuevas para la sociedad y la medicina. Como dispone el Tribunal Supremo en sentencia de 4 de abril de 2001, "por secreto ha de entenderse lo concerniente a la esfera de la intimidad, que es solo conocido por su titular o por el que él determine". Dentro del Secreto se distinguen tres tipos: 1. Secreto natural que sería aquel que nos obliga la naturaleza misma del hecho o noticia conocida. 2. Secreto prometido: en los casos en los que se promete guardar secreto tras recibir la información. Y 3. Secreto confiado que es aquel que se confía o expresa con la expresa o tácita condición previa de guardarlo.

Los anteriores conceptos, de secreto, secreto profesional y confidencialidad, se han trasladado como verdaderos deberes de los empleados públicos, siendo tipificadas como faltas disciplinarias su inobservancia, y por lo tanto sancionables por esta vía, sin perjuicio de su constitución como ilícito penal.

La Ley básica reguladora de la autonomía del paciente y derechos y obligaciones en materia de información y documentación clínica, Ley 41/2002, de 14 de noviembre, en sus artículos 2.7 y 16.6, señalan el deber de guardar reserva debida y deber de secreto, respectivamente, por el personal que acceda a información y documentación clínica.

En los Servicios de Salud, se han dictado normas que con carácter general, establecen este deber. En este sentido, en el ámbito de la Junta de Andalucía, y aplicable al Servicio Andaluz de Salud, la Ley de Salud de Andalucía, 2/1998, de 15 de junio , refiere dicho deber, tanto para el personal sanitario como no sanitario. En su artículo 9.3, señala que el personal implicado en los procesos asistenciales a los pacientes, queda obligado a no revelar datos de su proceso. De este modo, con esa expresión de personal sanitario y no sanitario, engloba a todo el personal que preste sus servicios independientemente de su relación de servicio.

Junto a las anteriores referencias legislativas, el Texto Refundido del Estatuto Básico del Empleado Público y el Estatuto Marco del Personal Estatutario, también establecen el deber de secreto, tipificando su vulneración como falta disciplinaria.

Nuestra Carta Magna establece en su artículo 106.2, lo siguiente:

"Los particulares, en los términos establecidos en la Ley, tendrán derecho a ser indemnizados de toda lesión que sufran en cualquiera de sus bienes y derechos, salvo en los casos de fuerza mayor, siempre que la lesión sea consecuencia del funcionamiento de los servicios públicos".

El Tribunal Supremo, ha sido quien a través de sus Sentencias ha determinado cuáles son los presupuestos de la responsabilidad patrimonial en el ámbito sanitario, indicando como tales:

a) La efectividad de un daño o de un perjuicio, evaluable económicamente e individualizado con relación a una persona o grupo de personas.

b) Que el daño sea consecuencia del funcionamiento normal o anormal de los servicios públicos en relación de causa efecto, sin intervención de elementos extraños que puedan influir alterando el nexo causal.

c) Ausencia de fuerza mayor.

d) Que el reclamante no tenga el deber jurídico de soportar el daño.

En relación al nexo causal, el Tribunal Supremo ha ido progresivamente admitiendo que aquél no tiene por qué ser directo, inmediato y exclusivo, sino que considera que el nexo causal puede aparecer bajo formas más mediatas, indirectas o concurrentes.

No obstante lo anterior, y a pesar del carácter objetivo de la responsabilidad patrimonial, en el ámbito sanitario se ha matizado este concepto señalando que la responsabilidad es de medios y no de resultados, de modo que se supone ausencia de responsabilidad, cuando la Administración Sanitaria pone a disposición del paciente, todos los medios adecuados para su asistencia, incluyendo técnicos y estructurales.

La LOPD establece la responsabilidad del titular del fichero, según establece el artículo 9.1. de, adoptar las medidas de seguridad, de nivel alto para los ficheros de historia clínica, según señala el artículo 103 del RLOPD, necesarias para evitar accesos indebidos, así como elaborar por parte de los centros sanitarios normas y procedimientos protocolizados que garanticen el acceso legal a los datos de los pacientes y la confidencialidad de los datos sanitarios, como señala el artículo 7.2. de la Ley 41/2002, de 14 de noviembre, cuando dichas medidas no han sido adoptadas suficientemente, la Administración no pone a disposición del paciente, todos los medios adecuados para evitar que se acceda indebidamente a su documentación clínica o se divulgue la misma.

En virtud de lo anterior, cuando el acceso indebido a los datos contenidos en la documentación clínica y en los historiales clínicos por persona no autorizada, ya sea por no tener el consentimiento dado por el titular de los datos o por no estar amparada por la ley, así como la divulgación de la información contenida en los documentados señalados, supone una actuación, a mi juicio, antijurídica puesto que la intimidad del paciente se ve vulnerada con la mera actuación de acceso indebido o la divulgación de la información, a la que se ha accedido legítima o ilegítimamente. No tiene el deber jurídico de soportar dichas conductas de acceso indebido o divulgación de información.

En el citado art. 103 del RLOPD, señala que el responsable del fichero está obligado a "elaborar y conservar un registro de accesos. De cada intento de acceso, se guardará como mínimo, la identificación del usuario que accede, la fecha y hora en la que se realizó el acceso, fichero accedido, tipo de acceso y si ha sido autorizado o denegado, debiendo conservar estos datos registrados durante un período mínimo de 2 años." En este sentido por parte de distintas Agencias de Protección de Datos, se ha establecido que el derecho previsto en el artículo 15 de la LOPD no supone el de conocer por el titular de los datos, de quién ha accedido a los mismos, esto es la itinerancia. Sin embargo, dado que el nexo causal exigible en el ámbito de la responsabilidad patrimonial, lo debe demostrar el interesado, entiendo que si sería conveniente que el titular de los datos tuviera acceso a conocer quién y cuándo se ha accedido ilegítimamente a su historia.

Por último, y en relación con lo analizado en el Punto anterior de este trabajo, señalar que el apartado 2 del artículo 36 de la LRJSP, indica que "La Administración correspondiente, cuando hubiere indemnizado a los lesionados, exigirá de oficio en vía administrativa de sus autoridades y demás personal a su servicio la responsabilidad en que hubieran incurrido por dolo, o culpa o negligencia graves, previa instrucción del correspondiente procedimiento".

III. CONCLUSIONES.

La respuesta a la pregunta origen de este trabajo sobre si la vulneración del deber de secreto y confidencialidad conlleva una responsabilidad patrimonial de la Administración Sanitaria parece claro que:

- El derecho de intimidad de los pacientes, de sus datos y su intimidad física, conlleva un deber de respeto de aquél y un deber de confidencialidad de los profesionales del ámbito sanitario los cuales no pueden acceder, si no existe justificación o consentimiento, a los datos de historias clínicas ni divulgar éstos.
- Que la infracción del deber de secreto y confidencialidad son conductas punibles tanto a nivel penal, civil como disciplinario.
- Que los usuarios que estimen que la vulneración de su derecho de intimidad les ha producido un daño moral resarcible económicamente, podrán presentar reclamación patrimonial ante la Administración.

- La Administración Sanitaria tendrá responsabilidad patrimonial siempre y cuando no haya puesto todos los medios y medidas necesarios para evitar el acceso ilegítimo a la historia clínica informatizada de paciente: vulneración del derecho a la intimidad personal y familiar de la paciente y del derecho a la protección de datos personales: vulneración del deber de confidencialidad de los profesionales sanitarios. Existen distintas sentencias de los Tribunales Superiores de Justicia de Asturias, Extremadura y Navarra, y de Juzgados de lo Contencioso Administrativo[11,12,13,14,15]

CAPÍTULO 20

ENFERMERÍA Y EL SÍNDROME DE BURNOUT: REVISIÓN BIBLIOGRAFÍCA

López Fernández, Estela/ Castro Barea, Mª del Carmen**/ Aguilar Villanueva, Raquel****

* *Enfermera Servicio Andaluz de Salud.*

** *Enfermera Servicio Vasco de Salud*

*** *Enfermera en B Braun avitum servicios renales.*

SUMARIO: I. INTRODUCCIÓN. II. DESARROLLO DEL TRABAJO. III. RESULTADOS. IV. CONCLUSIONES. V. BIBLIOGRAFÍA.

RESUMEN: Al síndrome de Burnout, se le conoce comúnmente como desgaste profesional, el cual se caracteriza por el progresivo agotamiento físico y mental del personal sanitario, pudiendo llegar a un estado de estrés crónico. Objetivo: conocer métodos y actividades preventivas que disminuya el estrés del equipo de enfermería. Metodología: Se ha realizado una revisión bibliográfica en bases de datos como PubMed ,Cochrane Plus, Cuiden, en la que hemos filtrado artículos de ensayo clínico en humanos, de los últimos diez años. Resultados: tras aplicar los filtros se han localizado un total de 7 artículos. Conclusión: El síndrome de Burnout seguirá en alza, mientras se siga con los recortes sanitarios.

PALABRAS CLAVE: enfermería, burnout, desgaste, estrés.

I. INTRODUCCIÓN.

1. DEFINICIÓN.

El síndrome de Burnout o el desgaste profesional, suele afectar sobre todo al personal sanitario ya que son los profesionales, que más tiempo dedican a ayudar a otras personas. Tal síndrome se basa, en estar en un continuo estado de estrés emocional y físico en su puesto de trabajo, lo que podría llegar a provocar un estrés crónico. Esto es un gran problema de salud para el personal de enfermería, ya que es el colectivo más vulnerable a sufrirlo (Lourdes Diaz Rodriguez, Manuel Arroyo Morales, Irene Cantarero Villanueva, Carolina Fernandez Lao, Marie Polley, 2011).

Dicho síndrome ya se conocía desde 1974 donde un psicoanalista llamado Freudenberger, hablaba de "enfermedad del trabajo". Más tarde en 1982 la psicóloga Maslach, ya le ponen el nombre a esta enfermedad como el "Síndrome de Burnuot"(Gómez-Gascón et al., 2013), "caracterizado por el cansancio emocional, la despersonalización y la falta de realización personal y profesional"(Muñoz Sánchez, Martinez, Lázaro Sahuquillo, Carranza Román, & Martínez Cantó, 2017)

2. ETIOLOGÍA:

Las principales causas de estrés que influyen en desarrollar el Burnout, van desde lo personal que serían causas intrínsecas del profesional, las cuales son el sexo, la edad, estado civil, el nivel de formación, los rasgos de personalidad y el estado de salud física y mental. A las causas del entorno que serían extrínsecas al profesional como, el ambiente de trabajo, factores sociales, la familia, la crisis económica y la política entre otras.(Muñoz **Sánchez et al., 2017).**

3. SIGNOS CLÍNICOS:

La sintomatología es progresivamente y va empeorando. Por lo que el profesional notara cambios psicológicos comenzando a estar deprimido, desganado, cansancio emocional, falta de motivación tanto en el ámbito personal como en el profesional (Muñóz Sánchez et al., 2017). Cambios físicos con problemas en el sueño, problemas cardiovasculares, pérdida de peso, dolores somáticos, migrañas, problemas digestivos e incluso inmunológicos.(Watanabe et al., 2015). Y cambios en las relaciones sociales y laborales, con lo que evita o tiene conflictos compañeras y amigos, muestra actitud pasiva con los pacientes, bajo rendimiento en el trabajo y absentismo laboral.(Kingdom et al., 2017)

Los signos psicofisiológicos serían los derivados de la ansiedad, tal como palpitaciones, mareos, dolores musculoesquéleticos, tensión arterial alta, etc.(Gómez-Gascón et al., 2013)

4. DIAGNÓSTICO:

El diagnóstico del Burnout, lo lleva a cabo un psicólogo el cual observará la sintomatología que presente el profesional y hará una evaluación según los criterios de Maslach, " despersonalización, el agotamiento emocional y la falta de acoplamiento a la actividad laboral"(Lourdes Diaz Rodriguez, Manuel Arroyo Morales, Irene Cantarero Villanueva, Carolina Fernandez Lao, Marie Polley, 2011). Pero tales criterios se comprueban por la encuesta llamada Maslach Burnout Inventory (MBI), en la cual Maslach propone 22 items, cada una con 7 posibles respuestas y el profesional marcará con x la que se adecue, a lo que siente sobre temas relacionados con el trabajo(Rosales Ricardo & Cobos Valdes, 2011).

5. TRATAMIENTO:

El tratamiento para el Bournout debería de ser principalmente preventivo, en el caso que se confirme, que el profesional padece de dicho síndrome el tratamiento será farmacológico, pero dicho tratamiento será como último recurso. Puesto que se darán medidas preventivas como las aquí expuestas para reducir el nivel de estrés:

- Llevar un estilo de vida saludable, haciendo ejercicio físico a diario y una dieta saludable.(Watanabe et al., 2015).
- Participar en talleres de ayuda y realizar meditación, con los ejercicios de respiración, basados en mindfulnees y el reiki (Lourdes Diaz Rodriguez, Manuel Arroyo Morales, Irene Cantarero Villanueva, Carolina Fernandez

Lao, Marie Polley, 2011), tales disciplinas ayudan al mejorar tanto el bienestar físico como mental.

- Programas en los ordenadores de los hospitales, que ayuden a controlar y afrontar el estrés del trabajo del profesional (Kingdom et al., 2017)
- Y por último, tomar infusiones de medicina natural para relajarse.(Rosales Ricardo & Cobos Valdes, 2011)

6. OBJETIVOS:

El objetivo principal de esta revisión ha sido conocer en qué consiste el Síndrome de Burnout ya que para muchos de los profesionales es un síndrome desconocido y que quizás lo estén padeciendo. Además de conocer las medidas preventivas para evitarlo.

HIPÓTESIS: Nuestra hipótesis es que el Síndrome de Burnout seguirá creciendo entre nuestros profesionales de enfermería, mientras haya recortes en sanidad, puesto que seguirán con altas cargas de trabajo, además de no encontrar recursos para poder prevenir dicho síndrome.

II. DESARROLLO DEL TRABAJO.

1- METODOLOGIA:

a. BASES DE DATOS:

Se realiza una búsqueda bibliográfica en las bases de datos PubMed, Cochrane Plus y Cuiden, con las palabras claves indicadas para la revisión.

b. DESCRIPTORES:

La búsqueda fue limitada por varios filtros entre ellos, el tiempo de publicación con límite a 10 años. Por otro lado quisimos hacer revisión de artículos originales filtrando "clínica trial". Buscamos sólo artículos relacionados con humanos. No limitamos el idioma, por lo que nos encontramos 4 de los cuales eran en inglés, los cuales tuvimos que traducir.

c. FÓRMULAS DE BÚSQUEDAS:

Las palabras claves que usamos para búsqueda de los ensayos clínicos, fue "nurse and Burnout" y "Burnout", la búsqueda se realizó en inglés para la base de datos de Pubmed y Cuiden, y para Cochrane Plus utilizamos las palabras claves en castellano.

Los criterios a utilizar fueron los siguientes:

- Criterios de inclusión: artículos originales, de menos de diez años, que fueran ensayos clínicos realizado a humanos, y que pudiesen ser artículos en inglés o castellano.

- Criterios de exclusión: publicaciones de más de diez año, ensayos clínicos con animales, otras bibliografías o artículos no científicos y no tener acceso al resumen.

III. RESULTADOS.

Introduciendo los parámetros de búsqueda ("nurse and Burnout" y "Burnout") en la base de datos de PubMed, nos da un resultado en la búsqueda de 3906 artículos sin filtros, en el momento que añadimos los filtros de artículo científico y completo gratuito, antigüedad de no más de 10 años y relacionado con humanos nos baja el número de artículos a un total de 8 . Y haciendo una lectura de cada uno, excluimos los que no tienen relación con el tema, con lo cual nos quedamos con 4 para revisar.

De igual manera hicimos con la base de datos de Cochrane Plus, donde no obtuvimos ningún artículo relacionado que tuviese interés científico. Y por último en la base de datos de Cuiden encontramos un total de 104 artículos, pero solo nos sirvió 3.

En el artículo "Effectiveness of an intervention for prevention and treatment of Burnout in primary health care professionals" (Gómez-Gascón et al., 2013), se realizó un ensayo clínico a dos grupos de profesiones, a unos se les hacían las encuestas de Maslash y las intervenciones de prevención y al otro no. Los resultados aseguraron que se disminuye al 20% el padecer el síndrome, adoptando medidas preventivas adecuadas.

En el artículo "Reducing nurse stress: A randomized controlled trial of a web-based stress management program for nurse" (Kingdom et al., 2017), se realizó un ensayo con 104 enfermeras, a las cuales se le proporcionó una web de ayuda para combatir el estrés, el resultado fue favorable para el grupo que experimentó la autoayuda con la web.

En el artículo "Una sesión de Reiki en enfermeras diagnosticadas con síndrome de Burnout tiene efectos beneficiosos sobre la concentración de IgA salival y la presión arterial" (Lourdes Diaz Rodriguez, Manuel Arroyo Morales, Irene Cantarero Villanueva, Carolina Fernandez Lao, Marie Polley, 2011), se realizó un estudio en 18 enfermeras con el síndrome de Burnout, la mitad participo en clases de reiki y la otra mitad en reiki fingido. El resultado fue que con sesiones de 30 minutos de reiki diario puede mejorar los síntomas del síndrome de Burnout.

En el artículo "Análisis de impacto de la crisis económica sobre el síndrome de Burnout y resilencia en el personal de enfermería"(Muñoz **Sánchez et al., 2017)**, se realizó un estudio observacional de 377 sanitarios, donde se constató que en la época de crisis económica es donde más prevalencia tiene este síndrome de estrés en el personal sanitario.

En el artículo "Diagnóstico del Síndrome de Burnout en trabajadores del centro de inmunología y biopreparados" se realizó un estudio con 40 trabajadores de una empresa a los cuales se les realizó la encuesta de Maslash, donde el resultado fue que la prevalencia del síndrome fue mayor en mujeres que en hombres.

En el artículo "A mindfulness-based stress management program and treatment with omega-3 fatty acids to maintain a healthy mental state in hospital nurse (Happy nurse project): study protocol for a randomized controlled trial"(Watanabe et al., 2015), realizó un estudio a 120 enfermeras a las cuales a un grupo se le hacía un plan de prevención al estrés, además de consumir omega-3 y al grupo restante se le administraban placebos. El resultado al finalizar el estudio demostró que el plan preventivo del manejo al estrés y la dieta saludable ayudaban a `prevenir el estrés laboral.

IV. CONCLUSIONES:

Tras esta revisión bibliográfica se llega a la conclusión que la prevención desde el propio centro de trabajo es un factor fundamental para que las enfermeras se sientan más apoyadas y no caigan en el Burnout, pero para ello las empresa o el sistema de salud debería de invertir en esa labor ofreciendo los recursos adecuados para cada centro. Esto sería una manera de invertir para el gobierno o el empresario, ya que a la larga disminuiría el absentismo laboral o la baja calidad profesional de las enfermeras en su puesto de trabajo debido a la desmotivación que ocasionaría desarrollar este síndrome.(Noben et al., 2015)

V. BIBLIOGRAFÍA.

1. Gómez-Gascón, T., Martín-Fernández, J., Gálvez-Herrer, M., Tapias-Merino, E., Beamud-Lagos, M., & Mingote-Adán, J. C. (2013). Effectiveness of an intervention for prevention and treatment of burnout in primary health care professionals. *BMC Family Practice, 14*. http://doi.org/10.1186/1471-2296-14-173

Kingdom, U., Kingdom, U., London, F., Health, N., Foundation, S., Kingdom, U., & Kingdom, U. (2017). HHS Public Access, *21*(2), 129–139. http://doi.org/10.5588/ijtld.16.0716.Isoniazid

2. Lourdes Diaz Rodriguez, Manuel Arroyo Morales, Irene Cantarero Villanueva, Carolina Fernandez Lao, Marie Polley, C. F. de las P. (2011). Una sesión de Reiki en enfermeras diagnosticadas con síndrome de Burnout tiene efectos beneficiosos sobre la concentración de IgA salival y la presión arterial. *Rev. Latino-Am. Enfermagem, 19*(5), 153–164. http://doi.org/http://dx.doi.org/10.1590/S0104-11692011000500010

3. Muñóz Sánchez, J., Martinez, N., Lázaro Sahuquillo, M., Carranza Román, A., & Martínez Cantó, M. (2017). Analisis del impacto de la crisis economica sobre el síndrome de Burnout y resiliencia en el personal de enfermería. *Enfermería Global, 16*(2), 315–335. http://doi.org/10.6018/eglobal.16.2.239681

4. Noben, C., Evers, S., Nieuwenhuijsen, K., Ketelaar, S., Gärtner, F., Sluiter, J., & Smit, F. (2015). Protecting and Promoting Mental Health of Nurses in the Hospital Setting : Is It Cost-Effective From an Employer ' S Perspective ? *International Journal of Occupational Medicine and Environmental Health, 28*(5), 891–900. http://doi.org/10.13075/ijomeh.1896.00465

5. Rosales Ricardo, Y., & Cobos Valdes, D. (2011). Diagnóstico del Síndrome de Burnout en trabajadores del Centro de Inmunología y Biopreparados. *Medicina Y Seguridad Del Trabajo*, *57*(225), 313–318. http://doi.org/10.4321/S0465-546X2011000400005
6. Watanabe, N., Furukawa, T. A., Horikoshi, M., Katsuki, F., Narisawa, T., Kumachi, M., ... Matsuoka, Y. (2015). A mindfulness-based stress management program and treatment with omega-3 fatty acids to maintain a healthy mental state in hospital nurses (Happy Nurse Project): Study protocol for a randomized controlled trial. *Trials*, *16*(1), 1–12. http://doi.org/10.1186/s13063-015-0554-z

CAPÍTULO 21

REVISIÓN BIBLIOGRÁFICA SOBRE LA EFICACIA DEL TRATAMIENTO DE FISIOTERAPIA EN BEBÉS CON TORTÍCOLIS MUSCULAR CONGÉNITA.

López Sánchez, Ángela / Sánchez Sánchez, Antonio David* / Hevia Cabeza, Ismael***
** Fisioterapeuta Servicio Andaluz de Salud*
***Fisioterapeuta Asistencial.*

SUMARIO: I. INTRODUCCIÓN. II. DESARROLLO DEL TRABAJO. III. CONCLUSIONES. IV. BIBLIOGRAFÍA.

RESUMEN: La tortícolis muscular congénita es la tercera patología musculoesquelética más frecuente en bebés; la cual cursa con contractura severa del músculo ECOM; limitación en la movilidad cervical y deformidades craneofaciales. Objetivo: Conocer los beneficios de la fisioterapia en la TMC. Metodología: Revisión bibliográfica en Pubmed y PEDro, de artículos que sean ensayos clínicos y que hayan sido publicados en los últimos 10 años. Resultados: Tras aplicar los criterios de inclusión y exclusión a la revisión se localizaron 8 artículos. Conclusiones: La fisioterapia es muy útil en el tratamiento de TMC; siendo importante el inicio precoz de ésta.

PALABRAS CLAVE: torticolis muscular congénita, fisioterapia, rehabilitación.

I. INTRODUCCIÓN.

1. DEFINICIÓN:

La torticolis muscular congénita (TMC) es una patología postural idiopática que aparece poco después del nacimiento y que va a afectar al músculo esternocleidooccipitomastoideo (ECOM); provocándole una contractura severa, lo cual va a limitar la movilidad de la región cervical e incluso puede llegar a producir deformidades craneofaciales; como la plagiocefalia, por la postura mantenida del cuello en inclinación homolateral al ECOM contracturado y rotación contralateral.

Su incidencia puede variar de 0.4 a 1.9, siendo la tercera patología musculoesquelética más frecuente en bebés, siendo la primera la luxación congénita de cadera y la segunda el pie zambo equino varo. Su mayor porcentaje se da en varones y de forma unilateral en el lado derecho, siendo bilateral solo un 2-3% cv(Quintero & Requeiro, 2005).

Es importante un tratamiento precoz para que no derive en otras deformidades cervicales y craneales.

2. ETIOLOGÍA:

Las causas que pueden provocar la aparición de TMC en bebés suele ser desconocida, existiendo una gran variedad de causas para que esta aparezca (Peyrou & Lefèvre, 2015)(Costa, 2016). Las causas más importantes y más conocidas son las siguientes:

- Causas de origen muscular:
  - Existencia de un tumor en el ECOM sin causa conocida.
  - Postura mantenida en el útero durante el embarazo, lo cual conllevaría a la contractura en dicho músculo por la actitud viciosa adquirida.
  - Desgarro muscular durante un parto que haya sido complicado o en el cual se ha usado instrumentalización, este desgarro produce un hematoma en el ECOM; este hematoma va a provocar fibrosis y dicha fibrosis conlleva a una contractura muscular. Esta teoría donde la TMC poseería su origen en el desgarro se conoce como teoría traumática de Strohmeyer.
  - La existencia de un infarto muscular debido a la compresión o a la oclusión de una arteria que va a dejar sin riego a una zona muscular. Esta zona se va a convertir en tejido fibroso, lo cual conllevaría a un acortamiento de la musculatura y a la aparición de la TMC.
- Otras causas:
  - Infección intrauterina.
  - Líquido amniótico escaso o insuficiente que provoca mayor compresión en el bebé mientras está en el útero.
  - Patología ocular como puede ser el estrabismo, paresia de musculatura ocular y el nistagmo que conllevan a un movimiento limitado por el campo visual deficitario y que puede originar la torticolis.
  - Patología vertebral como puede ser una malformación cervical, una hernia discal o una luxación vertebral.
  - Patologías neurológicas como son el tumor de la fosa posterior, parálisis braquial obstétrica.
  - Fracturas de clavículas por parto instrumentalizado o complicado.

3. SIGNOS CLÍNICOS:

Los signos que se van a presentar van a ser (Costa, 2016):

- La cabeza se encuentra en inclinación homolateral y en rotación contralateral al músculo espasmado.
- Rojez en el cuello del ECOM lesionado.
- Presencia de tumefacción en el músculo.

- Si la TMC se mantiene en el tiempo puede producir:
    - Plagiocefalia postural asociada debido a la postura mantenida de la cabeza en una posición que ejerce una presión fija en un punto determinado.
    - Dificultad a la hora de mamar durante la lactancia materna debido a deformidades mandibulares.
    - Posición de orejas y ojos asimétricos, siendo la oreja y el ojo homolateral a la tortícolis más pequeños.
    - Alteración en el desarrollo psicomotor una vez adquieren la marcha, esto es así porque no existe horizontalidad de la mirada lo cual influye en el equilibrio y coordinación, además; no existe un reparto del peso equitativo, lo cual también influirá.

4. DIAGNÓSTICO:

El diagnóstico se realizará a través de la valoración y exploración física del bebé, en ella se debe encontrar una retracción del ECOM, el cual puede tener o no tener un nódulo o tumor palpable; además de existir una postura mantenida de la cabeza donde se observa limitación de la rotación homolateral a la lesión, una limitación de la inclinación lateral contralateral a la lesión y superioridad del hombro homolateral a la lesión.

Los grados de limitación de la rotación comparados con el lado sano son un indicativo de la gravedad de la TMC, siendo así una rotación limitada en 30º o más indicativos de que la TMC es grave y el tratamiento será mayor(S., A., M., M., & C., 2015)craniofacial alterations (asymmetries, mandible lateral deviation, frontal deformational plagiocephaly, recession of the ipsilateral zygoma, orbital dystopia, reduction of vertical facial height on the affected side, posterior displacement of the ipsilateral ear, commisural canting.

Además de esto, se deberá valorar la existencia de deformidades o patologías asociadas a la TMC como puede ser la plagiocefalia o asimetrías faciales que derivan de la posición mantenida del lactante en una posición determinada y otras patologías como pueden ser los pies zambos equino varos o displasia de cadera que son indicativos de que el bebé sufrió durante el embarazo compresión intrauterina debido a escasez de líquido amniótico.

Como prueba complementaria la ecografía va a ser la prueba más fiable para su diagnóstico, además la resonancia, el TAC o la radiografía van a ser necesarios como diagnóstico diferencial cuando se sospeche de otro tipo de patologías que cursen con tortícolis muscular entre sus síntomas como puede ser una malformación cervical, un tumor de la fosa posterior o una infección del tracto respiratorio (Milenys et al., 2013).

5. TRATAMIENTO DE FISIOTERAPIA:

Todas las técnicas de fisioterapia utilizadas en el tratamiento de la TMC van encaminadas a disminuir el tono del ECOM, ganando mayor flexibilidad y a aumentar la movilidad cervical. Estas técnicas son (Asunción, Vilà, & Vázquez, 2004):

- Estiramientos: Son técnicas de relajación muscular en las cuales se lleva al músculo a su máxima elongación para aumentar la tensión realizada en el tendón muscular, lo cual va a provocar que se desencadene el reflejo miotático inverso por la activación del órgano de Golgi y provoque la relajación del músculo. Este estiramiento debe de ser suave y rítmico, sin movimientos bruscos que provoquen microrroturas del tejido muscular y que provoquen dolor y molestias al bebé, manteniendo la elongación un promedio de 30 segundos.
- Control postural: Se da una serie de pautas a los padres del bebé para que éste no adquiera actitudes viciosas que agraven la patología y recomendaciones de cómo bañarlo, alimentarlo o cogerlo. Además se le enseñará claves para que el bebé favorezca el movimiento que presenta limitado, como por ejemplo; realizarle estímulos sonoros y luminosos por el lado afecto.
- Masoterapia: Se realiza un masaje suave del ECOM afectado con el objetivo de disminuir la hiperactividad gamma presente y con ella conseguir la relajación muscular.
- Cinesiterapia: Son movimientos suaves, pasivos y rítmicos con el fin de aumentar la movilidad que está limitada.
- Ultrasonidos: Consiste en la aplicación de ondas mecánicas mediante un cabezal y con un gel conductor que provoca aumento de temperatura en la zona donde se aplica lo cual va a relajar la musculatura y vibración que ayuda a la cicatrización por el movimiento de las células que provoca.
- Terapia con microcorrientes: Es la colocación de corrientes de electroterapia de baja intensidad mediante el uso de electrodos en el ECOM afectado para disminuir el tono muscular.
- Kinesiotape: Se usa con el objetivo de dar información a los receptores propioceptivos del músculo, en el músculo afecto se realizaría una técnica de inhibición para disminuir el tono muscular y con esto conseguir la relajación muscular; en el ECOM contralateral el objetivo es aumentar el tono mediante la técnica de facilitación.

Según Cheng, Wong, Tang, Chen y Wong en su estudio realizando en 2001 la TMC suele resolverse en su totalidad tras una duración de tratamiento que oscila entre 4 y 8 meses de fisioterapia en un 70 % de los casos tratados.

En aquellos bebés donde la fisioterapia no mejore la sintomatología y que tengan otra serie de requisitos adicionales se valorará la intervención quirúrgica para mejorar el cuadro sintomatológico.

6. OBJETIVOS:

1. El objetivo principal de esta revisión es conocer los beneficios de la fisioterapia en los bebés con tortícolis muscular congénita.
2. Los objetivos secundarios son:
3. Conocer cuáles son las diferentes técnicas de fisioterapia empleadas en el tratamiento de la TMC y cuáles son sus beneficios.
4. Conocer las diversas causas de la TMC en bebés.

Nuestra hipótesis es que la fisioterapia va a mejorar la sintomatología de la TMC, acortando el tiempo de duración de la patología.

II. DESARROLLO DEL TRABAJO.

1. METODOLOGÍA:

a. BASES DE DATOS:

Se realiza una búsqueda bibliográfica en las bases de datos Pubmed y PEDro, usando además el buscador Google Scholar para buscar diversos términos relacionados con esta revisión.

b. DESCRIPTORES:

La búsqueda se limitó con los parámetros: clinical trial para que solo aparecieran los artículos originales y no las revisiones bibliográficas relacionadas con el tema, en los idiomas inglés y español, limitación del tiempo de 01.01.2007 al 01.01. 2017 y aquellos donde las palabras claves usadas en la búsqueda aparecieran en las palabras claves, en el título o en el resumen de los artículos aparecidos en las diferentes bases de datos.

c. FÓRMULAS DE BÚSQUEDA:

Las palabras claves usadas fueron: fisioterapia, torticolis muscular congénita y rehabilitación en español y las palabras physiotherapy, congenital muscular torticollis y rehabilitation en inglés. Además se usaron los operadores boleanos ``AND´´ y ``OR´´.

Los criterios de inclusión:

- Estudios clínicos originales que hayan sido publicados en español o en inglés.
- Bebés de ambos sexos menores de 12 meses de edad.
- Que fuera un fisioterapeuta el que realiza el tratamiento al bebé.

Los criterios de exclusión:

- Artículos de revisión bibliográfica relacionados con el tema.
- Bebés mayores de 12 meses de edad.
- Que el tratamiento no haya sido realizado por un fisioterapeuta.

- Que las técnicas empleadas para el tratamiento de la TMC no sean específicas de fisioterapia.
- Bebés que presenten otro tipo de patologías además de la tortícolis congénita.

2. RESULTADOS:

En Pubmed no se encontró ningún artículo tras la búsqueda con las palabras claves en español. Con las palabras claves en inglés congenital muscular torticollis y rehabilitation no se localizó ningún artículo con los filtros descritos anteriormente y con las palabras congenital muscular torticollis y physiotherapy se encontró 7 artículos.

En la base de datos PEDro no se encontró ningún artículo con las palabras claves en español ni con las palabras claves en inglés congenital muscular torticollis y physiotherapy y se encontró 3 artículos con las palabras congenital muscular torticollis y rehabilitación. De estos 3 artículos, se eliminaron dos de ellos porque ya fueron encontrados en la búsqueda de la base de datos Pubmed y por lo tanto estaban duplicados.

En total se obtuvo 8 artículos para revisar.

En un estudio se comparan dos técnicas para el tratamiento de la tortícolis en bebés con tumoración en el esternocleidomastoideo, una de ellas es el estiramiento manual de la musculatura y otra es el control postural. Tras el estudio se concluye que no existe diferencias significativas entre el uso de una u otra técnica en la duración del tratamiento ni en el tamaño del tumor presente en el esternocleidomastoideo; aunque el bebé llora más cuando está recibiendo el tratamiento de estiramientos. Si se observa que es importante el tratamiento temprano de la torticolis para que la duración sea menor(I. Lee, 2015).

Realizaron un ensayo aleatorizado controlado (Kwon & Park, 2014) en el cual comparaban dos grupos de bebés que presentaban TMC sin tumoración; en el grupo 1 (10 bebés) realizaban ejercicios terapéuticos y ultrasonidos solamente y en el grupo 2 (10 bebés) realizaban ejercicios terapéuticos y ultrasonidos; a lo cual se le añadía terapia de microcorriente.

A los 3 meses de tratamiento se observa que la movilidad cervical pasiva en todos los movimientos es mayor en el grupo 2, además de que el grosor y el área de la sección transversal son menores en el grupo 2 indicativo de que existe disminución de la contractura en el ECOM. La duración del tratamiento es menor en el grupo 2.

En otro estudio (Kim, Kwon, & Lee, 2009)también se observan los resultados de bebés tratados con estiramientos, ultrasonidos y terapia de microcorriente. Un grupo era tratado con ultrasonidos y posteriormente con ejercicios de estiramientos durante 30 minutos y el otro grupo era tratado con terapia de microcorriente durante 30 minutos y posteriormente realizaba ejercicios de estiramientos durante 2 minutos. Tras el tratamiento se concluye que en el grupo de microcorriente existe una mejoría notable de la inclinación lateral y de la rotación comparado con el grupo del ultrasonidos, además de que en el grupo de microcorriente los bebés lloraron menos.

Un estudio clínico realizado sobre 50 bebés menores de 3 meses con masa cervical palpable y limitación de más de 10º de rotación homolateral a la lesión, a los cuales se les realiza fisioterapia convencional (estiramientos, masaje ECOM y movilizaciones pasivas) (Y.-T. Lee et al., 2011).Se realizó una clasificación del 1 al 4 mediante ecografía de la severidad de la fibrosis, no se encontró ninguna TMC tipo 4. Después del tratamiento se observa una duración del tratamiento mayor y una mayor limitación en la rotación en las TMC tipo 3, todas los bebés con TMC excepto uno mejoró con la fisioterapia. La fisioterapia temprana en las TMC, sobre todo en aquellos bebés con fibrosis más severas documentadas con ecografías son el éxito del tratamiento, además de que acortan la duración del tratamiento.

En otro estudio (Öhman, Mårdbrink, Stensby, & Beckung, 2011) se observa el movimiento de rotación e inclinación lateral del cuello, el desequilibrio muscular y la duración del tratamiento en 37 bebés diagnosticados de TMC y tratados con pautas domiciliarias o con fisioterapia. Para ello se dividen en tres grupos, el grupo 1 es tratado mediante estrategias de manejo por parte de los padres a la hora de dormir, del baño o de alimentarlos, al grupo 2 además de lo anterior, los padres le realizaban una serie de ejercicios específicos de fuerza y al grupo 3 además de lo realizado en el grupo 2, lo trataba un fisioterapeuta mediante técnicas manuales un día por semana. No se encuentran diferencias significativas en la duración del tratamiento, siendo similar en todos los grupos, alrededor de 3,5 meses y consiguiéndose en 31 bebés la postura simétrica de la cabeza. El comienzo temprano con terapia manual si acorta el tiempo de tratamiento.

Se realiza un ensayo aleatorio controlado sobre 33 bebés que presentaban TMC (Giray E, Karadag-Saygi E, Mansiz-Kaplan B, Tokgoz D, Bayindir O, 2017). Se dividió en 3 grupos para su estudio: al grupo 1 se les realizó ejercicios terapéuticos, al grupo 2 ejercicios terapéuticos más la colocación de kinesiotape en el ECOM del lado de la lesión para inhibición del tono muscular y al grupo 3 se le colocó kinesiotape en el lado de la lesión para inhibición del tono y con la técnica de facilitación en el lado contralateral a la lesión junto a los ejercicios terapéuticos. Se valoró la limitación en la rotación cervical y en la inclinación lateral, además de la función muscular del ECOM y la asimetría craneofacial antes y después del tratamiento y a los 1 y 3 meses; en todas las variables se observa mejoría, exceptuando en la rotación cervical en el grupo 3. No existen cambios significativos entre uno y otro grupo, por lo que el uso de kinesiotape no disminuye el tiempo de tratamiento de la TMC.

En un ensayo de 2011 (Kang, Lu, Li, Meng, & Chang, 2011) se realiza una comparación del masaje primario de trenzado con un dedo sobre el ECOM con el masaje tuina. Tras el tratamiento durante 15 días durante 1 vez al día se observa mejores resultados en los bebés tratados con el masaje primario comparados con los que recibieron el masaje tuina, con un acortamiento de la duración del tratamiento, mayor rango de movimiento, mejor flujo de circulación en el ECOM observado mediante eco Doppler y mejor tamaño del ECOM con ecografía.

En 2010 en otro estudio (Öhman, Nilsson, & Beckung, 2010) se compara los resultados de ejercicios de estiramientos realizados por los padres y los fisioterapeutas. Aquellos bebés que recibían sus estiramientos por parte de los fisioterapeutas acortaron su tiempo de tratamiento 2 meses, consiguiendo antes una postura asimétrica de la cabeza y una mayor rotación cervical. En los estudios analizados los tratamientos que se realizan son:

- 2 incluyen el ultrasonidos como técnica.
- 2 incluyen la terapia de microcorriente como parte del tratamiento.
- 7 realizan ejercicios y estiramientos para recuperar la movilidad cervical.
- 2 realizan masaje en la región del ECOM
- 1 usa el kinesiotape o vendaje neuromuscular.
- 2 le dan importancia al manejo y al control postural por parte de los padres.

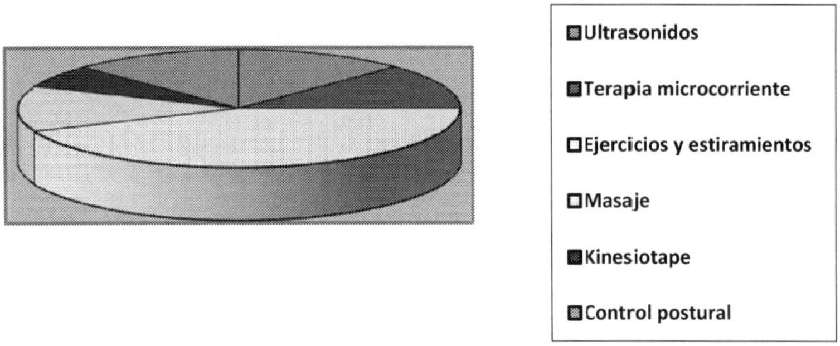

Figura 1: Porcentaje de la aparición de las diferentes técnicas de fisioterapia aparecidas en los artículos encontrados.

El tratamiento más utilizado en los artículos revisados son los estiramientos del ECOM, aunque no existe un protocolo que indique el número de repeticiones, la duración del estiramiento y la duración del descanso entre estiramientos, la intensidad ni el número de veces que se debe de realizar.

III. CONCLUSIONES.

Tras la búsqueda bibliográfica de los ensayos clínicos se llega a concluir que la fisioterapia es muy útil en el tratamiento de los bebés que padezcan de TMC siendo imprescindible que el diagnóstico sea temprano para actuar y tratar rápidamente la patología, ya que aquellos bebés que comenzaban con la fisioterapia más tempranamente conseguían mejores resultados.

La técnica de fisioterapia de elección para la mayoría de los artículos revisados fue el estiramiento, el cual fue más satisfactorio si eran los fisioterapeutas quienes lo realizaban si se compara con el grupo a los cuales los estiramientos se los realizaban los padres según Ohman, Nilsson y Beckung. También era la técnica que conseguía más lloros por parte del bebé si se comparaba con el control postural y con el uso de microcorrientes, sin conseguir resultados diferentes al del grupo de control postural y consiguiendo las microcorrientes mejores resultados en la valoración de la inclinación lateral y en la rotación; por lo que se concluye que es más satisfactorio el tratamiento con control postural o con microcorrientes.

La masoterapia acorta el tiempo de duración del tratamiento, además de conseguir una mayor movilidad; solo se encuentra un estudio que compara dos tipos diferentes de técnicas de masoterapia; pero no se localiza ninguno que compare la masoterapia con otro tipo de técnica de fisioterapia por lo que se concluye que es una técnica que consigue buenos resultados pero no se puede comparar si es mejor o no que otro tipo de técnicas de fisioterapia.

El uso del kinesiotape solo se encontró en un estudio que concluía que no acorta el tiempo de tratamiento de las TMC cuando se trataba a la vez con estiramientos, es necesario más estudios sobre las diferentes técnicas de colocación del kinesiotape para saber si el kinesiotape tiene beneficios sobre el bebé a corto y largo plazo.

Las microcorrientes y el US se usan en todos los estudios con otras técnicas de fisioterapia, por lo que no se conocen sus beneficios de forma individual; de forma conjunta las microcorrientes consiguen mejores resultados en la movilidad cervical.

En definitiva, es necesario más estudios sobre las diferentes técnicas de fisioterapia empleadas en el tratamiento de las TMC para saber cuál de todas las técnicas propuestas disminuye el tiempo de tratamiento y consigue aumentar la movilidad cervical y disminuir el tono del ECOM en menor tiempo posible.

IV. BIBLIOGRAFÍA.

1. Asunción, M., Vilà, V., & Vázquez, S. C. (2004). Tratamiento del tortícolis congénito mediante control estimular y fisioterapia. Clínica Y Salud, 15(1), 97–108.

2. Costa, L. C. (2016). Eficacia de la Fisioterapia en la tortícolis muscular congénita ea.

2. Giray E, Karadag-Saygi E, Mansiz-Kaplan B, Tokgoz D, Bayindir O, K. O. (2017). A randomized, single-blinded pilot study evaluating the effects of Kinesiology taping and the tape application techniques in addition to therapeutic exercises in the treatment of congenital muscular torticollis. Clinical Rehabilitation, 31(8), 1098–1106.

3. Kang, Y., Lu, S., Li, J., Meng, F., & Chang, H. (2011). Primary Massage Using One-Finger Twining Manipulation for Treatment of Infantile Muscular Torticollis. The Journal of Alternative and Complementary Medicine, 17(3), 231–237. https://doi.org/10.1089/acm.2010.0176

4. Kim, M. Y., Kwon, D. R., & Lee, H. Il. (2009). Therapeutic Effect of Microcurrent Therapy in Infants With Congenital Muscular Torticollis. PM&R, 1(8), 736–739. https://doi.org/10.1016/j.pmrj.2009.06.008

5. Kwon, D. R., & Park, G. Y. (2014). Efficacy of microcurrent therapy in infants with congenital muscular torticollis involving the entire sternocleidomastoid muscle:

a randomized placebo-controlled trial. Clinical Rehabilitation, 28(10), 983–991. https://doi.org/10.1177/0269215513511341

6. Lee, I. (2015). The effect of postural control intervention for congenital muscular torticollis: a randomized controlled trial. Clinical Rehabilitation, 29(8), 795–802. https://doi.org/10.1177/0269215514555037
7. Lee, Y.-T., Yoon, K., Kim, Y.-B., Chung, P.-W., Hwang, J. H., Park, Y. S., ... Han, B. H. (2011). Clinical features and outcome of physiotherapy in early presenting congenital muscular torticollis with severe fibrosis on ultrasonography: a prospective study. Journal of Pediatric Surgery, 46(8), 1526–1531. https://doi.org/10.1016/j.jpedsurg.2011.02.040
8. Milenys, D., Maza, G., Maria, L., Rodríguez, E., Centro, R., De Rehabilitación, N., ... Cuba, H. (2013). Protocolo de rehabilitación en el paciente con tortícolis muscular congénita Protocol of rehabilitation in patients who suffer from congenital muscular torticollis. Revista Cubana de Medicina Física Y Rehabilitación, 5(2), 153–165.
9. Öhman, A., Mårdbrink, E.-L., Stensby, J., & Beckung, E. (2011). Evaluation of treatment strategies for muscle function in infants with congenital muscular torticollis. Physiotherapy Theory and Practice, 27(7), 463–470. https://doi.org/10.3109/09593985.2010.536305
10. Öhman, A., Nilsson, S., & Beckung, E. (2010). Stretching Treatment for Infants With Congenital Muscular Torticollis: Physiotherapist or Parents? A Randomized Pilot Study. PM&R, 2(12), 1073–1079. https://doi.org/10.1016/j.pmrj.2010.08.008
11. Peyrou, P., & Lefèvre, Y. (2015). Tortícolis muscular congénito. EMC - Aparato Locomotor, 41(2), 1–11. https://doi.org/10.1016/S1286-935X(15)71142-1
12. Quintero, Z., & Requeiro, J. J. (2005). Hematoma bilateral de los músculos esternocleidomastoideos. Presentación de un caso. Resvista Electrónica de Las Ciencias Médicas En Cienfuegos, 3(2), 2–3.

S., C. B., A., P. V., M., G. G., M., P. M., & C., P. M. (2015). Asimetrías faciales y maloclusiones en pacientes con tortícolis muscular congénita: una revisión sistemática. Avances En Periodoncia E Implantología Oral, 11–18. Retrieved from http://scielo.isciii.es/scielo.php?script=sci_arttext&pid=S1699-65852015000100002&lang=pt

CAPÍTULO 22

ESTRÉS EN LA VIDA COTIDIANA Y BURNOUT EN EL AMBIENTE LABORAL Y VICEVERSA

López Vázquez, Silvia*

**Colegios Profesionales Sagrada Familia, Hospital Torrecárdenas*

SUMARIO: I. INTRODUCCIÓN. II. DESARROLLO DEL TRABAJO. III. CONCLUSIONES. IV. BIBLIOGRAFÍA.

RESUMEN: EL ESTRÉS puede definirse como un desequilibrio sustancial (percibido) entre la demanda y la capacidad de respuesta (del individuo) bajo condiciones en la que el fracaso ante esta demanda posee importantes consecuencias (percibidas). El estrés laboral repercute sobre la vida personal y sobre el rendimiento y la calidad del trabajo. Respecto al trabajo, el resultado más evidente es una disminución del rendimiento, menor motivación, mayor frustración e insatisfacción y desilusión, predominando una actitud pasiva y de no participación. El BURNOUT o Síndrome de estar quemado por el trabajo, es una respuesta al estrés laboral crónico integrada por actitudes y sentimientos negativos hacia las personas con las que se trabaja y hacia el propio rol profesional, así como por la vivencia de encontrarse emocionalmente agotado. Esta respuesta ocurre con frecuencia en los profesionales de la salud y, en general, en profesionales de organizaciones de servicios que trabajan en contacto directo con los usuarios.

PALABRAS CLAVE: Estrés, Autocontrol, Paciencia, Fe, Constancia.

I. INTRODUCCIÓN.

5 Síntomas de burnout o estrés laboral, ¿cuantos reconocemos?

1. **Fatiga o cansancio crónico**: En este punto es fundamental tener en cuenta la relación entre las labores desempeñadas y el grado de agotamiento que se siente. Por lo general en el burnout el cansancio mental llega al nivel de imposibilitar disfrutar de salidas con la familia, amigos o realizar un hobby fuera del horario de trabajo.

2. **Enfermedades menores recurrentes y sin causas específicas:** Un factor psicosomático es un aviso del cuerpo sobre una situación que genera dolor o angustia. Reiterados resfríos, anginas, dolores musculares o lesiones pueden ser una clara señal que la mente se siente aprisionada y con la necesidad de un cambio en la rutina.

3. **Ira contenida:** La irritabilidad constante o la ira sin una justificación acorde son un claro síntoma de estrés. Si estas emociones negativas afectan sobre todo el ámbito laboral es muy posible que se trate de stress laboral.

4. **Despersonalización:** La persona se percibe a sí misma como separada de su propio cuerpo o mente. Es decir actúa y realiza todas las actividades diarias pero las vive como en tercera persona. Se despersonaliza para no sufrir y poder continuar con su trabajo. Este mecanismo de defensa es muy común en todas las áreas de la vida **pero si particularmente sucede en el trabajo es claro síntoma de síndrome burnout.**

5. **Descuido de la imagen y los placeres:** La **falta de energía** para verse bien, comer saludablemente, o llevar una rutina activa y positiva es uno de los primeros síntomas de burnout. La persona va perdiendo poco a poco la pasión por actividades y placeres que antes disfrutaba y le causaban felicidad.

Esa sensación de vacío y ausencia de estilos gratificantes y objetivos pueden desencadenar en depresión y/o ansiedad, **por lo que es importante tratar y abordar el problema de un modo interdisciplinar**

II. DESARROLLO DEL TRABAJO.

Una serie de métodos podrían ser de ayuda para mejorar o eliminar dicho síndrome;

Si se incrementa el grado de control que el trabajador tiene en su trabajo. El incremento del autocontrol debe ser aceptado por el trabajador y estar preparado para ello, ya que si no puede ser una fuente adicional de estrés. Puede haber distintas posibilidades:

1. Control sobre las funciones, competencias, cantidad y calidad de los resultados de su trabajo.
2. Control sobre la forma o el método de realizar el trabajo.
3. Control sobre los tiempos de trabajo y descanso (por ejemplo: posibilidad de elegir los turnos, distribución flexible del ritmo de trabajo, etc.).
4. Participación en la toma de decisiones en aspectos relacionados con el trabajo.

Organizar unos sistemas eficientes de información y comunicación a todos los niveles. La comunicación ha de abarcar no solo los aspectos estrictamente laborales sino todo aquello relacionado con los recursos humanos del centro: tareas a realizar, competencias de cada profesional, organización del trabajo, actividades extra-laborales, procedimientos y gestiones, etc.

Evitar los estilos de mando o dirección que sean autoritarios, coercitivos o que estén basados únicamente en las recompensas.

Aumentar el interés por el trabajo, es decir, modificando la manera de realizarlo, modificando sus fases, intercambiando las tareas con otros trabajadores (rotación de tareas), realizando una mayor diversidad de tareas (ampliación de tareas) o realizando tareas de mayor cualificación relacionadas con el puesto como la planificación del trabajo, el control de calidad, etc

Con respecto al BURNOUT, además de las recomendaciones expuestas anteriormente y en otras fichas, pueden destacarse las siguientes:

1. Entrenamiento en habilidades sociales. Es muy importante que los trabajadores adquieran técnicas que les permitan interactuar con los usuarios sin que ello suponga una implicación excesiva o un desgaste emocional. Algunos puntos importantes son:
2. Formar en la identificación, discriminación y resolución de problemas
3. Entrenar en el manejo de la ansiedad y el estrés en situaciones inevitables de relación con el usuario.
4. Entrenamiento en el manejo de la distancia emocional con el usuario, manteniendo un equilibrio entre la sobreimplicación y la indiferencia.
5. Aumentar los recursos o habilidades comunicativas y de negociación.

Establecer programas de acogida que integren un trabajo de ajuste entre los objetivos de la organización y los percibidos por el individuo.

Promover el trabajo en equipo. Es preciso fortalecer los vínculos sociales entre los trabajadores, favorecer el trabajo en grupo y evitar el aislamiento. Formarles en estrategias de colaboración y cooperación grupal.

Disponer del análisis y la definición de los puestos de trabajo, evitando ambigüedades y conflictos de roles. Establecer objetivos claros para los profesionales.

Promover el apoyo social en el trabajo. Se recomienda realizar grupos de apoyo para discutir la relación con el trabajo por parte de los profesionales.

Formación en distintas técnicas que ayuden al trabajador a afrontar o superar las situaciones de estrés:

Técnicas de relajación, meditación, yoga,

Técnicas de autorregulación o autocontrol: de gestión del tiempo, de delegación, de desarrollo de habilidades sociales, de asertividad, de entrenamiento en solución de problemas, etc., que mantengan la motivación y el sentido del desempeño del puesto en el trabajo.

III. CONCLUSIONES.

Paciencia, constancia y fe. Casi nada. Algo que en un mundo acelerado no abunda.

La paciencia, **es evidente que falta; la prisa, el estrés, el ritmo acelerado en el que vivimos no está muy alineada con la paciencia. Es más, parece que la paciencia puede ser un estorbo. "Hay que hacer las cosas rápido, acabar y pasar a la siguiente tarea" y si algo se interpone en el camino, o simplemente no va a la velocidad que deseamos nos ponemos nerviosos, o sea, falta paciencia.**

- Si alguien te pide que seas paciente, puede que le digas que estaría bien serlo pero no puedes, tienes que cumplir con el tiempo, el plazo establecido, que tienes que cumplir...
- *Sin la cualidad de la paciencia todo se vuelve presión, como un camión que nos va a atropellar, y eso nos agobia.* Y precisamente aquí llegamos a la constancia. *La base para adquirir un hábito, o para conseguir un objetivo, es la constancia. Sin constancia*

todo se difumina y nada permanece estable. La constancia va unida al tiempo *necesario para que algo de fruto y resultado. Esto se basa en la Ley de la Siembra y la Cosecha. Sin la paciencia y la constancia unidas logar un proyecto se vuelve un imposible* Esa fe que mueve montañas que da esa seguridad al que la tiene, es la mayor herramienta para crecer con lo que contamos. Sin fe, todo esfuerzo puede parecer insoportable. Sin fe, no hay alegría cada mañana para iniciar esa tarea que te has propuesto, ese propósito al que te has encomendado

IV. BIBLIOGRAFÍA.

1. Abdessamad LAHID DABAY ,Mobbing , Burnout y Estrés Laboral;Guia para mejorar la Salud y el Bienestar Emocional,12 enero 2017
2. Mª F SERRANO GISBERD , Estrés laboral en personal sanitario ,Elselvier Vol 24 Enero 2002
3. Ramón LÓPEZ DE COBOS , Factores de riesgo y prevención del Burnout en profesionales sanitarios de atención primaria y urgencias , 18 enero 2017

CAPÍTULO 23

PATOLOGÍA EN LA VEJEZ. EL AUXILIAR DE ENFERMERÍA EN EL ALZHEIMER.

Lorenzo Bueno, Sandra*

** Técnico en cuidados auxiliares de enfermería.*

SUMARIO: I. INTRODUCCIÓN. II. DESARROLLO DEL TRABAJO. III. CONCLUSIONES. IV. BIBLIOGRAFÍA.

RESUMEN: El Alzheimer comienza lentamente. Primero afecta las partes del cerebro que controlan el pensamiento, la memoria y el lenguaje. Las personas con el mal pueden tener dificultades para recordar cosas que ocurrieron en forma reciente o los nombres de personas que conocen.

Un problema relacionado, el deterioro cognitivo leve, causa más problemas de memoria que los normales en personas de la misma edad. Muchos, pero no toda la gente con deterioro cognitivo leve, desarrollarán Alzheimer. Con el tiempo, los síntomas del Alzheimer empeoran. Las personas pueden no reconocer a sus familiares. Pueden tener dificultades para hablar, leer o escribir. Pueden olvidar cómo cepillarse los dientes o peinarse el cabello. Más adelante, pueden volverse ansiosos o agresivos o deambular lejos de su casa.

Finalmente, necesitan cuidados totales. Esto puede ser muy estresante para los familiares que deben encargarse de sus cuidados.

PALABRAS CLAVE: Duración, Familiares, Paciente, Terapia, Procedimientos.

I. INTRODUCCION.

El olvido benigno o normal, es parte del proceso de envejecimiento.

La mayoría de las personas ha experimentado alguna vez olvido de nombres, citas o lugares, sin embargo este olvido difiere del tema de estudio del presente trabajo, pues la Enfermedad de Alzheimer, provoca que el enfermo se pierda en lugares conocidos, olvide nombres de familiares cercanos, se olvide de cómo vestirse, cómo leer o cómo abrir una puerta; éstos son algunos de los síntomas más comunes de un drama que cada vez viven más ancianos: el mal de Alzheimer, una enfermedad que devora la memoria hasta quedar vacíos.

II. DESARROLLO DEL TRABAJO.

¿QUÉ ES LA ENFERMEDAD DE ALZHEIMER?

Es la forma más común de demencia en los ancianos, aunque también puede afectar durante la edad mediana, su causa no es del todo conocida. La duración puede oscilar entre dos y veinte años, variando según la edad, salud de la persona, enfermedades ya presentes, etc...

Es un trastorno grave, degenerativo por pérdida gradual de neuronas cerebrales que controlan el pensamiento, memoria y lenguaje.

Se incrementa la pérdida de habilidades intelectuales lo suficientemente severa para afectar al desempeño de funciones sociales y llevar a cabo actividades de la vida diaria.

CUIDADOS DEL AUXILIAR DE ENFERMERÍA AL ENFERMERO DE ALZHEIMER.

La familia y el auxiliar desempeñan un papel primordial en la higiene de los pacientes, y muy particularmente en los pacientes con características especiales como es el caso de los enfermos de Alzheimer.

Estos pacientes en su mayoría, conforme avanza la enfermedad suelen ser dependientes para realizar todas las actividades básicas de la vida diaria, entre las que se encuentra el aseo personal.

El entorno familiar y el personal deberán ser los encargado de fomentar los hábitos higiénicos, teniendo siempre su intimidad y respetando sus costumbres personales, pero siempre intentando en todos momentos y en la gran mayoría de tareas, la mayor independencia posible.

Dependiendo de las condiciones del paciente los cuidados varían, ya que si nos presentamos ante un caso el cual el paciente es totalmente independiente, las tareas diarias que podemos efectuar con el son básicas, ya que seriamos un soporte a su rutina. Por ejemplo: ayudarlo a elegir la ropa, salir a pasear con él, hacer ejercicios de memoria, ayudándole a recordar, etc...

En el caso de ser pacientes ya con la enfermedad muy avanzada, entonces en ese caso, tendremos que ser cuidadosos y exhaustivos con todos los cuidados. Por ejemplo: Aseo diario, Alimentación, Cambios posturales, cambios de pañal, cuidados de la sonda (si tuviera), etc...

COMPLICACIONES FÍSICO-QUÍMICAS EN LA ENFERMEDAD.

El reposo prolongado y la inmovilidad son debidos al deterioro de las aéreas del leguaje y de la motilidad fina, así como a cuadros depresivos que pueden aparecer si el enfermo es consciente de su enfermedad.

Sólo recientemente se ha tomado conciencia de las complicaciones el reposo prolongado en cama, la inmovilización y la inactividad.

El ejercicio fortalece el cuerpo, mientras que la inactividad conduce al deterioro.

Muchas de las complicaciones pueden llevar la paciente a situaciones extremas y hasta a la muerte.

Afectan a muchos parámetros, tanto sociales, psicológicas, y físicas.

Muchos de los efectos son prologados como, efectos respiratorios, cardiovasculares, en la piel, musculo-esqueléticos, y digestivos entre otros.

Se debe mantener activo hasta el último momento al paciente ya que así, podremos evitar muchas de las complicaciones arriba ya indicadas.

PROCESOS COMUNICATIVOS CON EL ENFERMO.

Para los enfermos de Alzheimer (EA), las habilidades lingüísticas se deterioran a medida que la enfermedad avanza y la expresión no verbal se convierte en una herramienta imprescindible para comunicarse.

La EA es la cuarta causa de muerte en los países desarrollados, por estas razones y por el fuerte componente psicológico que ejerce en los familiares, esta enfermedad mantiene un protagonismo preocupante en nuestra vida cotidiana.

Los trastornos de lenguaje constituyen una de las manifestaciones tempranas más prominentes del EA y se le puede considerar el trastorno cognitivo más frecuente en la fase inicial.

La pérdida progresiva del lenguaje combinado con la intensificación paulatina de la anomia, hace que el lenguaje vaya perdiendo calidad de contenido a la vez que se empobrece en volumen de producción, también el empobrecimiento del contenido informacional y el deterioro de la capacidad de abstracción.

Con respecto a la comunicación escrita, el patrón es similar al del lenguaje oral, si la alteración viene del lector-escritura, en la EA ya puede evidenciarse antes que en el lenguaje oral.

En el caso de la comunicación no verbal, es muy importante pues facilita y completa la comunicación. Debe establecerse en un contexto natural en el que intervengan los objetos, los gestos y los mensajes verbales. Las personas de edad con pérdidas sensoriales pueden ser mucho menos receptivas ante la comunicación no verbal y quedar consecuentemente limitada por la diferencia de la información aportada por este canal.

TRATAMIENTO DE LA ENFERMEDAD.

El paciente y sus familiares deben ser informados de que desgraciadamente, en el momento actual, no hay tratamiento capaz de curar la EA, sin embargo, la ausencia de tratamiento curativo no quiere decir que no haya tratamiento para la enfermedad, existiendo mejoras en los síntomas cognitivos y las alteraciones de conducta, así como terapias que posiblemente disminuyan la progresión de la enfermedad.

III. CONCLUSION.

Es completamente cierto considerar la enfermedad de Alzheimer "el tipo demencia senil más peligrosa, incurable y difícil de enfrentar en un entorno familiar", pues tenemos conciencia de que se trata de una enfermedad mortal y que los conocimientos que tenemos sobre ella son aún un poco inciertos, más difícil aún es de enfrentar en un entorno familiar cuando sabemos que perderemos a nuestro ser querido irremediablemente. Sin embargo, debemos ser conscientes que la ayuda familiar manifestada en la solidez y la unión puede ayudar a sobrellevar de gran manera la enfermedad.

Hoy en día los avances en medicina, tecnología médica y terapias alternativas, otorgan grandes posibilidades de nuevos conocimientos y tratamientos que nos dan una luz sobre alguna cura en un futuro. Ante esto nos queda tener conocimiento de esta enfermedad y no estar al margen de ofrecer ayuda, recordemos que la entrega de apoyo es uno de los factores esenciales y que ayudan de sobremanera a enfrentar un mal tan conocido como lo es la enfermedad de Alzheimer.

IV. BIBLIOGRAFIA.

1. http://enfermedadealzheimer.blogspot.com.es/p/conclusion.html
2. Formación continuada Logoss, S.L.
3. http://www.monografias.com/trabajos14/mal-alzheimer/mal-alzheimer.shtml
4. https://medlineplus.gov/spanish/alzheimersdisease.html

CAPÍTULO 24

EFECTO DE LOS ANTIOXIDANTES EN EL ASMA

Martínez López, Soledad / Navarro Rubio, Estela* / Sabiote Ruiz, Manuel***

* *Graduada en enfermería*

** *Diplomado en enfermería*

SUMARIO: I. INTRODUCCIÓN. II. DESARROLLO DEL TRABAJO. III. CONCLUSIONES. IV. BIBLIOGRAFÍA.

RESUMEN: El asma se caracteriza por una obstrucción reversible e hiperreactividad/hipersensibilización de las vías aéreas asociado a inflamación crónica sistémica y local (pulmonar) debido a la influencia y activación de células inflamatorias y un aumento del estrés oxidativo. Estas características del asma hacen de la dieta un factor potencialmente clave en la modulación de esta enfermedad. Es por ello, que alimentos con propiedades antioxidantes, antialergénicas y antiinflamatorias presentan un posible efecto protector o modulador frente al riesgo de padecer asma. Esto podría constituir una estrategia terapéutica complementaria a los enfoques farmacológicos tradicionales en la prevención y tratamiento del asma.

PALABRAS CLAVE: Asma, estrés oxidativo, antioxidantes, dieta.

I. INTRODUCCIÓN.

1. ¿QUE ES EL ASMA?

El asma se caracteriza por una obstrucción reversible e hiperreactividad/hipersensibilización de las vías aéreas asociado a inflamación crónica sistémica y local (pulmonar) debido a la influencia y activación de células inflamatorias (macrófagos, neutrófilos, eosinófilos, linfocitos y mastocitos), generación de mediadores inflamatorios, desprendimiento de células epiteliales y estrés oxidativo aumentado.

Se trata de una patología compleja y heterogénea en la que influyen factores genéticos, factores ambientales, estilo de vida y también la alimentación [1].

2. ASMA Y ESTRÉS OXIDATIVO

Se ha demostrado que en los pacientes con asma existe inflamación causada por el aumento del estrés oxidativo. Las células inflamatorias e inmunes en las vías respiratorias, como los macrófagos, los neutrófilos y los eosinófilos, liberan cantidades mayores de especies reactivas de oxigeno (ERO) en pacientes asmáticos. Éstas pueden provocar una lesión pulmonar como resultado del daño oxidativo directo a las células epiteliales y el desprendimiento de células. Además se ha demostrado que están asociadas con la patogénesis del asma al provocar hiperreactividad bronquial y estimular directamente la liberación de histamina de los mastocitos y la secreción de moco de las células epiteliales de las vías respiratorias [1].

Las ERO se pueden generar endógenamente por reacciones metabólicas, como la cadena de transporte de electrones durante la respiración mitocondrial o durante la activación de células inflamatorias o fagocitos, y exógenamente por contaminantes del aire o humo de cigarrillos [2].

Algunos de los desencadenantes del asma incluyen infecciones virales, contaminantes del aire como el ozono y el humo del cigarro y otros factores que promueven la producción de ERO como mediadores lipídicos, quimiocinas, moléculas de adhesión y proteínas de gránulos de eosinófilos. Todos ellos desencadenan un aumento de la respuesta inflamatoria produciendo síntomas de tipo asmático y muchas de las características fisiopatológicas del asma, incluida la liberación de ácido araquidónico, la contracción del músculo liso de las vías respiratorias, hiperreactividad de las vías respiratorias y secreciones de las vías respiratorias, aumento de la permeabilidad vascular y aumento de la síntesis de quimioatrayentes. Algunos marcadores de estrés oxidativo tales como H2O2 y productos de NO en el aire exhalado se encuentran elevados en pacientes asmáticos, del mismo modo que los niveles de 8-isoprostano o F2-isoprostanos en el fluido broncoalveolar. Los eosinófilos del fluido broncoalveolar, los macrófagos alveolares y los neutrófilos aislados de sangre periférica de pacientes asmáticos producen más ERO que los de sujetos normales [1]. Por otro lado, recientemente, 2 estudios de Comhair et al. han identificado que la actividad disminuida de la superóxido dismutasa está asociada con la obstrucción del flujo de aire junto con la hiperreactividad y la remodelación de las vías aéreas [3].

Con el fin de combatir y neutralizar los efectos nocivos de las especies reactivas de oxígeno se han desarrollado estrategias antioxidantes endógenas que emplean mecanismos tanto enzimáticos como no enzimáticos. Dentro del fluido que recubre el pulmón, existen varias especies antioxidantes no enzimáticas, que incluyen glutatión, ácido ascórbico (vitamina C), ácido úrico, α-tocoferol (vitamina E) y albúmina. Del mismo modo existen defensas antioxidantes enzimáticas tales como SOD, catalasa, tiorredoxina, glutatión peroxidasa y glutatión-S-transferasa [1].

Cuando estos dos mecanismos opuestos se desequilibran es cuando se genera un estado inflamatorio crónico y más severo. Por ello el **objetivo** del presente trabajo es evaluar el uso de antioxidantes a través de la dieta como estrategia terapéutica para estimular el sistema antioxidante endógeno que podría corregir este desequilibrio. Al hacerlo, esto proporcionaría un beneficio terapéutico para atenuar y reducir la gravedad y la cronicidad de la respuesta inflamatoria en el asma. A través de una revisión rápida de la literatura reciente y en vista de la evidencia que implica el estrés oxidativo en la patogénesis del asma, un enfoque racional sería considerar la intervención antioxidante para neutralizar este aumento de estrés oxidativo. Se llevó a cabo una búsqueda bibliográfica en la base de datos Pubmed utilizando los descriptores "asthma" y "diet" obteniendo un total de 278 artículos de los cuales se consideraron relevantes 5. Se realizó otra búsqueda en la misma base de datos con los descriptores "asthma" y "oxidative stress" obteniendo un total de 231 documentos de los cuales se seleccionaron 3. Otra ultima búsqueda utilizando los descriptores "asthma" y "antioxidants" generó un total de 314 artículos obteniendo 4 artículos relevantes.

Como criterios de inclusión se incluyeron todos aquellos artículos en español e inglés que respondían al objetivo del estudio independientemente de la antigüedad y se desecharon aquellos que no se centraban en el tema de estudio así como artículos de pago.

II. DESARROLLO DEL TRABAJO.

1. ASMA Y ANTIOXIDANTES

Existe una correlación entre el aumento de la ingesta de antioxidantes en la dieta y la mejora de la función pulmonar. Los hallazgos de un metanálisis reciente de estudios observacionales sugieren que la ingesta dietética de vitaminas con propiedades antioxidantes protege contra el asma o las sibilancias (un síntoma clave del asma) en la niñez o la edad adulta [4].

Los carotenoides y el retinol son dos fuentes principales de **vitamina A** que podemos encontrar en frutas y verduras de color anaranjado, leche entera, hígado y huevos. De acuerdo con los posibles efectos antiinflamatorios de las fuentes de vitamina A, los niveles elevados de carotenoides o β-caroteno en suero se han asociado con niveles reducidos de marcadores de inflamación sistémica (como la proteína C reactiva (CRP) e IL-6) en humanos [4].

La **vitamina E**, se refiere a un grupo de compuestos liposolubles que se presentan de forma natural en ocho formas químicas (α, β, γ y δ-tocoferol y α, β, γ y δ -tocotrienol). Las fuentes dietéticas de vitamina E incluyen nueces, semillas, vegetales verdes y aceites vegetales. La evidencia experimental apoya los efectos antiinflamatorios y antioxidantes de la vitamina E en la inflamación o lesión de las vías respiratorias. El aumento del estado antioxidante de la dieta, particularmente la vitamina E (α-tocoferol), se correlacionó con niveles más bajos de peroxidación lipídica. Según un estudio de cohortes la ingesta materna de vitamina E durante el embarazo se asoció con un 11% menos de probabilidad de que sus hijos padecieran asma. Fueron estudiados 934 niños hasta los 10 años de edad [4].

La **vitamina C** también conocida como ácido ascórbico es un potente antioxidante hidrosoluble que se encuentra en diversas frutas y verduras, tiene propiedades antiinflamatorias conocidas y, por lo tanto, interés en el asma [4].

Una revisión sistemática de tres estudios (incluidos dos ensayos controlados aleatorios) en 79 sujetos con asma encontró evidencia sugestiva pero no concluyente de los efectos protectores de la vitamina C contra las exacerbaciones de la enfermedad o hiperreactividad de las vías aéreas inducida por un resfriado común [5]. De manera similar, en otro estudio, Schwartz y Weiss (1994) informaron que el aumento en la ingesta dietética de ácido ascórbico condujo a una mejoría en la función pulmonar tanto en fumadores como en asmáticos [1].

Los **polifenoles** abarcan un gran grupo de antioxidantes naturales derivados principalmente de plantas. Químicamente, existen varias clases diferentes de polifenol, como los ácidos benzoicos, ácidos cinámicos, cumarinas y flavonoides. Se ha establecido un vínculo beneficioso entre la ingesta de polifenoles y un menor riesgo de enfermedad, y muchos de los beneficios clínicos se atribuyen a las propiedades antioxidantes y antiinflamatorias de los polifenoles. En un estudio finlandés con más de 10.000 participantes, se observó una correlación inversa significativa entre la ingesta de polifenoles y la incidencia de asma [6]. Otro estudio reciente mostró que un extracto de polifenol estandarizado administrado por vía oral redujo el estrés oxidativo y aumentó la PaO2, así como mejoró el FEV1 (volumen espiratorio forzado) al final del estudio con respecto al inicio [7].

Birrell et al. (2005) han demostrado recientemente que el resveratrol, un constituyente del vino tinto, puede inhibir la expresión de citoquinas inflamatorias en respuesta a un estímulo inflamatorio en pulmones de rata [8].

Por otro lado la curcumina, el constituyente principal de la cúrcuma, previene la activación de NF-nB inducida por el humo del cigarrillo a través de la inhibición de la IkBa cinasa en células epiteliales de pulmón humano [7].

2. ASMA Y DIETA

En las últimas décadas, los cambios en los patrones dietéticos pueden haber contribuido a la "epidemia de asma" en todo el mundo [4].

La dieta constituye una fuente importante de nutrientes y componentes no nutritivos con múltiples propiedades que pueden modular el riesgo de asma y otras enfermedades respiratorias crónicas en la población. Las características del estrés oxidativo y la inflamación que son fundamentales para la manifestación clínica del asma hacen de la dieta un factor potencialmente clave en la modulación de esta enfermedad. Algunos ensayos controlados aleatorizados investigan el efecto de suplementos antioxidantes aunque los resultados son poco relevantes [9].

La evidencia actual sugiere que una "dieta mediterránea" rica en frutas y verduras, y baja en carbohidratos refinados y grasa saturada protege contra el desarrollo de síntomas de asma o asma, pero que una dieta "occidental" pobre en frutas y verduras, y alto en carbohidratos refinados y grasas saturadas va asociada a un incremento de sufrir asma mediante el aumento de la inflamación sistémica, disminuyendo la función pulmonar y aumentando de los niveles plasmáticos de la IL-6. Además, en modelos murinos se ha observado que una dieta con alto contenido en grasas conduce a hiperreactividad de las vías aéreas a través de una citoquina proinflamatoria IL -17A y que una dieta pobre en fibra empeora la inflamación alérgica de las vías respiratorias [4]

En un metanálisis combinado de 18 a 23 estudios que incluyó niños y adultos, una alta ingesta dietética de frutas y de verduras se asociaron significativamente con reducciones del 16% y 12% en el riesgo de asma, respectivamente [10].

Alimentos o componentes con propiedades antioxidantes, antialergénicas y antiinflamatorias presentan un posible efecto protector o modulador frente al riesgo de asma. Una intervención dietética ha mostrado tener resultados prometedores. Un aumento de las fuentes dietéticas de antioxidantes mejora la función pulmonar y los marcadores de inflamación en asmáticos adultos [9].

Comprender la evidencia sobre el posible efecto de la ingesta de alimentos sobre el asma puede contribuir a introducir pautas clínicas y recomendaciones de salud pública para la población. La Iniciativa Global para las Pautas del Asma (GINA) incluye entre sus recomendaciones, la práctica de una dieta saludable para la prevención primaria del asma [11]. Sin embargo, aún existen lagunas importantes en la interpretación del tipo de alimentos o dietas que la población debería incorporar para mejorar su salud.

III. CONCLUSIONES.

- Existe cada vez más evidencia de que la generación de especies reactivas de oxigeno desempeña un papel importante en la fisiopatología del asma. La generación de ERO a través de mecanismos endógenos o exógenos (humo de cigarrillos y oxidantes ambientales) genera una respuesta inflamatoria responsable de las características fisiopatológicas del asma, además la acción de las ERO a nivel local pulmonar provocan lesiones celulares y tisulares y al mismo tiempo hiperreactividad bronquial y secreción de moco de las células epiteliales de las vías respiratorias.
- El pulmón presenta mecanismos antioxidantes endógenos para atenuar esta respuesta inflamatoria pero cuando estos dos mecanismos opuestos están desequilibrados se vuelve aparente un estado inflamatorio crónico y más severo.
- El uso de antioxidantes a través de la dieta puede ser útil para corregir este desequilibrio proporcionando una herramienta terapéutica para atenuar y reducir la gravedad y la cronicidad de la respuesta inflamatoria en el asma.
- **Existe una asociación negativa** entre asma/dificultad respiratoria y la ingesta dietética de vitamina A,E y C, el consumo de frutas y la adherencia a dieta Mediterránea
- La mayoría de los estudios son **observacionales y transversales** por lo que son necesarios más **ensayos controlados aleatorizados** con el fin de investigar los beneficios clínicos
- Una dieta fuente de antioxidantes podría ser de gran utilidad en la prevención del asma y sus síntomas sin embargo, no hay suficiente evidencia para afirmar que el uso de suplementos vitamínicos pueda prevenir o tratar el asma.
- Una intervención dietética ha mostrado tener resultados prometedores. Un aumento de las fuentes antioxidantes de la dieta ha mostrado mejorar la función y los marcadores de inflamación en asmáticos adultos.
- Se podría enfocar como pauta clínica y recomendaciones una dieta completa rica en fuentes antioxidantes como estrategia de prevención primaria del asma.

Claramente, se requieren más estudios para comprender el efecto de las ERO sobre la función pulmonar y el asma. Al mismo tiempo, se deben identificar antioxidantes nuevos y más eficaces con el fin de establecer nuevas dianas terapéuticas que podrían complementar los enfoques farmacológicos convencionales del tratamiento del asma.

IV. BIBLIOGRAFÍA.

1, Paul Kirkham, Irfan Rahman, "Oxidative stress in asthma and COPD: Antioxidants as a therapeutic strategy", Pharmacology & Therapeutics, 111, (2006), pp. 476-494.

2. Joel Schwartz, Scott Weiss, "Relationship between dietary vitamin C intake and pulmonary function in the first national health and nutrition examination survey (NHANES I)", American Journal of Clinical Nutrition, 59, (1994), p.110.

3. Suzy A. A. Comhair, et al, "Correlation of systemic superoxide dismutase deficiency to airflow obstruction in asthma", American Journal of Respiratory and Critical Care Medicine, 172, (2005), pp. 306-313.

4. Yueh-Ying Han et al, "Diet and asthma: an update", Current Opinion in Allergy and Clinical Immunology, 15, (2015), pp. 369-374.

5. Harri Hemila, "Vitamin c and common cold-induced asthma: A systematic review and statistical analysis", Allergy, Asthma & Clinical Immunology, 9, (2013).

6. Knekt, P, et al., "Flavonoid intake and risk of chronic diseases", American Journal of Clinical Nutrition, 76, (2002), pp. 560-568.

7. Santus, P, et al, "Lipid peroxidation and 5-lipoxygenase activity in chronic obstructive pulmonary disease", American Journal of Respiratoy and Critical Care Medicine, 171, (2005), pp. 838-843.

8. Birrell, M. A., et al, "Resveratrol, an extract of red wine, inhibits lipopolysaccharide induced airway neutrophilia and inflammatory mediators through an NF-kappaB independent mechanism". The FASEB Journal, 19, (2005), pp. 840-841.

9. V. Garcia-Larsen, et al, "Asthma and dietary intake: an overview of systematic reviews", European Journal of Allergy and Clinical Immunology, 71, (2016), pp. 433-442.

10. Seyedrezazadeh E, et al, "Fruit and vegetable intake and risk of wheezing and asthma: A systematic review and meta-analysis", Nutrition Reviews, 72, (2014), pp. 411-428.

11. Global Strategy for Asthma management and prevention. Update 2012. Global Initiative for Asthma Guidelines. Available at: http://www.ginasthma.org/local/uploads/files/GINA_Report_March13_1.pdf

CAPÍTULO 25

EL ESTADO DEL BIENESTAR. LAS POLÍTICAS SOCIALES EN LA UNIÓN EUROPEA

*Martínez Navarro, Juan Alejandro**
* *Doctor en Derecho*

SUMARIO: I. INTRODUCCIÓN. II. LAS PRIMERAS MEDIDAS. III. DÉCADA DE LOS OCHENTA. IV. DÉCADA DE LOS NOVENTA. V. MEDIDAS EN EL NUEVA SIGLO. VI. CONCLUSIÓN. VII. BIBLIOGRAFÍA.

RESUMEN: En esta breve obra se exponen las principales características de los diferentes sistemas sanitarios que han surgido a lo largo de la historia reciente.

PALABRAS CLAVE: Sistemas sanitarios, Bismark, Beveridge, Semasko.

I. INTRODUCCIÓN.

La Unión Europea fue constituida por los Estados europeos con el fin de alcanzar la paz en el continente. Con el propósito de lograr este objetivo se adoptaron acuerdos o tratados que regulaban las relaciones entre Estados a partir de los cuales se establecerían políticas económicas y comerciales. Así, se desarrollaron tres tratados: el Tratado constitutivo de la Comunidad Europea del Carbón y del Acero; el Tratado constitutivo de la Comunidad Europea de la Energía Atómica; y el Tratado constitutivo de la Comunidad Económica Europea. Las relaciones entre los estados constitutivos, en un principio, se basarían en la economía y el comercio de materia prima y fuentes energéticas.

Esto quiere decir que la política social estuvo desatendida durante los primeros años, sin embargo, estaríamos equivocados si llegáramos a la conclusión de que la actual UE ha marginado esta área. Para poder comprender cuál ha sido el esfuerzo de la UE en materia social a continuación expondré un breve desarrollo de las principales medidas políticas aplicadas en este ámbito. No obstante, es necesario precisar que, a pesar del importante desarrollo en política social, no todos los contenidos materiales han tenido un mismo tratamiento (la política de empleo ha tomado una clara ventaja sobre los demás ámbitos sociales desde la década de los noventa).

II. LAS PRIMERAS MEDIDAS.

La primera disposición a destacar será el Reglamento por el cual se establece el Fondo Social Europeo de 1960 (FSE en adelante). Esta medida tenía como objetivo «mejorar las posibilidades de empleo de los trabajadores en el mercado interior y contribuir así a la elevación del nivel de vida, se crea, en el marco de las disposiciones siguientes, un Fondo Social Europeo destinado a fomentar, dentro de la Comunidad, las oportunidades de empleo y la movilidad geográfica y profesional de los trabajadores, así como a facilitar su adaptación a las transformaciones industriales y a los cambios de los sistemas de producción, especialmente mediante la formación y la reconversión profesionales».

El FSE asumió todo el protagonismo en materia social hasta mediados de la década de los 70, periodo a partir del cual se desarrolló el primer Programa de Acción Social (1974). Por primera vez, una institución comunitaria reconocía formalmente que la política social de la Comunidad «debe cumplir una función propia y proporcionar una contribución esencial para la realización de [sus] objetivos», al propio tiempo que expresaba su voluntad política de adoptar en una primera etapa las medidas necesarias para alcanzar un triple objetivo en la materia: 1) la realización del «pleno empleo» en la Comunidad; 2) la «mejora de las condiciones de vida y de trabajo» que permitieran su armonización en el progreso; y 3) la «participación creciente» de los interlocutores sociales en las decisiones económicas y sociales de la Comunidad y de los trabajadores en la vida de las empresas . Atendiendo al reparto competencial, la capacidad de la UE en ese momento para ejercer políticas sociales era mínima, sin embargo, se aceptó esta intromisión. De este modo, a partir de este programa surgieron nuevas medidas sociales centradas principalmente en el ámbito laboral, por ejemplo, dedicadas a la seguridad y salud laboral, o fomentando la figura de la mujer en el ámbito laboral.

III. DÉCADA DE LOS OCHENTA

Las medidas sociales durante las primeras décadas surgían con cuentagotas, y en su mayoría eran limitadas y de carácter débil. Por ello, hasta que se adoptó el Acta Única Europea en 1986 no cabe destacar ninguna otra medida de carácter social de gran relevancia.

Realmente el Acta Única Europea sólo contribuyó con una ampliación de las competencias comunitarias que afectó al ámbito de la política social. No obstante, el Acta Única Europea con la aportación de nuevos artículos supuso un gran impulso en este ámbito, destacando la necesidad de una cohesión social y económica entre los, hasta ese momento, doce Estados miembros. De este modo, el Acta Única vino a realizar modificaciones en tres parcelas sociolaborales que han quedado examinadas en el Tratado de la CEE: el espacio sin fronteras, seguridad y salud en el trabajo, y la cohesión económica y social. Esta última novedad, queda incluida en la parte tercera del Tratado, en el nuevo Título V (artículos 130A a 130E), denominado *«Cohesión económica y social»*, cuyos artículos tienen como fin «reducir las diferencias económicas y sociales entre las diversas regiones y el retraso de las menos favorecidas».

Poco después se desarrollaría la Carta Comunitaria de los Derechos Sociales Fundamentales de los Trabajadores, que fue adoptada por el Consejo Europeo en 1989 con el voto en contra del Reino Unido. El objetivo de la Carta es la «realización de la dimensión social del mercado interior», a través de una serie de principios que, aunque no pueden reclamarse, marcan las pautas de los Estados miembros de la UE en política social.

IV. DÉCADA DE LOS NOVENTA

Con la firma del Tratado de Maastricht (1991) se pretendía continuar con el imponente desarrollo de la Unión Europea a través de la ampliación de sus competencias. Este fue un punto controvertido en la negociación debido a la firme postura británica, que era reacia a este proceso. En lo que respecta a la política social, aunque se vio afectada por este suceso, finalmente el Consejo de Europa consiguió encontrar una vía alternativa positiva. El acuerdo consistía en no alterar las disposiciones del Tratado CEE en materia social y adoptar el "Protocolo sobre la política social". Éste se incluyó como anexo del Tratado y fue firmado por los doce Estados miembros, y en cual se declaró que once de ellos, con la excepción de Reino Unido, se comprometían a continuar con los avances en materia social.

En la década de los 90, la Comisión elaboró el Libro Verde sobre el futuro de la política social europea (Comisión de las Comunidades Europeas, 1993) y el Libro Blanco sobre la política social (Comisión de las Comunidades Europeas, 1994). A través de un amplio proceso de consulta sobre el futuro de la Política Social, mediante el cual se pretendía hacer sentir a la población de la Unión la implicación de ésta en el desarrollo social, se desarrolló el Libro Verde. Un año después y como resultado del proceso de consulta recogido en el Libro Verde sobre Política Social, se elaboró el Libro Blanco sobre la Política de Acción Social europea. Éste recogía las propuestas futuras que marcarían el camino a seguir en materia social, impulsando un nuevo elenco de políticas sociales y económicas.

En 1995 se publicó el Tercer Programa de Acción Social que completaría el proceso sobre políticas sociales iniciado con el Libro Verde y el Libro Blanco. Este Programa amplió las medidas centrando el esfuerzo en objetivos prioritarios como: la utilización eficaz del FSE; asistencia para los pobres, minusválidos y ancianos; profundizar en el diálogo social; intensificar la cooperación con organismos no gubernamentales o facilitar la libre circulación dentro de la Unión Europea (entre otras).

V. MEDIDAS EN EL NUEVO SIGLO

En el Consejo Europeo de Lisboa (2000), se fijaría un «nuevo objetivo estratégico» comunitario para la década siguiente: «convertirse en la economía basada en el conocimiento más competitiva y dinámica del mundo, capaz de crecer económicamente de manera sostenible con más y mejores empleos y con mayor cohesión social».

Durante el Consejo Europeo de Lisboa de marzo de 2000, los Jefes de Estado y de Gobierno de la Unión acordaron poner en marcha una agenda global de medidas (denominada *Estrategia de Lisboa*) con un objetivo estratégico claro: que Europa pudiera convertirse en *«la economía basada en el conocimiento más competitiva y dinámica del mundo, capaz de crecer económicamente de manera sostenible con más y mejores empleos y con mayor cohesión social»* en 2010.

En el mismo año (2000), el Consejo Europeo de Niza aprobó la Agenda Social Europea. A partir de la Comunicación «Agenda de Política Social» elaborada por la Comisión de las Comunidades Europeas, se definió la estrategia en política social para el período 2001-2005. La segunda fase de la Agenda Social Europea dio inicio con la Comunicación de la Comisión denominada «una Europa social en la economía mundial: empleos y nuevas oportunidades» (2005).

En 2008, la Comisión publicó una propuesta de agenda social renovada titulada «Oportunidades, acceso y solidaridad en la Europa del siglo XXI». El principal fin de dicho proyecto es hacer frente al desempleo como consecuencia de la crisis económica y financiera. Para ello se incluyeron nuevos instrumentos para fortalecer los sistemas ya establecidos (FSE).

En 2010, se estableció un instrumento europeo de microfinanciación *Progress*, que ofrece microcréditos a las pequeñas empresas y personas sin empleo. La nueva agenda Estrategia Europa 2020, sucesora de la Estrategia de Lisboa, reúne siete iniciativas emblemáticas, de las cuales tres se enmarcan en el ámbito del empleo y los asuntos sociales.

En la actualidad, cohabitan tres programas en la Unión (entre ellos, *Progress* y el instrumento de microfinanciación *Progress*), destinados a evaluar las ideas de reforma sobre el terreno, con vistas a extender la aplicación de las mejores por todos los Estados miembros, se han fusionado en un único programa denominado Programa de la Unión Europea para el Empleo y la Innovación Social (EaSI).

VI. CONCLUSIÓN.

A modo de conclusión, se puede decir que el desarrollo de la Acción Social de la UE ha sido progresivo, y aunque en un principio estas políticas eran casi nulas, el propio desarrollo de la UE, con el aumento de competencias y objetivos, provocaron el paulatino avance de las mismas alcanzando un importante protagonismo durante los últimos años del s. XX.

VII. BIBLIOGRAFÍA.

1. Manuel ALONSO OLEA, "La Unión Europea y la política social", *Anales de la Real Academia de Ciencias Morales y Políticas*, 69, (1992).
2. Antonio BAR CENDÓN, "La política social de la Unión Europea", *Revista jurídica de los Derechos Sociales*, 2, (2012).
3. Luís María DÍEZ-PICAZO, "La naturaleza de la Unión Europea", *Revista para el Análisis del Derecho*, 4. (2008).
5. José Antonio GIRÓN LARRUCEA, *La Unión Europea. La Comunidad Europea y el Derecho Comunitario*, Universidad de Sevilla, Sevilla, 2002.

6. María Hortensia LACAYO OJEDA, "La formación de la Unión Económica y Monetaria Europea y la teoría de las zonas monetarias óptimas", *Revista Contaduría y Administración*, 199, (2000).
7. Manuel Carlos PALOMEQUE LÓPEZ, "La Política Social de la Unión Europea y las etapas de su configuración institucional", *Revista Sala Segunda de la Corte Suprema de Justicia*, 3, (2006).
8. Rosario PEDROSA SANZ, "El desarrollo histórico de la Política Social de la Unión Europea y su estado actual", *Estudios de Economía Aplicada*, Vol. 27, 3, (2009).
9. Ana POYAL COSTA, *Los derechos fundamentales en la Unión Europea*, Universidad Nacional de Educación a Distancia, Madrid, 1997.
10. Silvia QUESADA DÍEZ, "La acción social en la Unión Europea: Evolución histórica", *Alternativas. Cuadernos de Trabajo Social*, 6, (1998).
11. Víctor M. SÁNCHEZ, *Derecho de la Unión Europea*, Huygens Editorial, Barcelona, 2010.
12. Ángel Luis SÁNCHEZ MARÍN, *Lecciones de Derecho Comunitario*, Editorial Club Universitario, Alicante, 2012.

CAPÍTULO 26

LA FORMACIÓN DE LOS SISTEMAS SANITARIOS

*Martínez Navarro, Juan Alejandro**
** Doctor en Derecho*

SUMARIO: I. INTRODUCCIÓN. II. MODELO BISMARCK. III. MODELO BEVERIDGE. IV. DIFERENCIAS FUNDAMENTALES ENTRE AMBOS MODELOS. V. MODELO LIBERAL - MODELO SEMASHKO. VI. CONCLUSIÓN. VII. BIBLIOGRAFÍA.

RESUMEN: En esta breve obra se exponen las principales características de los diferentes sistemas sanitarios que han surgido a lo largo de la historia reciente.

PALABRAS CLAVE: Sistemas sanitarios, Bismark, Beveridge, Semasko.

I. INTRODUCCIÓN

Durante el s. XX los países europeos occidentales han desarrollado sistemas sanitarios públicos con el fin de mejorar la protección de la salud de sus ciudadanos. A partir de estos sistemas sanitarios, los poderes públicos asumen la obligación de proporcionar unas determinadas prestaciones sanitarias a favor de su población. El desarrollo del Estado del bienestar se basó en dos modelos que aún hoy perduran:

II. MODELO BISMARK

También conocido como sistema de Seguridad Social. Es el modelo utilizado por Alemania, Austria, Bélgica, Francia, Países Bajos y Luxemburgo. Es el sistema sanitario más antiguo del mundo, desarrollado en Alemania por el Canciller Bismarck en 1883. Este modelo se financia mediante las cotizaciones de la población trabajadora acumuladas en lo que se denomina «cajas de seguro» que son de naturaleza pública. Los recursos financieros se obtienen de la riqueza económica de las empresas y salarios y son dirigidos hacia los empleados y sus beneficiarios. En este sistema los impuestos generales también ayudan a financiar la cobertura, cubriendo determinados tipos de asistencia básica pública a favor de sectores desfavorecidos. Los recursos obtenidos son manejados por entidades aseguradoras reguladas por Ley, encargadas de gestionarlos, y los oferentes de la asistencia sanitaria suelen ser entidades distintas a las aseguradoras, que son contratadas por acto médico o a partir de un presupuesto.

III. MODELO BEVERIDGE

También conocido como Sistema Nacional de Salud. Es el modelo utilizado por Dinamarca, Italia, Reino Unido, Noruega, Portugal, Suecia y Finlandia. Fue inspirado en el informe «Seguridad Social y Servicios Conexos» coordinado por Lord W. H. Beveridge en 1942, surgiendo finalmente en el año 1948 en Gran Bretaña (*National Health Service*) basado en las experiencias organizativas llevadas a cabo en Suecia en los años treinta. En la década de 1950 la gran mayoría de los países del norte de Europa se unieron a este modelo y a partir de la década de 1970 se incorporaron los países del sur de Europa. Este modelo basa las prestaciones sanitarias en un Servicio Nacional de Salud de titularidad pública y con carácter universal y gratuito, el cual, en teoría, cubre la totalidad de la población. El Servicio Nacional de Salud responde a un criterio centralizado, regionalizado y jerarquizado. Su financiación se realiza a través de los impuestos y presupuestos generales. La participación de la Administración se estima imprescindible a través de una estructurada de red de centros públicos y privados, servicios, recursos humanos, etc.

En el supuesto de España, el sistema empleado ha variado a lo largo de las últimas décadas. Esta evolución será tratada a lo largo del capítulo I, sin embargo, conviene aquí destacar las tres normas que han determinado las diferentes modificaciones. A partir de la Ley de 14 de diciembre de 1942 se creó el Seguro Obligatorio de Enfermedad iniciando así un sistema sanitario basado en un modelo de Seguridad Social (complementado por la Ley de Bases de la Seguridad Social de 28 de diciembre de 1963; y el Texto Refundido de la Ley General de la Seguridad Social mediante el Decreto 2065/1974, de 30 de mayo). Posteriormente, con la aprobación de la Ley 14/1986, de 25 de abril, General de Sanidad, se da paso a la formación del Sistema Nacional de Salud, iniciando el proceso hacia una sanidad universal. Finalmente, en la actualidad, con la última reforma desarrollada a partir del Real Decreto 16/2012, de 20 de abril, de medidas urgentes para garantizar la sostenibilidad del Sistema Nacional de Salud y mejorar la calidad y seguridad de sus prestaciones, se vuelve nuevamente a un modelo basado en la condición de asegurado. Esto, junto con la extendida política de privatización de los centros de salud públicos, ha ocasionado que el sistema sanitario público español se aleje de los fundamentos básicos del modelo Beveridge.

IV. DIFERENCIAS FUNDAMENTALES ENTRE AMBOS MODELOS

Hay diferencias fundamentales entre ambos sistemas, pudiendo destacar:

- El modelo Bismarck está basado en la afiliación y cotización obligatorias del trabajador a la Seguridad Social, por lo que no tiene una «vocación» universalista. Mientras, el modelo Beveridge si tiene enfoque universal, puesto que acoge al ciudadano como tal sin necesidad de afiliación.
- El modelo Bismarck suele encomendar al sector privado la asistencia sanitaria, mientras que el modelo Beveridge suele ofertar la asistencia sanitaria a través de sus propios centros sanitarios, acudiendo al sector privado como último recurso.

- En el modelo Bismarck la gestión recae en aseguradoras, sin embargo, en el modelo Beveridge la financiación de la asistencia sanitaria es descentralizada y encomendada a las regiones, provincias o Estados.

Con carácter general, los países con un modelo Bismarck suelen orientar su sistema de salud hacia los pacientes, por existir una mayor competencia entre las compañías de seguros para atraer clientes. No obstante, en la actualidad se está produciendo un proceso de convergencia entre ambos modelos. Mientras que en los países con un modelo Beveridge se está concediendo una mayor autonomía en la gestión de los hospitales públicos, en los países con el modelo Bismarck, los gobiernos tratan de influir cada vez más en las decisiones referentes al ámbito sanitario.

Además de los modelos europeos (Bismarckiano y Beveridge) podemos destacar otros dos modelos:

IV. MODELO LIBERAL

Característico de los Estados Unidos. En este modelo el Estado no tiene responsabilidad ni obligación en el ámbito de la salud frente a su población, por lo tanto, la sanidad es de carácter privado. Las aseguradoras privadas obtienen su financiación a partir de la cotización de sus asegurados, los cuales cotizan según los riesgos, y cuyo precio se establece a partir de la oferta y la demanda. El enfoque social no existe, por lo que se crean importantes desigualdades sociales, además, la promoción y la prevención en temas sanitarios es casi nula. Como aspecto positivo podemos destacar que generalmente la relación médico-paciente suele ser mejor.

En los últimos años, este sistema característico de EE.UU. ha sido puesto en duda y como consecuencia reformado (EE.UU. gasta el doble en salud y, sin embargo, su cobertura es muy limitada y la calidad de su servicio es baja). 50 millones de personas que no pueden recibir tratamientos médicos, un 25% de la población del país más rico del mundo. Del 75% restante, muchos se hipotecan de por vida para pagar sus tratamientos, el 60% paga seguros que no incluyen toda la cobertura sanitaria. En consecuencia, una de las medidas estrella del gobierno de Obama ha sido la Ley de Cuidados Accesibles, también denominada *Obamacare*. El principal objetivo era asegurar la cobertura sanitaria a toda la población a partir de la creación de una organización de seguros de salud financiada con impuestos públicos. Lo que se esperaba era un aumento de la competencia en el mercado de seguros privados y por lo tanto una disminución del coste. En junio de 2015, después de tres años de batallas, el Tribunal Supremo de Estados Unidos respaldó el sistema de ayudas a las pólizas de seguros con el voto a favor de seis magistrados y tres votos en contra.

En la actualidad, el nuevo gobierno de Donald Trump está cerca de conseguir su victoria legislativa de mayor envergadura hasta la fecha. La Cámara baja del Congreso estadounidense ha aprobado el proyecto de ley republicano para reemplazar la reforma de la *Obamacare*, una ley que los conservadores han demonizado desde que fuera aprobada. Para que la nueva versión pueda materializarse, tendrá que pasar por el Senado, donde le espera un trámite bastante más complicado.

V. MODELO SEMASHKO

También conocido como sistema centralizado. Fue el modelo empleado en la antigua Unión de Repúblicas Socialistas Soviéticas y países sometidos a su influencia. La financiación parte directa y totalmente del Estado, lo que provoca un control absoluto: gobierno, planificación, organización de centros, recursos y actividades. Era un sistema 100% de carácter público que además prohibía el ejercicio privado de la medicina. Bajo este modelo sanitario el Estado asumía la responsabilidad sobre el bienestar material para todos los miembros de la sociedad, por lo que garantizaba la universalización de la asistencia médica y la igualdad social. Sin embargo, el modelo Semashko se caracterizó por la escasez de recursos, bajo desarrollo tecnológico y elevado número de personal sanitario mal remunerado, lo que provocaba la prestación de servicios ineficaces y de baja calidad.

VI. CONCLUSIÓN

En conclusión, todos los países europeos cuentan con sistemas de protección social que dan cobertura sanitaria a toda la población (a través de un modelo u otro). Sin duda, el modelo social de los estados de la UE es referente en cuanto a los servicios de salud a nivel internacional por varios motivos: cuentan con una cobertura universal mediante seguro público; existe una financiación pública de este seguro; una amplia cobertura de prestaciones (medicamentos, tecnologías, etc.); y mecanismos de control de costes que intentan, a veces sin éxito, asegurar la sostenibilidad financiera del sistema.

VII. BIBLIOGRAFÍA.

1. Ana ARRIBA GONZÁLEZ DE DURANA, "El tratamiento de la dependencia en los regímenes de bienestar europeos contemporáneos", *Colección Estudios Serie Dependencia (Ministerio de Sanidad y Política Social)*, 12007, (2009).
2. Luis Armando BLANCO CRUZ, "Reflexiones sobre la reforma al sistema de salud del presidente Obama", *Dimens. empres.*, Vol. 10, 1, (2012).
3. Carme BORRELL, "Desigualdades y Servicios de Salud", *Saúde e Sociedade*, Vol. 15, 2, (2006).
4. Isabel DE VAL PARDO, *Sistemas de Salud. Diagnóstico y planificación*, Ediciones Díaz de Santos, Madrid, 2001.
5. José Manuel FREIRE, "El Sistema Nacional de Salud español en perspectiva comparada europea: diferencias, similitudes, retos y opciones", *Revista Claridad*, 7, (2006).
6. Javier GARCÍA-LACALLE, "El fortalecimiento del papel del ciudadano en los sistemas de sanidad pública en Europa", *Revista del CLAD Reforma y Democracia*, 50, (2011).

7. Diego GARCÍA MORENO, "7 claves para entender la reforma sanitaria de Obama", *Ethic. La Vanguardia de la sostenibilidad*, 7 de junio de 2015.

8. José María MARCO, "El nuevo mundo de Obama", *Cuadernos de pensamiento político FAES*, (2012).

Ricardo MIR DE FRANCIA, "Trump da el primer golpe contra la reforma sanitaria de Obama", *diariocordoba*, 5 de mayo de 2017.

9. Luis MORENO, *Unión Europea y Estado del Bienestar*, Consejo Superior de Investigación Científica (CSIC) con la colaboración del Ministerio de Trabajo y Asuntos Sociales, Madrid, 1997.

10. B. RECHEL, "Health Reform in Central and Eastern Europe and the Former Soviet Union", *the Lancet,* Vol. 374, 9696, (2009).

11. Mariana URQUIJO REGUERA, "Negro sobre blanco: la reforma sanitaria de Obama", *Elimparcial*, 25 de junio de 2014.

12. "El Supremo de EEUU respalda de nueva la reforma sanitaria de Obama", *El confidencial*, 26 de junio de 2015.

CAPÍTULO 27

CIRUGÍA ORTOGNÁTICA POR HIPOPLASIA BIMAXILAR Y PROGNATISMO MANDIBULAR: PRESENTACIÓN DE UN CASO Y REVISIÓN BIBLIOGRÁFICA

Megías Peralta, M.* / Galera García, A.** / Soler Martínez, G.**

**Departamento de Psicología. Universidad de Almería. D.U.E. Bloque Quirúrgico. Hospital Torrecárdenas. **Departamento de Enfermería, Fisioterapia y Medicina. Universidad de Almería. D.U.E. Bloque Quirúrgico. Empresa Pública Hospital de Poniente.*

****D.U.E. Bloque Quirúrgico. Hospital Torrecárdenas.*

SUMARIO: I. INTRODUCCIÓN. II. ETIOPATOGENIA. II. CASO CLÍNICO: A. EXPLORACIÓN E HISTORIA CLÍNICA. B. PRUEBAS COMPLEMENTARIAS. C. ENTREVISTA CLÍNICA E INICIO DEL PROCESO DE ATENCIÓN DE ENFERMERÍA. D. DETERMINACIÓN DE CORRECCIONES Y SIMULACIÓN GRÁFICA. E. EVALUACIÓN PREOPERATORIA. F. ABORDAJE QUIRÚRGICO. IV. CONCLUSIONES. V. REFERENCIAS BIBLIOGRÁFICAS.

RESUMEN: Las deformidades dentofaciales se describen como alteraciones de carácter funcional –maloclusión por desarrollo anómalo de una o ambas arcadas dentarias- y estético –disarmonía de la cara-, que afectan al esqueleto facial en su tercio medio e inferior. A su vez, estas alteraciones pueden comprometer también a la articulación temporomandibular (ATM), limitando la apertura oral. Su tratamiento es esencialmente quirúrgico mediante cirugía ortognática, la cual debe realizarse por un cirujano maxilofacial una vez finalizado el crecimiento y en estrecha colaboración con otros profesionales, a fin de elaborar protocolos de actuación dirigidos a optimizar los recursos disponibles, que garanticen tanto la calidad en la continuidad asistencial como la obtención de unos resultados satisfactorios en el tratamiento de este tipo de afecciones. El objetivo de este estudio es, por un lado, presentar el caso clínico de un paciente de 21 años con hipoplasia bimaxilar y prognatismo mandibular que precisó cirugía ortognática, y por otro, revisar la literatura relacionada con esta entidad clínica.

PALABRAS CLAVE: Cirugía ortognática; deformidad dentoesquelética clase III; hipoplasia bimaxilar; prognatismo mandibular.

I. INTRODUCCIÓN.

Las deformidades dentofaciales se describen como alteraciones de carácter funcional *–maloclusión por desarrollo anómalo de una o ambas arcadas dentarias-* y estético *–disarmonía de la cara-*, que afectan al esqueleto facial en su tercio medio e inferior

(Nakata, Kato, Shakita y Koh, 2007). En general, se distinguen dos tipos: (1) Las *clases II esqueléticas*, en las que existe una discrepancia entre la relación maxilo-mandibular a favor del maxilar superior, también conocidos como "cara de pájaro"; y, (2) Las *clases III*, cuya divergencia es a favor de la mandíbula y es tratada como "prognatismo mandibular", constituyendo la alteración más frecuente con una prevalencia de un 15% en la población caucásica (Sosa Rosales, 2003). Esta última se caracteriza por presentar los siguientes rasgos físicos faciales: *-alargamiento vertical o anterior de la parte inferior de la cara; prominencia de tercio inferior facial; labio superior corto; hundimiento de zonas paranasales y mayor tendencia a la concavidad del rostro-*. En este sentido, hay dos tipos de patrón facial en los pacientes con maloclusión clase III *-el dolicofacial y el braquifacial-*, ambos con distinto enfoque diagnóstico y tratamiento. Asimismo, estas deformidades dentoesqueléticas pueden existir de forma aislada, estar asociadas a otras enfermedades del desarrollo *–fisura labiopalatina, síndrome de Pierre Robin-* (Rachmiel, 2007), o bien pueden provocar otras patologías como el síndrome *de apnea obstructiva del sueño* (Scott y Boyd, 2007). Por otra parte, es frecuente que estas alteraciones en el desarrollo del esqueleto facial se acompañen de disfunciones de la articulación temporomandibular (ATM), con sintomatología dolorosa ocasional y presencia de ruidos articulares, pudiendo estar limitada la apertura oral (Posnick, Ricalde, 2006).

El tratamiento es esencialmente quirúrgico mediante cirugía ortognática (Park y Hwang, 2008), la cual debe realizarse por un cirujano maxilofacial una vez finalizado el crecimiento y en estrecha colaboración con otros profesionales *–ortodoncista, anestesista, personal de enfermería y equipo de atención primaria (EAP)-*, a fin de elaborar protocolos de actuación dirigidos a optimizar los recursos disponibles, que garanticen tanto la calidad en la continuidad asistencial como la obtención de unos resultados satisfactorios en el tratamiento de este tipo de afecciones.

No obstante, esta cirugía puede tener una morbilidad tanto intraoperatoria como postoperatoria (Kim y Park, 2007), por lo que es necesario realizar un correcto diagnóstico, a fin de implementar el tratamiento indicado en cada caso.

Se presenta el caso clínico de un paciente varón de 21 años con hipoplasia bimaxilar y prognatismo mandibular, y su resolución funcional y estética mediante cirugía ortognática.

II. ETIOPATOGENIA.

Muchas de las anomalías del desarrollo de las estructuras maxilomandibulares son de causa desconocida. Otras, sin embargo, obedecen a diversos factores etiopatogénicos: (a) Traumatismos durante la gestación o el crecimiento, afectándose los centros óseos de desarrollo; (b) Insuficiencia respiratoria nasal, que causa paladar hendido por respiración bucal forzada; (c) Hábitos nocivos en la infancia, como mordidas abiertas y premaxilas protrusivas; (d) Infecciones gestacionales (rubeola, toxoplasma, treponema); (e) Genética » predisposición familiar (fisura labiopalatina, síndrome de Pierre Robin,...); (f) Causas endocrinológicas (hiperfunción hipofisaria, hipofunciones tiroideas); y, (g) Tumores/ Malformaciones en la lengua.

III. CASO CLÍNICO:

a. Exploración e historia clínica

Paciente varón de 21 años de edad, con antecedentes familiares de síndrome craneofacial –hermana-, que acude a la consulta de atención primaria por interferencia en la oclusión, deficiencia en la masticación, paradenciopatías, problemas fonatorios y disfunción de la articulación temporomandibular (ATM), motivo por el que es remitido a la Unidad de Gestión Clínica (UGC) de Maxilofacial para valoración, siendo clasificado como *deformidad dentoesquelética clase III* por hipoplasia bimaxilar y prognatismo mandibular.

b. Pruebas Complementarias

1. **Estudio cefalométrico.** Permitió estudiar el complejo cráneo facial mediante la medición de las estructuras óseas, dentarias y tejidos blandos, y la relación entre ellas, corroborándose la existencia de una anomalía dentofacial funcional de clase III. El paciente presentaba una rotación facial posterior caracterizada por un alargamiento de la cara *–biotipo dolicofacial moderado-*.

2. **Examen clínico dental y periodontal**, para valorar posibles afecciones que debían ser tratadas previo a la cirugía. En este caso fue necesario practicar una exodoncia quirúrgica de cordales *-18, 19, 28, 38, 39, 48-* con osteítis. Ésta fue realizada en cuatro sesiones quirúrgicas con un mes de intervalo entre ellas. Asimismo, se corroboró que la función de la ATM se hallaba alterada.

3. **Valoración de la oclusión:** morfología de las arcadas dentarias, que objetivó incisivos maxilares apiñados y mandibulares en posición labial respecto a éstos (Figura 1).

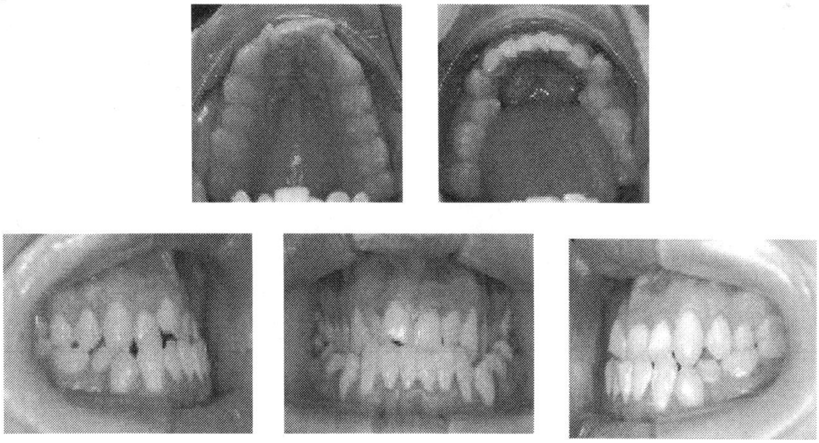

Figura 1. Incisivos apiñados y mandibulares en posición

4. Evaluación de las proporciones y del perfil facial. Véase retrusión esquelética maxilar y protusión esquelética mandibular (Figura 2).

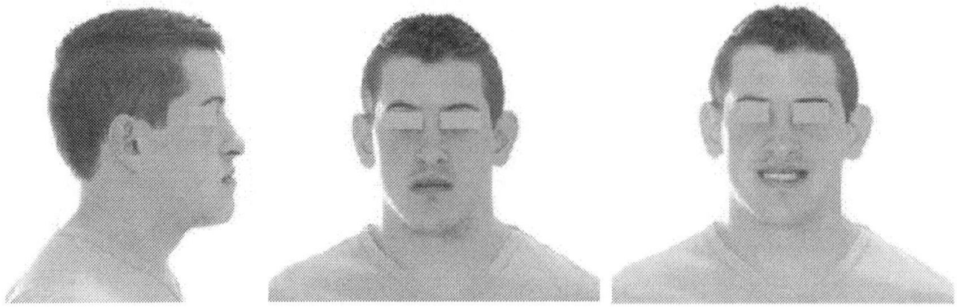

Reposo: Perfil **Reposo:** Frente

Figura 2. Retrusión esquelética maxilar y protusión

5. Elaboración y seguimiento de un plan de actuación multidisciplinar: Registro fotográfico y exploración Intraoral ***-frontal, lateral D+I y oclusal maxilar y mandibular-*** (Figura 3). Precisó tratamiento con ortodoncia durante 18 meses para previsión de posterior corte óseo. Se cambiaron los arcos para añadirles los ganchitos y se prepararon férulas intermedia de maxilar y final de mandíbula (Figura 4).

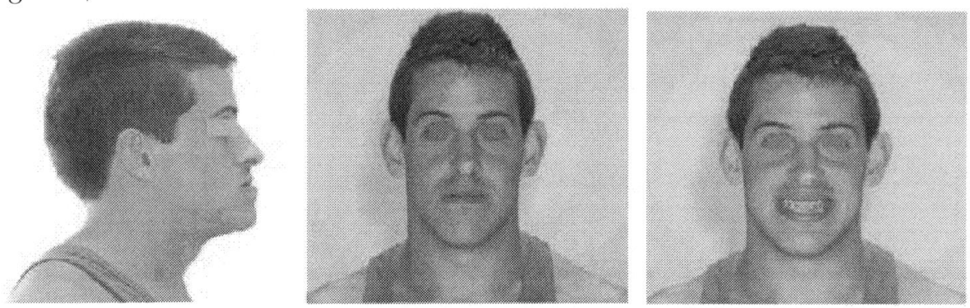

Reposo: Perfil **Reposo:** Frente **Sonrisa**

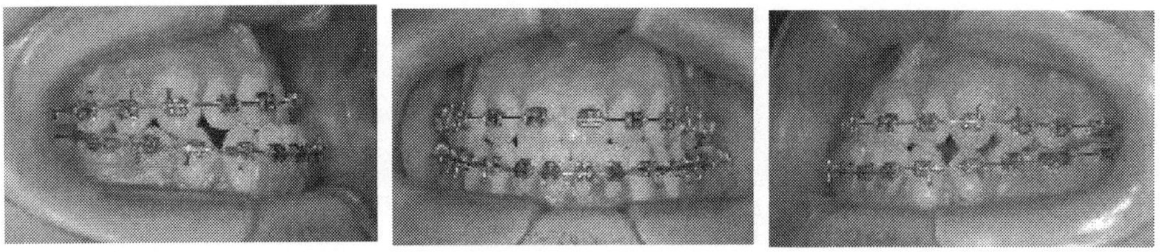

Intraoral: Lateral D **Intraoral:** Frontal

Figura 3. Registro fotográfico y exploración intraoral

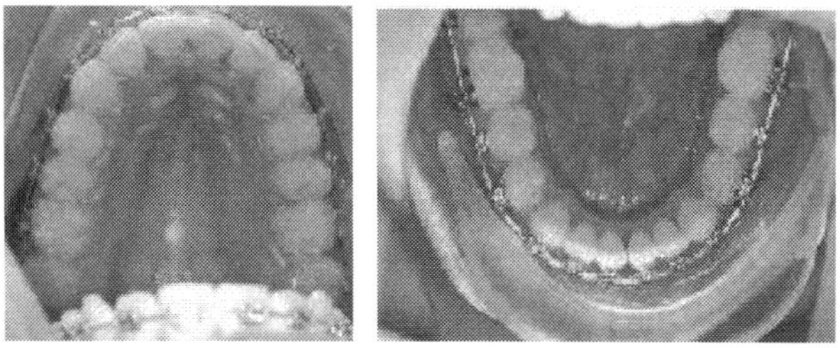

Figura 4. Férulas intermedia de maxilar y final de mandíbula

6. Estudios de imagen:

i-CAT (bone beam). Técnica de imagen que proporciona un estudio en 3D de la cara.

- Telerradiografía de perfil.
- Ortopantomografía.

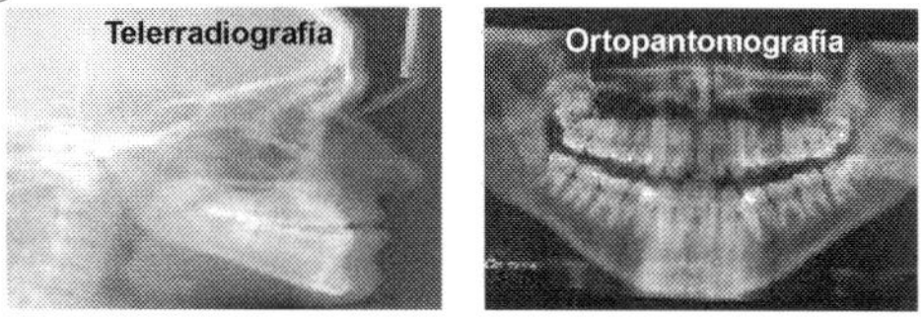

c. Entrevista clínica e inicio del Proceso de Atención de Enfermería (PAE): se recopilaron aquellos datos inherentes a la patología que presentaba el paciente y que resultaban cruciales para su manejo terapéutico. Asimismo, se permitió que el paciente expresara sus motivaciones y expectativas.

d. Determinación de las correcciones necesarias para hacer coincidir la oclusión y **realización de una simulación gráfica**.

e. Evaluación preoperatoria: Analítica (hemograma, bioquímica y estudio de coagulación), **Rx de tórax**, **Electrocardiograma** y **Valoración Anestésica**, a fin de detectar posibles riesgos y/o complicaciones.

f. Abordaje quirúrgico

Se practicó una osteotomía maxilar tipo Lefort I, que permitió una movilización hacia delante, atrás, abajo y arriba, logrando así un cambio facial tridimensional (Figura 5). Asimismo, se realizó un avance maxilar de 7 mm y una fijación a OS con microtornillos.

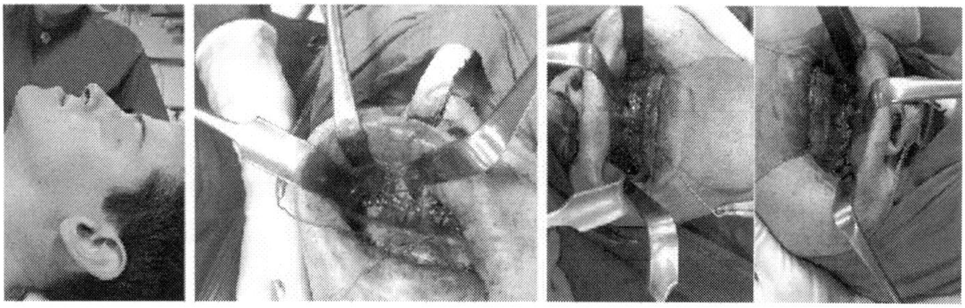

Figura 5. Osteotomía maxilar tipo Lefort I bilateral + Osteoplastia

Los profesionales se prepararon ante las posibles complicaciones que podían presentarse durante el procedimiento quirúrgico: (1) Daño en la vía aérea por el gran edema que se produce en las cirugías bimaxilares; y, (2) Sangrado (durante un Lefort I se pueden dañar las arterias maxilares internas).

Durante la fase postquirúrgica inmediata se llevó a cabo un manejo y resolución eficaz de los hematomas. Se verificó la ausencia de: (1) Lesión nerviosa, por tracciones sobre el infraorbitario; (2) Problemas con la osteosíntesis y la estabilidad de la fijación; (3) Lesión de arterias palatinas, ramas de la arteria facial y arteria faríngea, que causan pérdida ósea; y, (4) Recurrencia debida al proceso de contracción cicatrizal y a fuerzas musculares.

En el postoperatorio tardío se realizó tratamiento con ortodoncia durante 6 meses para ajustes finos de la oclusión, corroborando que se habían cumplido las expectativas del paciente (Figura 6).

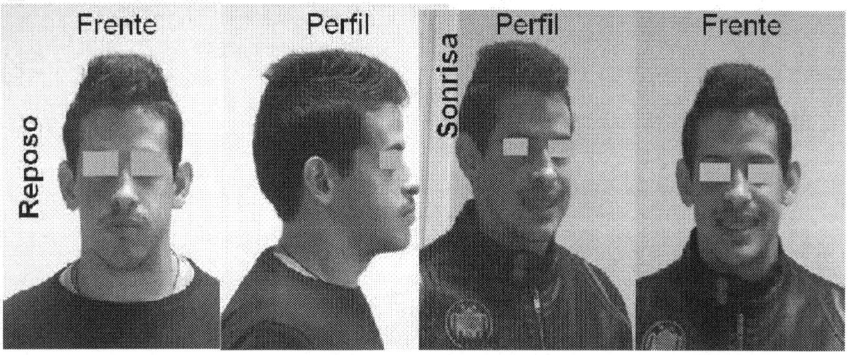

Figura 6. Tratamiento ortodoncista para ajustes finos de la oclusión

El paciente evolucionó favorablemente, sin complicaciones postquirúrgicas, siendo dado de alta al 3er día de la intervención para seguimiento por el EAP y revisión en las consultas externas de maxilofacial. Se elaboró un plan conjunto de cuidados y recomendaciones tras una cirugía ortognática: (1) No poner la cabeza hacia abajo. Utilizar una almohada extra para elevar el nivel de la cabeza; (2) La herida puede sangrar. Si fuese así, colocar un rollo de gasa estéril sobre la misma, apretándolo durante 15-30 minutos; (3) Aplicar hielo de modo intermitente (5 minutos SÍ – 5 minutos NO) para reducir la inflamación. A partir del tercer o cuarto día pueden ser útiles los paños húmedos o calientes; (4) Dieta líquida administrada con una pajita la primera semana, para evitar que restos alimenticios se impacten en la herida. Posteriormente, introducir alimentos triturados y/o dieta blanda con una cuchara, pero sin morderla. No tomar bebidas alcohólicas ni fumar; (5) Después de cada comida, enjuagarse la boca con agua sal o colutorios de clorhexidina al 0.12% e iniciar cepillado dental con cepillo postquirúrgico *–sólo con agua-* para prevenir infecciones; (6) Psicoeducación del paciente *–hacerle partícipe activo de su recuperación-*;y, (7) Reeducación muscular facial. En el último control se objetivó un buen resultado en la corrección de las discrepancias dentoesqueléticas, buena oclusión dentaria, estética facial y dental óptima, estabilidad de resultados y satisfacción de las expectativas del paciente.

IV. CONCLUSIONES.

La corrección óptima de la deformidad dentofacial de clase III sólo puede realizarse mediante un manejo terapéutico multidisciplinario (Ávila, Zorrilla y Lambertus, 2010; Lugo, 2008), cuyas *responsabilidades* se fundamenten en: (a) Realización de un diagnóstico correcto; (b) Predicción de los posibles resultados estéticos y funcionales; y, (c) Desarrollo de un enfoque dirigido a lograr una oclusión funcional y una armonía facial.

Es decir, el trabajo coordinado del equipo permitió que, mediante osteotomías de la mandíbula y el maxilar, se corrigiese no sólo la función masticatoria, la fonación y la oclusión dental y de la ATM, al proporcionar una mayor estabilidad al hueso movilizado, sino también la apariencia facial y la fisiología muscular, caracterizada por un tono y una sincronización de los músculos elevadores y depresores de la mandíbula, permitiendo así una apertura oral eficaz.

V. REFERENCIAS BIBLIOGRÁFICAS.

1. Ávila Jiménez S, Zorrilla H, Lambertus T. "Corrección ortodóncica quirúrgica del prognatismo mandibular y el crecimiento vertical exagerado del mentón. Caso clínico", *Revista Dominicana de Ortodoncia*, 4, (2010), p. 23-29.
2. Kim S, Park S. "Incidence of complications and problems related to orthogathic surgery", *Journal Oral Maxillofacial Surgery*, 65, (2007), p. 2438-2444.
3. Lugo R. "Elementos de cirugía ortognática", en Otaño Lugo R, *Manual clínico de Ortodoncia,* La Habana: Editorial Científico Técnica, 2008, p. 335-352.
4. Nakata Y, Kato N, Shakita N, Koh M. "Changes in stomatognathic function in patients with mandibular prognathism", *Journal Oral Maxillofacial Surgery*, 65, (2007), p. 444-451.
5. Park J, Hwang YS. "Evaluation of the soft and hard tissue changes after anterior segmental osteotomy on the maxilla and mandible", *Journal Oral Maxillofacial Surgery*, 66, (2008), p. 98-103.
6. Posnick J, Ricalde P. "A modified approach to "Model planning" in orthognatic surgery for patients without a reliable centric relation", *Journal Oral Maxillofacial Surgery*, 64, (2006), p. 347-356.
7. Rachmiel A. "Treatment of maxillary cleft palate: Distraction osteogenesis vs Orthognathic surgery", *Journal Oral Maxillofacial Surgery*, 65, (2007), p.753-757.
8. Scott R, Boyd B. "Facial soft tissue changes following maxillomandibular advancement for treatment of obstructive sleep apnea", *Journal Oral Maxillofacial Surgery*, 65, (2007), p.1332-1340.
9. Sosa Rosales MC. "Afecciones clínico quirúrgicas bucofaciales", en *Guías prácticas de Estomatología*, La Habana: Editorial Científico Técnica, 2003, p. 341-342.

CAPÍTULO 28

REVISIÓN BIBLIOGRÁFICA SOBRE LOS TEST DE VALORACIÓN DE LA FUNCIÓN COGNITIVA EN ATENCIÓN PRIMARIA

Molina Caparrós, Laura María* / Velasco Romero, Raúl Miguel**

**Consultorio de Sardina del Sur, Vecindario, Las Palmas de Gran Canaria*

*** Servicio de Medicina Interna, Hospital de La Vega Lorenzo Guirao*

SUMARIO: I. INTRODUCCIÓN. II. DESARROLLO DEL TRABAJO. III. CONCLUSIONES. IV. BIBLIOGRAFÍA.

RESUMEN: Este trabajo, mediante una revisión bibliográfica en España desde 1998 al 2015, trata de citar los test cognitivos usados para valoración, especialmente en las consultas de atención primaria. Se ponen de manifiesto las fortalezas y las debilidades de cada test, comparando unos con otros.

PALABRAS CLAVE: Deterioro cognitivo, test, atención primaria.

I. INTRODUCCIÓN.

La función cognitiva la componen aquellos procesos intelectuales necesarios para el funcionamiento cotidiano, tales como la memoria, el lenguaje o las praxias según lo definido por Pérez Abascal[1]. Cuando existe un cambio con respecto al estado cognitivo previo, es decir, alguno de estos procesos intelectuales cambian, nos podemos encontrar ante un deterioro cognitivo.

Frecuentemente la puerta de entrada al ámbito sanitario de la sospecha de un deterioro cognitivo por la existencia de alguno de estos cambios que bien son referidos por el propio paciente, bien por sus familiares o bien por el paciente y a la vez corroborados por familiares/informadores se hace desde la atención primaria.

Ante estas situaciones se hace necesario cuantificar de forma lo más objetiva posible la existencia del deterioro cognitivo de cara a próximos abordajes con este paciente. Para ello disponemos de múltiples test de valoración cognitiva, e inicialmente ninguno parece superior al resto.

II. DESARROLLO DEL TRABAJO.

1. METODOLOGÍA.

La metodología usada fue la revisión narrativa bibliográfica sistemática, en la que se describieron los test para el diagnóstico de deterioro cognitivo utilizados en España durante el período 1998 al 2015.

Se realizó una búsqueda de artículos en diversos buscadores (PubMed, elsevier, MD Consult, biblioteca online de la Universidad de Las Palmas de Gran Canaria).

Para la búsqueda se utilizaron palabras clave definidas en relación al deterioro cognitivo. Así de esta manera se usaron los términos "deterioro", "cognitivo", "valoración" combinando con el operador booleano "AND". De manera complementaria, se realizó una búsqueda manual a través de Internet en revistas y organismos públicos: Sociedad Española de Neurología (http://www.sen.es), (http://www.imserso.es), Sociedad Española de Farmacia Familiar y Comunitaria (https://www.sefac.org), Gobierno de Canarias (http://www.gobiernodecanarias.org), Gobierno de Aragón (http://www.aragon.es).

Los criterios de inclusión manejados son: artículos con texto completo disponible, artículos de investigación y especie humana. Todo ello, teniendo en cuenta que plantean la valoración y el manejo de deterioro cognitivo en nuestro país, principalmente desde atención primaria publicados dentro de un periodo concreto de tiempo (1998-2015). Por defecto, todos los artículos encontrados aparecen en castellano. Se excluyeron opiniones personales y artículos no nacionales.

Tras analizar el contenido a fondo, se seleccionaron 12 artículos.

2. VALORACIÓN COGNITIVA

Para detectar la existencia de deterioro cognitivo, lo primero es interrogar al paciente y a los familiares sobre la pérdida de memoria, habilidades cognitivas de su día a día o trastornos del lenguaje. Una vez realizada una entrevista clínica disponemos de pruebas de cribado que son fácilmente administrables y nos permiten detectar los déficits en los distintos dominios cognitivo, estos son los denominados como tests cognitivos breves (TCB).

Carnero-Pardo[2] define los TCB como instrumentos de uso habitual y cotidiano en la práctica médica, que se utilizan fundamentalmente, aunque no de forma exclusiva, para la detección y el cribado de pacientes con deterioro cognitivo, así como en el seguimiento y la valoración de la respuesta al tratamiento de estos pacientes.

Este mismo autor añade también, que los test cognitivos breves, nacen ante la necesidad de proporcionar en pocos minutos una medida objetiva de las capacidades cognitivas de una persona, debido a la escasez de tiempo en las consultas (en especial en atención primaria, con una media de 5 minutos en nuestro país). Villarejo[3], en su artículo nos cita los requisitos que debería cumplir un test breve ideal:

a) ser rápido (depende del nivel asistencial, en Atención Primaria menos de 5 minutos) y fácil de administrar para tener buena aceptación por los profesionales;

b) ser bien tolerado y aceptado por los pacientes;

c) ser fácil de puntuar;

d) libres de sesgos e influencias de variables (independiente del lenguaje, cultura o nivel educativo);

e) evaluar dominios cognitivos múltiples;

f) validado específicamente para deterioro cognitivo, la validez de la gran mayoría disminuye al disminuir el deterioro.

Además, tiene que cumplir una serie de requisitos metodológicos, como son:

a) buena consistencia interna;

b) alta fiabilidad inter-evaluador e intra-evaluador;

c) poseer una buena validez concurrente;

d) tener una buena validez predictiva y de criterio (sensibilidad al cambio);

e) disponer de normas comparativas.

Así que, atendiendo a los textos revisados, como el de Martínez de la Iglesia, los test para valoración del deterioro cognitivo más usados[4], se adjunta en la tabla siguiente:

Test de valoración cognitiva más usados según Martínez de la Iglesia[4]

	Sensibilidad	Especificidad
MMSE	79%	95%
MEC de Lobo	89,8%	83,9%
SPMSQ	85,7%	79,3%
Test del reloj	79%	82%
Prueba cognitiva de Leganés	93,9%	94,7%
Set-test de Isaacs	79%	82%

Martínez de la Iglesia coincide con otros autores, como Argimón Pallás[5] y Lorente Aznar[6] en colocar como los más frecuentes el Mini-mental y su versión española el miniexamen cognoscitivo de LOBO (MEC de Lobo).

Según Lorente Aznar[6], el MEC de Lobo, como versión española, tarda unos 10 min en pasarse y ha demostrado ampliamente su fiabilidad, validez y poder discriminativo.

Sin embargo en el artículo "¿Es hora de jubilar al Mini-Mental?[2]" se exponen las limitaciones de este test, como que sólo 3 de las preguntas evalúan la memoria y que las funciones ejecutivas también están infra representadas. Es poco discriminativo para deterioro leve y la falta de estandarización afecta seriamente a la fiabilidad. No puede ser aplicado a analfabetos. Por tnato, tiene un sesgo educativo que lo hace poco sensible en sujetos con alto nivel educativo, y poco específico en sujetos con bajo nivel.

Algunos autores han propuesto correcciones, otros distintos puntos de corte y otros consideran que ninguna medida mejora la utilidad diagnóstica global.

Otro inconveniente del Mini-Mental es que en sus orígenes fue utilizado libremente, hasta que desde el año 2001 el uso del Mini-Mental exige contar con una autorización o requiere un desembolso.

Con respecto al Short Portable Mental Status Questionarie (SPMSQ) de Pfeiffer, como podemos leer en la obra de Gaspar Escayola[7], fue creado por Pfeiffer en 1975. Es una herramienta útil de screening para la detección de trastorno cognitivo y también útil en situaciones en las que, por tratarse de población muy anciana y/o inestable y/o analfabeta y/o con limitación sensorial, el MEC de Lobo es poco adecuado, con lo que Sánchez Janariz[8], también está de acuerdo. También detecta la existencia y el grado de deterioro cognitivo. Este cuestionario explora la memoria a corto y largo plazo, la orientación, la información sobre los hechos cotidianos y la capacidad de cálculo. Tiene una amplia experiencia de uso tanto en nuestro país como en otros del entorno, es sencillo y rápido (5 minutos).

Hay que añadir que es muy utilizado en Atención Primaria, y con respecto al MEC es más fácil y rápido que éste, con mejor rendimiento cuando se utiliza para personas con bajo nivel educativo, edad avanzada (igual o mayor de 75 años) o con déficit sensorial aunque como punto negativo, explora menos dominios.

Sánchez Janariz[8] habla también del Test del Reloj (Clock drawing test), validado al español por Cacho et al en 1999, que evalúa la atención, comprensión, capacidades visuoconstructivas y visuoespaciales, memoria, capacidad numérica, de abstracción y ejecutiva. Es de rápida administración (5 minutos) y no está influido por edad, sexo ni nivel educativo aunque, en el estudio de validación, se excluyeron los analfabetos. Y aunque, su interpretación es laboriosa, según Lorente Aznar[6] es fácil en cuanto a su realización. Ambos coinciden en que su rendimiento aumenta cuando se administra junto con otros como el MMSE.

El Set-Test de Isaacs puede ser una opción también en personas analfabetas, con deterioros sensoriales o cuando el tiempo en la consulta es un factor condicionante, como podemos leer en la "Guía de actuación en las personas mayores en atención primaria"[9].

El test de fluencia verbal de animales, el cual es una de las categorías del Set-Test de Isaacs es equivalente en rendimiento y fiabilidad al propio Set-Test según otros autores como Lorente Aznar[6] y Sánchez Janariz[8].

Según Sánchez Janariz[8], la Prueba Cognitiva de Leganés (PCL), creado por Yebenes et al en 2003 evalúa la memoria y la orientación. Es especialmente útil para la detección de demencia en población mayor de bajo nivel educativo o con déficit sensorial severo. No incluye tareas de papel y lápiz. Hay escasos estudios. Su administración dura 11 minutos (incluyendo 5 de descanso).

Según Barahona-Hernando[10], una herramienta útil validada en población española es el test de las fotos (TF), diseñado por Carnero Pardo en 2004 (autor también del Eurotest) y disponible gratuitamente para uso clínico en la web www.fototest.es. Presenta como ventajas facilidad y rapidez de realización, requiere corrección por edad pero no por nivel educativo, es aplicable a analfabetos y valora el recuerdo facilitado y la fluencia verbal.

"El Manual de actuación en la enfermedad de Alzheimer y otras demencias"[8] habla también de la alta y significativa correlación hallada entre los resultados de este test y los resultados de MMSE y SPMSQ. Además de ser un test muy sencillo y breve (tan sólo requiere de 4 minutos). De fácil aplicabilidad en otros idiomas pero con escasos estudios. Existe un estudio en Fase II, denominado Fotottrans[11].

Villarejo[3] aporta sobre este test que al igual que sucede en el caso de otros test muy breves como el MIS o los test de fluencia verbal, su uso aislado puede ser adecuado para el cribado, por lo que debe complementarse con el uso de otros test para el diagnóstico de demencia.

Carnero-Pardo[2], autor de este test, compara también El Mini-Cog y el Fototest como ejemplos de la línea de desarrollo que busca instrumentos simples y muy breves que puedan ser utilizados en Atención Primaria y en ámbitos con mucha limitación de tiempo. El Mini-Cog precisa tan solo de 2-3 minutos. Existen estudios que revelan una utilidad similar al Mini-mental, aunque hay un estudio en nuestro país con peores resultados que demuestra no ser útil para bajo nivel educativo. Mientras que el Fototest ha demostrado ser más coste-efectivo y eficiente que el Mini-Mental en atención primaria y similar a otros instrumentos que podrían aplicarse a analfabetos de mayor duración.

III. CONCLUSIONES.

Ahora bien, el ámbito de la atención primaria es comúnmente el primer contacto (y en numerosas ocasiones el único) con un profesional de la salud que mantienen estos pacientes. Parece indudable, por tanto, el papel del médico de Atención Primaria en la detección precoz, y en el abordaje de los mismos.

Por otro lado, con respecto a la valoración cognitiva, se valoran los test breves para atención primaria por su facilidad y su brevedad, y se valora también el hecho de que evalúen varias áreas en un mismo tiempo. El mini-mental y MEC de lobo, son considerados de referencia, pero comienzan a abrirse camino otros test más nuevos como el Fototest, que aún cuenta con escasos estudios que lo avalen. Otros como el Test de Pfeiffer, o el Set-Test de Isaacs parecen útiles para atención primaria, no tanto el test del Reloj, por su diversidad en el puntaje o la prueba cognitiva de Leganés por su tiempo excesivo, aproximadamente 11 minutos.

De tal forma, que la valoración del deterioro cognitivo es eminentemente clínica y los cuestionarios de valoración, constituyen tan sólo una ayuda a la misma.

Ahora bien, en el caso de usar algún cuestionario, como observamos, según autores como Francia Santamaría[12] como ningún test ha demostrado ser superior a los demás, lo que se recomienda es adquirir familiaridad con 1 ó 2 y aplicarlos de forma sistemática.

Además, existen escasos estudios de estos test en ámbito comunitario y una falta de consenso en cuanto a qué dominios deben ser evaluados, por lo que el número de tests propuestos y estudiados es ingente.

Podemos concluir, en consecuencia, que en la valoración del deterioro cognitivo hay un número desmedido de cuestionarios, probablemente porque no exista el test ideal.

IV. BIBLIOGRAFÍA.

1. N. PÉREZ ABASCAL "Valoración del paciente geriátrico", *Medicine*, 11, (2014), p 364.
2. C. CARNERO-PARDO, "¿Es hora de jubilar al Mini-Mental?", *Neurología*, 29, (2014), p. 473.
3. A. VILLAREJO y V PUERTAS-MARTÍN, "Utilidad de los test breves en el cribado de demencia". *Neurología*, 26, (2011), p.425.

4. J. MARTÍNEZ DE LA IGLESIA, "Manejo general y extrahospitalario del paciente con demencia". *Medicine*, 76, (2011), p.5156.

5. JM ARGIMÓN PALLÀS, "Tratamiento inicial de los pacientes con quejas subjetivas de memoria y/o deterioro cognitivo en atención primaria: estudio ISSEA" *Aten Primaria*, 39, (2007), p. 171.

6. T LORENTE AZNAR, "Rendimiento diagnóstico de los test cognitivos aplicados desde atención primaria. Concordancia y validez de los test de cribado", *Aten Primaria*, 42, (2010), p.226.

7. JI GASPAR ESCAYOLA, *Programa de atención a enfermos crónicos dependientes. Escalas de valoración funcional y cognitivo. Gobierno de Aragón. Departamento de Salud y Consumo*, 2006.

8. H SÁNCHEZ JANARIZ, *Manual de Actuación en la enfermedad de Alzheimer y otras Demencias. Gobierno de Canarias, Consejería de Sanidad Servicio Canario de la Salud Dirección General de Programas Asistenciales*, 2011.

9. SERVICIO CANARIO DE SALUD, *Guía de actuación en las personas mayores en atención primaria*, Canarias, 2002.

10. R BARAHONA-HERNANDO, "Diagnóstico precoz y pronóstico de la demencia. Empleo y utilización de pruebas complementarias", *Medicine*, 11, (2015) p. 4334.

11. C CARNERO-PARDO, "Estudio FOTOTRANS: estudio multicéntrico sobre la validez del Fototest en condiciones de práctica clínica", *Neurología*, 68, (2012), p.68.

12. E FRANCIA SANTAMARÍA, C E CÁCERES CABALLERO Y D RUIZ HIDALGO, "El diagnóstico inicial de una demencia en atención primaria", *FMC*, 22 (2015), p.26.

13. T OJEA ORTEGA, "Un nuevo test para la valoración de la memoria episódica. Test episódico y test episódico del cuidador", *Neurología*, 28, (2013), p.488.

CAPÍTULO 29

ICTUS, FACTORES DE RIESGO, DESARROLLO Y REPERCUSIÓN

Morales Vega, Mª Ángeles/ Villegas Martín, Ana Belén**/*
*Moreno Salazar, Francisca***
** TCAE, Hospital Reina Sofía.*
*** TCAE, Hospital Torrecárdenas.*

SUMARIO: I. OBJETIVOS. II. METODOLOGÍA. III. CONCLUSIONES. IV. BIBLIOGRAFÍA.

RESUMEN: El término de Ictus, hace referencia, a una interrupción brusca del aporte de sangre a una región del cerebro, produciendo una alteración de su funcionamiento. Existe diferentes tipos según su origen y sus síntomas más importantes son pérdida de visión, Pérdida repentina de la fuerza en la cara, brazo y/o pierna de un lado del cuerpo, pérdida de sensibilidad en cara brazo y/o pierna de un lado del cuerpo. Es muy frecuente y una de las principales causas de incapacidad permanente y mortalidad. Se suele producir sobre todo, a partir de los 55 años, más en mujeres que hombres, en raza negra e hispanoamericanos, por su predisposición a la HTA y diabetes, teniendo que tenerse en cuenta también los antecedentes personales. Deben hacerse una prevención y diagnóstico adecuado para evitar su repetición y para realizar un tratamiento eficaz, e informar al paciente para que participe .de él.

PALABRAS CLAVES: Ictus, accidente cerebrovascular, infarto cerebral, derrame cerebral

I. OBJETIVOS.

Informar al paciente, con factores de riesgo, para evitar la repetición., o para prevenir la enfermedad.

Aumentar el conocimiento por parte del enfermo del proceso que padece para que participe y siga el tratamiento. Motivar al afectado en cada momento de su procedimiento. Fomentar hábitos saludables que eviten el ictus.

II. METODOLOGÍA.

Como hemos citado Ictus es una interrupción brusca del aporte de sangre a una región del cerebro produciendo una serie de secuelas.

- **Factores de Riesgo**

-Hipertensión Arterial
-Tabaquismo.
-Diabetes.
-Colesterol elevado
-Alcoholismo.
-Consumo de drogas.
-Obesidad
-Raza, sobretodo hispanoamericanos y africanos.

- **Signos de alarma**

-Pérdida de fuerza en la cara, brazo y/o pierna de un lado del cuerpo, de inicio brusco.

- Trastornos de la sensibilidad, de la cara, brazo y/o pierna de un lado del cuerpo, de inicio brusco.

- Pérdida súbita de visión, parcial o total, en uno o ambos ojos.

- Dolor de cabeza de inicio súbito, de intensidad inhabitual y sin causa aparente.

- Sensación de vértigo intenso, inestabilidad, desequilibrio o caídas bruscas inexplicadas, si se acompañan de cualquiera de los síntomas descritos con anterioridad.

- **Clasificación**

Según la naturaleza de la lesión, los dos grandes tipos de ictus son:

1. **Ictus isquémico** establecido o infarto cerebral: se produce cuando la isquemia cerebral es lo suficientemente prolongada en el tiempo como para producir un área de necrosis tisular
2. **Ictus hemorrágico**: es la extravasación de sangre dentro del encéfalo como consecuencia de la rotura de un vaso. Según su localización puede ser cerebral (intraparenquimatosa o ventricular) o subaracnoidea.

Según la causa etiológica, los diferentes subtipos de ictus isquémico son los siguientes:

a) **Ictus isquémico** (AIT o infarto cerebral) aterotrombótico por aterosclerosis de arteria grande: es un infarto generalmente de tamaño medio o grande, de topografía cortical o subcortical y localización carotídea o vertebrobasilar

b) Ictus isquémico cardioembólico: generalmente es de tamaño medio o grande, de topografía habitualmente cortical, para el que existe evidencia (en ausencia de otra etiología alternativa) de alguna de las siguientes cardiopatías embolígenas

c) Enfermedad oclusiva de pequeño vaso arterial (infarto lacunar): es un infarto pequeño (diámetro menor de 1,5 cm) en la zona de una arteria perforante cerebral

d) Ictus isquémico de etiología inhabitual: es un infarto de tamaño pequeño, mediano o grande, de localización cortical o subcortical, en territorio carotídeo o vertebrobasilar en un paciente en el que se ha descartado el origen aterotrombótico, cardioembólico o lacunar.

e) Ictus isquémico de etiología indeterminada: es un infarto de tamaño medio o grande, de localización cortical o subcortical, en territorio carotídeo o vertebrobasilar, en el que, tras un exhaustivo estudio diagnóstico, se han descartado los subtipos aterotrombótico, cardioembólico, lacunar y de causa inhabitual

- **Diagnóstico**

El proceso diagnóstico incluye los siguientes apartados: historia clínica, exploración general y neurológica, y exploraciones complementarias.

En la **historia clínica** se debe prestar atención a los antecedentes vasculares personales y familiares, la instauración ictal o súbita de la focalidad neurológica y, especialmente, la hora de inicio para valorar si el paciente puede ser subsidiario de tratamiento fibrinolítico urgente.

- **Escala Cincinnati**, consistente en evaluar tres evidencias:

1. **Asimetría facial**: Para evaluar si estamos en presencia de un *ictus* se solicita a la persona que se sonreía con el propósito de comprobar si existe simetría entre las dos partes de la cara. Si se presenta alguna diferencia debe ser sometida a un examen neurológico exhaustivo.
2. **Fuerza en las extremidades superiores (brazos)**: Se le solicita a la persona que extienda los brazos durante unos diez segundos. Se considera necesario atender a la persona si no puede mantenerlo o si existen evidencias de pérdida de movilidad.
3. **Lenguaje**: Al constatarse dificultad para hablar, pronunciar algunas palabras o manifestaciones de tartamudeo debe profundizarse en el examen neurológico.

- **Exploración neurológica**

1. *Funciones mentales*:
   - Nivel de consciencia (se puede utilizar la escala de Glasgow).
   - Orientación en espacio y tiempo.
2. *Lenguaje*: se valorará la comprensión, la respuesta a órdenes sencillas y la expresión. Se indicará al paciente que nombre objetos como un lápiz o un reloj y luego que indique para qué sirven.
3. *Pares craneales*: su alteración es frecuente en las lesiones de tronco.
4. *Desviación oculocefálica*: es un signo localizador. En las lesiones hemisféricas el paciente mira hacia el lado de la lesión encefálica mientras que en las lesiones de tronco la desviación es hacia el lado hemipléjico, es decir, contraria a la lesión encefálica.

5. ***Déficit motor***: generalmente uni y contralateral a la lesión cerebral. Puede ser completa (plejia) o incompleta (paresia). Se caracteriza por pérdida de fuerza, alteración del tono y signo de Babinski.
6. ***Déficit sensitivo***: habitualmente contralateral a la lesión encefálica.
7. ***Alteraciones cerebelosas***: tales como ataxia, incoordinación e hipotonía.

El grupo elaborador también consideró importante incluir la búsqueda de ***signos meníngeos***.

- **Pruebas complementarias**

a) Tomografía computarizada

Para la diferenciación temprana entre infarto o hemorragia cerebral, ya que, aunque la clínica de ambos puede ser similar, el tratamiento es muy diferente.

b) Análisis de rutina

El análisis de sangre completo sirve para orientar el diagnóstico de la causa del ictus.

- **Electrocardiograma y placa de tórax**

El estudio electrocardiográfico Muestra signos de infarto agudo de miocardio o de otra alteración del corazón. La radiología torácica simple es un estudio obligado ya que aporta información sobre la configuración y el tamaño del corazón Para descartar una causa cardiaca del ictus.

En ocasiones será precisa la realización de estudios urgentes mediante resonancia magnética, ecocardiografía y eco-Doppler.

- **Tratamiento**

Los ictus deben ser tratados en menos de tres horas por el equipo de neurólogos para un buen pronóstico.

El ácido acetilsalicílico o aspirina se utiliza para disolver el coagulo o trombo y restablecer el flujo sanguíneo.

En los últimos años se realiza la **trombolisis** en algunos centros especializados, que consiste en inyectar un medicamento que disuelve el coágulo y consigue la restauración de las funciones neurológicas pérdidas durante el ictus. Tiene riesgo de hemorragia

En el caso de las hemorragias, puede ser más complicado; y es posible que el paciente requiera una **angiografía intervencionista** o un **cateterismo** para reparar la arteria dañada mediante la colocación de stent.

A veces, en caso de hemorragia es necesario el **drenaje quirúrgico.**

- **Rehabilitación**

Para recuperar las habilidades perdidas por el paciente como por ejemplo movilidad de manos, extremidades, ect, recuperación del lenguaje, ect dentro de las posibilidades y grado de gravedad del ictus que el paciente haya sufrido.

- Prevención

Es considerable durante los primeros tres meses de convalecencia, y hasta un 14% en el primer año, por lo que es importante la prevención que consiste en :

-Una dieta sana y equilibrada.

-Evitar la vida sedentaria haciendo ejercicio.

-Control de la diabetes y los valores de colesterol.

-Dejar de fumar.

-Dejar de beber.

-Control de tensión arterial.

-Evitar el estrés y la ansiedad

-Evitar sobrepeso, ect

III. CONCLUSIÓN.

Promover un modo de vida que prevenga el padecimiento de ictus, diagnóstico y tratamiento precoz, para evitar las complicaciones y reiteración del ictus.

Rehabilitación para recuperación de los trastornos provocados por el ictus.

IV. BIBLIOGRAFIA.

1. Rius, E. (2007): *Ictus. Guía de Pràctica Clínica.* (2ªed.). Barcelona: Agència d'Avaluació de Tecnologia i Recerca Mèdiques.
2. Bonaccini L. et al., Planta Med., 2015, 81 (12-13), 1003.
3. Babilonia K., Trujillo T., Thrombosis Journal, 2014, 12, 8.
4. Di Pasquale G. et al., G. Ital. Cardiol, 2013,14 (3.suppl. 1), 69S

CAPÍTULO 30

ACTUACIÓN ENFERMERA EN EL CÓDIGO ICTUS

Moreno Gallardo, Ana Mº/ Povea Rodriguez, Ana Marina**/*
*Adamúz Gracia, Mª José***
** Diplomada en Enfermería*
*** Graduada en Enfermería*

SUMARIO: I. INTRODUCCIÓN. II. DESARROLLO DEL TRABAJO. III. CONCLUSIONES. IV. BIBLIOGRAFÍA.

RESUMEN: Como profesionales sanitarios debemos saber que el ictus es la principal causa de incapacidad y la segunda causa de muerte en los países desarrollados. En particular, el de etiología isquémica se presenta en 6 millones de personas al año en todo el mundo, por ello es importante conocer tanto la patología (signos, síntomas, etiología...) como la forma de actuar ante esta situación. Debido a la alta incidencia de esta patología, se cree oportuno que el profesional sanitario conozca el protocolo de actuación del ictus, tanto en el medio intrahospitalario como en el extrahospitalario. La actuación frente a un paciente con ictus requiere una aproximación organizada y multidisciplinar urgente para optimizar la terapia y la evolución.

PALABRAS CLAVE: ictus, código ictus, protocolo ictus, actuación ictus.

I. INTRODUCCIÓN.

Ictus (del latín, golpe) engloba a un grupo de enfermedades de inicio súbito de síntomas neurológicos que conllevan trastornos de la circulación cerebral ya sea por isquemia o por hemorragia.

Es por ello que nos encontramos ante una patología de alta incidencia y con un alto índice de mortalidad, por lo que es importante insistir por tanto, en su prevención, tanto primaria como secundaria.

El ictus supone una urgencia neurológica, ya que los mecanismos lesionales derivados de la isquemia cerebral avanzan muy rápido y es muy importante actuar con rapidez para aplicar un tratamiento eficaz. El ictus isquémico está causado por una oclusión de un vaso que disminuye el riego sanguíneo al cerebro provocando una interrupción de la actividad metabólica en la zona afectada. Supone el 80-85% de todos los casos. Todos los avances en el tratamiento del ictus van enfocados a la atención precoz y el ingreso inmediato en las unidades de ictus, para la aplicación de la fibrinolisis.

En 1995, y tras la publicación del estudio NINDS TPA, se demostró que el activador del plasminógeno tisular (rt-PA), que ya era utilizado en el infarto de miocardio y en el tromboembolismo pulmonar, era efectivo también en el tratamiento del ictus isquémico agudo. Actualmente el rt-PA es el único fármaco fibrinolítico aprobado por la Agencia Europea del Medicamento para el tratamiento específico del ictus isquémico. Debe ser administrado dentro de las 3 primeras horas tras el inicio del ictus, por lo que el éxito del tratamiento se fundamenta en gran parte en una correcta implementación de un sistema que facilite un triaje y un proceso diagnóstico rápido.

La cadena de asistencia comienza en la identificación de síntomas y de la situación de urgencia por parte del paciente y/o familia, esta continúa con la asistencia pre hospitalaria y/o la asistencia en los servicios de urgencias con la evaluación del paciente hasta la aplicación del tratamiento. Las colaboraciones entre servicios regionales tienen mayores tasas de tratamiento trombolítico que aquellos servicios locales. El tratamiento precoz en el accidente cerebrovascular agudo pretende favorecer la recuperación y rehabilitación del paciente, disminuyendo así los daños irreversibles suponiendo un ahorro de los recursos sanitarios. Todo esto requiere una infraestructura compleja, ya que implica la colaboración de diferentes niveles: servicios de urgencias hospitalarios, extrahospitalarios, servicio de radiología y servicio de neurología...

La activación del código ictus se puede abordar desde distintas aéreas. Esto va a depender del lugar donde se encuentre el paciente, ya que si el paciente se encuentra ingresado en el hospital, la activación del CI se hará de forma intrahospitalaria; mientras que si el paciente se encuentra en su domicilio y es atendido por los servicios de emergencias serán estos los que pongan en marcha las medidas oportunas.

El procedimiento de actuación extrahospitalaria consistirá en la aplicación de protocolos consensuados, reconocer la urgencia y organizar el transporte al centro capacitado correspondiente (dotado con especialista, UCI y posibilidad de aplicar tratamientos específicos como la trombolisis) con preaviso a los mismos. Esto reduce el tiempo de atención y la demora en la aplicación del tratamiento. Así mismo, en las urgencias hospitalarias se debe organizar la atención a estos pacientes con el objeto de reducir las demoras al máximo, mediante un protocolo de actuación dirigido a este objetivo, que es lo que denominamos código ictus intrahospitalario.

El objetivo principal de nuestro estudio es identificar el trabajo de la enfermera en el código ictus tanto en la activación del mismo, como las diferentes técnicas a realizar aumentando así, el nivel de conocimiento del personal sanitario.

En España, la enfermedad cerebrovascular es la primera causa de mortalidad de etiología específica y de discapacidad en el adulto. Su incidencia es de 150-200 casos nuevos por 100.000 habitantes y año. Esta enfermedad supone la primera causa de secuelas neurológicas permanentes para ambos sexos y, tras un año de acontecer el ictus, menos de un 50% de los pacientes que lo padecen son independientes. Uno de cada cinco ictus ocurre en individuos en edad laboral y en los países desarrollados la atención sanitaria del ictus supone el 3-4% del gasto sanitario. El aumento de la incidencia de ictus se debe al envejecimiento de la población que, junto con la reducción de su mortalidad explica el aumento de su prevalencia.

II. DESARROLLO DEL TRABAJO.

Tras analizar la diversa bibliografía podemos destacar los siguientes aspectos.

1. CRITERIOS DE INCLUSIÓN DE UNA PERSONA EN EL CÓDIGO ICTUS

Este comienza por evaluar a un paciente con sospecha de ictus, y determinar si cumple las siguientes condiciones:

- Debe existir déficit neurológico focal, agudo y objetivable en el momento de la valoración, que sea sugerente de isquemia cerebral. Estos pueden ser:
  - Pérdida de fuerza o torpeza en la mitad del cuerpo.
  - Acorchamiento en la mitad del cuerpo.
  - Dificultad para hablar, entender o para que le entiendan.
  - Pérdida de visión en uno o ambos ojos.
  - Pérdida de visión en un lado del campo visual.
  - Desorientación o confusión.
  - Mareo con sensación de giro de objetos.
  - Visión doble.
  - Inestabilidad.
  - Dolor de cabeza y/o tendencia al sueño acompañado de alguno de los síntomas previos.
- Se debe conocer con exactitud la hora de inicio de los síntomas. Si el paciente despierta con la clínica neurológica, la hora de inicio será la última en la que al paciente se le vio despierto y asintomático.
- Llegar al hospital o, en el caso del extrahospitalario tener la posibilidad de llegar al hospital, dentro de las 3 horas y media desde el comienzo de los síntomas, puesto que para la realización del protocolo intrahospitalario se precisa alrededor de 1 hora y el límite para iniciar el tratamiento trombolítico en el ictus es de 4 horas y media.
- Ser previamente independiente en su autocuidado y actividades básicas de la vida diaria: puntuación menor o igual a 2 en la escala de Rankin y menor a 80 años.
- Ausencia de enfermedad grave avanzada o enfermedad terminal.

Si cumple estas características, se activará el código ictus, debiendo comunicarlo telefónicamente, y debiendo quedar registrada la hora de inicio de los síntomas.

2. CUIDADOS PRINCIPALES DEL PACIENTE, TÉCNICAS DIAGNÓSTICAS Y RECOMENDACIONES TERAPÉUTICAS

Tanto para el código intrahospitalario, como para el extrahospitalario, siempre que sea posible, se deberá:

- El cabecero de la camilla o cama será elevado a 30 - 40 º.
- Control de constantes: temperatura, presión arterial no Invasiva, pulso y saturación de oxígeno por pulsioximetría. Si fuera posible, y de manera ideal, el control debería realizarse cada 15 minutos; durante el transporte sanitario debe controlarse al inicio y al final del mismo y, de una manera individua-

lizada, más frecuentemente en el caso de que alguna de las constantes esté alterada de inicio.

- Realizar glucemia capilar. Es imperativo realizar una monitorización de glucemia en el caso de que ésta esté alterada y se instaure tratamiento para su control.
- Si está disponible un coagulómetro comprobar INR < 1´7.
- Extraer analítica, que incluya hemograma, bioquímica y coagulación. En el caso del código extrahospitalario, a la llegada del paciente al hospital, se tramitará la analítica aportada por el equipo sanitario del recurso de transporte. En ambos casos, la analítica será tramitada de urgencias.
- Colocación de vía venosa periférica de calibre óptimo y en una zona que no dificulte la valoración neurológica.
- Suero salino de mantenimiento. No administrar sueros glucosados (salvo hipoglucemia).
- Obtener ECG impreso de 12 derivaciones.En el código intrahospitalario con paciente al que no se le ha efectuado previamente ECG se realizará éste siempre que no retrase el estudio de imagen.
- No administrar medicación intramuscular.
- No realizar sondaje vesical, excepto por presencia de retención urinaria o necesidad de monitorizar diuresis.
- No administrar ningún tipo de heparina, ya sea endovenosa o subcutánea. No dar ningún tipo de fármaco antiagregante (como AAS y otros).

3. PRIORIDADES EN EL PACIENTE CON ICTUS AGUDO

- Prioridad I
    - >18 y <80 años de edad.
    - Déficit motor y/o afasia.
    - Autosuficiente para las labores de comida, aseo propio
    - y control de esfínteres (Rankin ≤ 2).
    - Tiempo de evolución desde inicio de síntomas < 3 horas.
    - Ausencia de coma
- Prioridad III
    - Enfermedad terminal.
    - Demencia.
    - Secuelas importantes de ictus previo.
    - Estado de coma por lesiones irreversibles previas al ictus.
- Prioridad II
    - Aquella situación no incluida en las Prioridades I y III.

Con lo cual la atención y organización de estos pacientes tiene como objeto la reducción de las demoras mediante un protocolo de actuación estandarizado.

III. CONCLUSIONES.

El presente trabajo muestra la información necesaria para conocer que es el código ictus y como llevarlo a cabo en el manejo de la patología cerebrovascular. Activaremos el CI cuando exista déficit neurológico permanente, edad menor a 80 años, una calidad de vida aceptable y haber transcurrido menos de 6 horas desde el inicio de los síntomas. Las principales tareas de la enfermera a la llegada serán la monitorización del paciente (pulso, TA, saturación, glucemia...) se realizará ECG, se canalizara vía periférica...

Creemos que como profesionales sanitarios es de vital importancia conocer todos los pasos a seguir ante un paciente con ictus. Con la implantación del CI se reduce el tiempo discurrido entre el inicio de la sintomatología y el comienzo del tratamiento, el tiempo que pasa hasta que el paciente es valorado por el especialista en neurología así como la disminución del tiempo en que comienzan a realizarse las pruebas complementarias (de laboratorio y radiológicas). Por tanto, se incrementa el número de pacientes con posibilidad de recibir tratamiento fibrinolítico, siendo éste clave en una mejora del pronóstico del paciente y la recuperación de las secuelas que puedan afectar a la calidad de vida de este.

IV. BIBLIOGRAFÍA.

1. Rodríguez MC. Implantación de protocolo "código ictus" [Internet]. España: Universidad Internacional de Andalucía; 2013. Disponible en: http://dspace.unia.es/handle/10334/2585
2. Kammersgaard LP *et al.* Short and longterm prognosis for very old stroke patients. "The Copenhagen Stroke Study". Age and Ageing 2004; 33: 149-154.
3. Rodríguez A, Cuadrado E, Giralt E, Rodríguez E, Domínguez A, Romeral G, Muñoz E, Roquer J. "Detección del ictus intrahospitalario: evaluación de resultados de un programa de formación y entrenamiento a personal médico y de enfermería". España; 2015.
4. Heninger N, Chowdhury N, FisherM, Moonis M. "Use of telemedicine to increase thrombolysis and advance care in acute ischemic stroke. Cerebrovasc Dis". 2009;27(Suppl 4):S9-14.
5. Heuschmann PU, Berger K, Misselwitz B, Hermanek P, Leffmann C, Adelmann M *et al.* "Frequency of thrombolytic therapy in patients with acute ischemic stroke and the risk of in-hospital mortality: the German Stroke Registers Study Group". Stroke. 2003; 34: 1106-1113.
6. Hofmeijer J, Kappelle LJ, Algra A, Amelink GJ, van Gijn J,van der Worp HB, HAMLET investigators. "Surgical decompression for space-occupying cerebral infarction (the Hemicraniectomy After Middle Cerebral Artery infarction with

Life-threatening Edema Trial [HAMLET]): A multicentre, open, randomised trial". Lancet Neurol. 2009:326-33.17.

7. Instituto Nacional de Estadística: Defunciones según la causa de muerte 2012. "Encuesta Nacional de Morbilidad Hospitalaria 2012". Encuesta sobre Discapacidades, Deficiencias y Estado de Salud. 2008. http://www.ine.es/inebmenu/mnu_salud.htem
8. Jauch EC, Saver JL, Adams Jr HP, Bruno A, Connors JJ, Demaers-chalk BM, et al., "on behalf of the American Heart Association Stroke Council, Council on Cardiovascular Nursing, Council on Peripheral Vascular Disease, and Council on Clinical Cardiology". Guidelines for the early management of patients with acute ischemic stroke: A guideline for healthcare professionals from the American Heart Association / American Stroke Association. Stroke. 2013;44:870-947.
9. Jiménez-Caballero PE, Marsal-Alonso C, Alvarez-Tejerina A. "An analysis of the health care activity of on-call neurologists and its repercussions in the hospital". Rev Neurol. 2004 Jul 16-31;39(2):120-4. PMID:15264160
10. Kvistad CE, Logallo N, Thomassen L, Waje-Andreassen U,Brøgger J, Naess H. "Safety of off-label stroke treatement with tissue plasminogen activator". Acta Neurol Scand. 2013;128:48-53.

CAPÍTULO 31

IMPLICACIÓN DEL PERSONAL SANITARIO DE FARMACIA EN LA DIFUSIÓN DE LA ADHERENCIA TERAPÉUTICA COMO FACTOR DE MEJORA EN SALUD Y OPTIMIZACIÓN DE RECURSOS

*Navarro Martínez, Carolina**
**Técnico de Farmacia. Hospital de Úbeda.*

SUMARIO: I. INTRODUCCIÓN. II. DESARROLLO DEL TRABAJO. III. CONCLUSIONES. IV. BIBLIOGRAFÍA.

RESUMEN: La adherencia farmacológica es el grado de implicación de los pacientes en cumplir fielmente con el tratamiento prescrito por el médico, es factor fundamental en la terapia con medicamentos. La "falta de adherencia" es muy frecuente y tiene como consecuencia la reducción o anulación de la efectividad de los tratamientos con el consiguiente perjuicio en la mejora del paciente y elevación del coste sanitario. Diversas causas influyen en la no adherencia pudiendo estar relacionadas con el paciente, tratamiento, sistema sanitario, la propia enfermedad o una combinación de varias. Existen diversos métodos para medir la adherencia así como estrategias para aumentarla.

PALABRAS CLAVE: Adherencia al Tratamiento Farmacológico, Consecuencias, Estrategias.

I. INTRODUCCIÓN.

Uno de los recursos terapéuticos que es primordial para cuidar o recuperar la salud son los medicamentos, estos, no funcionarán en los pacientes que no se los administran; y es que, la falta de adherencia al tratamiento farmacológico se ha convertido en un problema de salud pública (1).

CONTEXTO

El paulatino envejecimiento de la población y los modos de vida poco salubres, han tenido como consecuencia el aumento de la prevalencia de enfermedades crónicas y la complejidad de los tratamientos farmacológicos. La OMS (Organización Mundial de la Salud) señala que los programas para erradicar el problema de la falta de adherencia terapéutica (2) deben ser un componente esencial de los esfuerzos para eliminar las graves consecuencias de este fenómeno mundial.

OBJETIVOS: Revisar el concepto de adherencia y las consecuencias de la no adherencia. - Analizar los factores que influyen en la no adhesión farmacológica así como las estrategias aplicables para la adhesión en la práctica clínica por profesionales de la salud.

II. DESARROLLO DEL TRABAJO.

MÉTODOLOGÍA

Revisión de la literatura científica en las bases de datos Cochrane Database, Elsevier, scielo, Pharm Care Esp. (Revista Pharmaceutical Care España), Ministerio de Sanidad y Consumo, Sociedad Española de Farmacia Hospitalaria (SEFH) en los últimos diez años. Además han sido consultadas fuentes de referencia internacional como la OMS (Organización Mundial de la salud). Los descriptores utilizados han sido: "Adherencia" "Tratamiento Farmacológico" "Consecuencias" "Estrategias", adecuándolos al tesauro de cada base de datos. Se obtuvieron un total de 18 documentos de los cuales tres se descartaron por no obtener texto completo, cuatro fueron excluidos por no estar relacionados con los objetivos y diez se seleccionaron para lectura integral por su aportación relevante. Operador booleano utilizado AND.

1. CONCEPTO DE ADHERENCIA

La OMS ha definido la adherencia terapéutica como "el grado en que el comportamiento de una persona para tomar medicamentos, seguir un régimen alimentario y realizar cambios en su estilo de vida, se corresponde con las recomendaciones acordadas por un profesional sanitario" (3), por lo que el cumplimiento farmacológico es un factor fundamental en la efectividad del medicamento. Tanto es así, que según los estudios realizados se puede afirmar que la no adherencia conlleva efectos negativos en la salud y sobrecostos en el sistema sanitario (4).

Según la OMS se estima que en los países desarrollados la falta adherencia en pacientes con enfermedades crónicas es frecuente y que tan sólo un 50% toma su medicación de forma correcta (5). Diferencia el término adherencia del término cumplimiento. El "cumplimiento" mostraría el grado en que el paciente sigue las instrucciones del médico y la "adherencia" es más amplia, ya que contempla además de la aceptación, las recomendaciones y el acuerdo por parte del paciente, por lo que éste es parte activa y fundamental.

Se diferencian dos formas de adherencia, la cuantitativa, es la que hace referencia a la cantidad de medicamentos que toma el paciente conforme la prescripción y la adherencia cualitativa, ésta alude a la calidad de la toma. Tiene en consideración además de la cantidad, la frecuencia de la toma adecuada, las limitaciones o interacciones alimentarias y la tipología del olvido.

Para que el tratamiento sea efectivo, "la adherencia ha de ser correcta y mantenida en el tiempo". No existe consenso respecto al límite ideal de adherencia, la cifra considerada adherente al tratamiento oscila alrededor del 90%, debiendo ser superior para los tratamientos retrovirales como el del Virus de Inmunodeficiencia Humana VIH, para el que se precisa un nivel de adherencia superior al 95% para la adecuada efectividad (6).

2. CONSECUENCIAS DE LA NO ADHERENCIA

- **Consecuencias médicas o clínicas:** La falta de adherencia impide que la morbimortalidad asociada a enfermedades crónicas pueda ser evitada. (7) Este incumplimiento farmacológico tiene como resultado que el médico no puede valorar objetivamente la utilidad del tratamiento o estime que el diagnóstico no es acertado. Este hecho puede producir riesgos para el paciente ya que puede condicionar a que se le sometan a dosis más altas, tratamientos más agresivos o a pruebas adicionales. Según la OMS (8) los riesgos son: Retrasos en la curación, recaídas y aparición de complicaciones; aumento de efectos adversos, toxicidad, accidentes, dependencia o incrementando el desarrollo de resistencia medicamentosa, especialmente a los antibióticos. Las consecuencias son el empeoramiento de la enfermedad y un aumento de los costes sanitarios y sociales.

- **Consecuencias económicas:** El gasto farmacéutico supone una importante partida del desembolso destinado a salud, por lo que el coste invertido en fármacos que no se consumen es muy considerable. Además está la atención médica desaprovechada, pruebas diagnósticas innecesarias, aumento de visitas a las urgencias hospitalarias, necesidad de intervenciones o de hospitalización y absentismo laboral como consecuencia de una enfermedad no controlada. El informe de la OMS señala que la interrupción o abandono de una terapia encarece, en cálculos conservadores, al menos en el 20 % los costos de la salud pública. (9)

- **Consecuencias psicosociales:** Carga estresante, baja autoestima, temor por la pérdida de salud, apercibimiento de amenaza vital o de muerte. (10)

3. MÉTODOS UTILIZADOS PARA MEDIR LA ADHERENCIA

Los métodos utilizados pueden ser directos en donde se mide la cantidad de fármaco presente en el organismo o indirectos, (11) entre ellos están:

Registros de dispensación de farmacia. El inconveniente es que la dispensación no es por sí misma el equivalente a un correcto cumplimiento.

Recuento de medicación sobrante. Para ello es necesaria una colaboración honesta del paciente. Cálculo de adherencia = (Nº unidades dispensadas - Nº unidades devueltas / Nº unidades prescritas) * 100.

Dispositivos electrónicos. Cuentan con un sistema de apertura de los envases, incluye un microprocesador que registra la hora, esta apertura se relaciona con el porcentaje de adherencia % Adherencia = Nº unidades totales dispensadas - Nº unidades totales previstas.

Cuestionarios. La adherencia se valora en función de las respuestas de los pacientes a unas determinadas preguntas. Se realizan en la consulta.

3.1 Cuestionarios utilizados (12)

Test de cumplimiento autocomunicado o test de HaynesSackett Al paciente se le realizan preguntas sobre su nivel de cumplimiento.

Test de Morisky-Green Válido para enfermedades crónicas. Útil para valorar si la actitud del paciente es la correcta en relación con su tratamiento.

Test de Batalla En este cuestionario se examina el grado de conocimiento que el paciente tiene respecto de su patología.

4. FACTORES RELACIONADOS CON LA ADHERENCIA

La adherencia puede variar conforme va pasando el tiempo. Los factores que se asocian con el incumplimiento terapéutico pueden atribuirse a:

Factores relacionados con el paciente: Motivación, grado de implicación, conocimiento de la enfermedad, estado cognitivo y afectivo. Los resultados inciden en que los factores más influyentes en la no adherencia son las enfermedades psiquiátricas, de ahí que el olvido sea la causa más frecuente (13), edad joven, edad avanzada, vivir solo o tener adicción a drogas.

Factores relacionados con el tratamiento: Éste es un Concepto fundamental, los elementos que lo definen son la dosis, la formulación, intervalo y vía de administración. Determinadas formas farmacéuticas son más aceptadas, algunas de ellas como la vía intramuscular o subcutánea son más molestas. Los factores que condicionan la adherencia son la complejidad del tratamiento, duración, cuanto más largo más posibilidades de abandono, efectos secundarios o interacción con otros fármacos, especialmente en pacientes polimedicados (14). Los registros de encuestas indican que la prescripción por principio activo también es fuente de confusión en el paciente.

Factores relacionados con el sistema sanitario y el equipo asistencial: Accesibilidad, flexibilidad, continuidad asistencial, falta de confianza en la relación sanitario/paciente. (15)

Factores relacionados con la enfermedad: Aceptación, expectativas de curación, evolución o posible comorbilidad. La revisión muestra que las enfermedades en las que es más frecuente la falta de adherencia son las enfermedades crónicas y las que cursan sin síntomas molestos. (16)

Factores socioeconómicos: Situación laboral, creencias, condiciones de vida y nivel educativo. (17) Tras el análisis de datos se infiere que existe una correlación positiva, a mayor formación, mejor adherencia.

5. ESTRATEGIAS PARA MEJORAR LA ADHERENCIA EN LA PRÁCTICA CLÍNICA

Estrategias técnicas: Las programa el médico responsable, entre ellas la simplificación del tratamiento, dosis menos frecuentes, fórmulas de liberación controlada o una combinación de fármacos (18).

Estrategias educativas: Pilar fundamental para favorecer la adherencia (19), su implantación debe ser prioritaria en las consultas de dispensación a pacientes externos en los Servicios de Farmacia Hospitalaria aprovechando la cercanía del paciente en el acto de la dispensación (20), ésta ha de ser informada, proporcionando folletos informativos referentes a la necesidad de la adecuada cumplimentación del tratamiento farmacológico, precauciones de uso, efectos secundarios, modos de conservación, etc. El lenguaje ha de adaptarse a las características del paciente y tener presente que educar no es sólo informar; está más relacionado con motivar para capacitar el desarrollo del paciente.

Estrategias conductuales: Utilizan sistemas personalizados, observación directa, pautas, dosificación, recuerdo, etc., basan su eficacia en que el olvido es una de las principales causas del incumplimiento (19).

III. CONCLUSIONES.

La adecuada adherencia terapéutica se traduce en beneficios directos en la salud del paciente e indirectos, expresados en el ahorro generado por la racional utilización de los fármacos y uso de los servicios sanitarios. Otro aspecto es la peculiaridad de la comunicación con el paciente. Se ha demostrado que con intervenciones adaptadas e individualizadas, utilizando la empatía como base de una relación de confianza así como una dispensación informada se facilita la adherencia. Por último y teniendo en cuenta la complejidad del problema, la gravedad y la reciprocidad de la acción de los distintos factores se hace necesario la elaboración de métodos combinados y abordaje multidisciplinar siendo necesarios más trabajos de investigación que posibiliten estimar las tasas de adherencia en diversas patologías y colectividad poblacional para contribuir con evidencias fundamentadas científicamente sobre las causas de la falta de adherencia al tratamiento farmacológico.

IV. BIBLIOGRAFÍA.

1. (1) (2) (3) (5) (8) (9)Adherence to Long-term Therapies: Evidence for Action, World Health Organization, 2003 ISBN 92 4 154599 2 www.emro.who.int/ncd/Publications/adherence_report.pdf pp. 3-39(1) (2) (3) (5) (8) (9)
2. (4) (7) (10) Martín Alfonso Libertad. Repercusiones para la salud pública de la adherencia terapéutica deficiente. Rev Cubana Salud Pública Sep [citado 2018 Mar 01] ; 32(3): Disponible en: http://scielo.sld.cu/scielo.php?script=sci_arttext&pid=S0864-34662006000300013&lng=es.
3. (6) Recomendaciones GESIDA/SEFH/PNS para mejorar la adherencia al tratamiento antirretroviral (Actualización Junio de 2008)
4. (11) Nogués Solán X., Sorli Redó M. L., Villar García J. Instrumentos de medida de adherencia al tratamiento. An. Med. Interna (Madrid) [Internet]. 2007 Mar [citado 2018 Mar 01] 24(3): 138-141. Disponible en: http://scielo.isciii.es/scielo.php?script=sci_arttext&pid=S0212-71992007000300009&lng=es.
5. (12)Vol. 40. Núm. 8. Agosto 2008 Aten Primaria 2008;40:413-8 - DOI: 10.1157/13125407 Revisión de tests de medición del cumplimiento terapéutico utilizados en la práctica clínica Elsevier.es
6. (13) M.A. Rodríguez Chamorro, E.M. Pérez Merino, E. García Jiménez, A. Rodríguez Chamorro, F. Martínez Martínez, M. J. Faus Dader. Revisión de es-

trategias utilizadas para la mejora de la adherencia al tratamiento farmacológico, Pharm Care Esp. 2014; 16(3): 110-120 p.114

7. (14) Delgado-Silveira E. et al. Impacto de la intervención farmacéutica en el tratamiento del paciente mayor pluripatológico. Farm Hosp. 2015; 39(4): 192-202 2. http://scielo.isciii.es/pdf/fh/v39n4/es_02original01.pdf p. 199
8. (15)Interacción médico-paciente y su relación con el control del padecimiento en enfermos crónicos R Soria Trujano, Z Vega Valero, C Nava Quiroz - Liberabit, 2011 - scielo.org.pe p.228
9. (16) (17) Adherencia en las Enfermedades Crónicas. 54 Congreso de la Sociedad Española de Farmacia Hospitalaria. Septiembre, 2009 Dr. José Ramón Ara
10. (18) Márquez Contreras E, Casado Martínez JJ, Márquez Cabeza JJ. Estrategias para mejorar el cumplimiento. FMC. 2009; 8: 558-573. P.562 y p. 566
11. (19) Pharm Care Esp. 2014; 16(3): 110-120 Revisión de estrategias utilizadas para la mejora de la adherencia al tratamiento farmacológico p. 112
12. (20) Consenso sobre Atención Farmacéutica MINISTERIO DE SANIDAD Y CONSUMO Disponible en: https://www.msssi.gob.es/profesionales/farmacia/consenso/consenso.htm#i (2.)

CAPÍTULO 32

ANÁLISIS DE LA HIPOTERMIA TERAPÉUTICA COMO TRATAMIENTO NEUROPROTECTOR EN ADULTOS TRAS PARADA CARDIORESPIRATORIA

Navarro Rubio, Estela* / Sabiote Ruiz, Manuel** / Martínez López, Soledad*

** Graduada en enfermería*

*** Diplomado en enfermería*

SUMARIO: I. INTRODUCCIÓN. II. DESARROLLO DEL TRABAJO. III. CONCLUSIONES. IV. BIBLIOGRAFÍA.

RESUMEN: Introducción: La parada cardiorespiratoria presenta un gran problema sanitario por su alta morbi-mortalidad, sobre todo por las secuelas neurológicas. Objetivos: Conocer nociones existentes, resultados obtenidos hasta la fecha con dicho procedimiento, ventajas e inconvenientes. Metodología: Se realizó una búsqueda bibliográfica a través de ScienceDirect, Scopus y Scirus. Discusión: En términos generales la HT es una técnica avalada por múltiples estudios y ensayos, así como en la práctica clínica. Necesita personal especializado que siga la evolución del proceso. Conclusiones: A pesar de los resultados positivos, aún son pocos los intensivistas que se acogen a esta técnica para mejorar el Síndrome Posparada.

PALABRAS CLAVE: Hipotermia inducida/terapéutica/moderada, RCP, síndrome posparada cardíaca, resucitación, neuroprotección.

I. INTRODUCCIÓN.

Este trabajo constituye una amplia revisión bibliográfica, con el objetivo de analizar:

1) Las nociones existentes sobre los mecanismos neuroprotectores de la HT, métodos de inducción, fases, criterios de inclusión/exclusión de pacientes, etc.

2) Los resultados obtenidos hasta la fecha con dicho procedimiento.

3) Sus ventajas e inconvenientes, entendiéndolas como mejora en el pronóstico de recuperación neurológica y posibles complicaciones.

4) Así como saber si realmente se está aplicando o aún esté en proceso, es decir, si en la práctica clínica hay un porcentaje elevado de personal médico que lo aplique.

II. DESARROLLO DEL TRABAJO.

Los artículos expuestos a continuación demuestran la evidencia de esta terapia, eliminando la incertidumbre que pueda existir en relación a su uso y beneficio con seguridad y certeza:

• Bernard et al. (1997) realizaron un estudio prospectivo con 22 adultos inconscientes tras ser reanimados de una PC cuyo ritmo inicial fue FV. Este grupo experimental, sometido a HT a 33ºC durante 12 horas utilizando paquetes de hielo, fue comparado con un grupo control histórico que no recibió tal terapia. Los resultados neurológicos medidos con la escala de Glasgow (GOS) demostraron que 11 de los 22 pacientes sometidos a HT, tuvieron buena recuperación neurológica frente a 3 de 22 normotérmicos; y mostró estadísticamente disminuciones significativas en las tasas de mortalidad en el grupo experimental.

• Yanagawa et al. (1998) sometieron a 28 pacientes a HT tras PC a 34 ºC durante 48 horas, en comparación con un grupo control histórico normotérmico; encontrando una supervivencia del 54 frente al 33% del grupo control. Una importante complicación secundaria fue que el 85% de los pacientes desarrollaron neumonía.

• Zeiner et al. (2000) revelan mejores resultados neurológicos en el grupo sometido a HT. Su estudio tiene muchas limitaciones por tener un tamaño muestral pequeño, y ser altamente selectivo (ritmo inicial FV/TV, PC presenciada, inicio de la reanimación temprana -máximo 15 minutos-, no más de 60 minutos en ROSC, no circunstancias especiales de parada, edad entre 18 y 75 años, entre otras).

• Felberg et al. (2001) comparan a 9 participantes del grupo sometido a HT con 6 de control histórico; informando que el 33% de los participantes obtuvieron buenos resultados neurológicos, mostrando una tasa de mortalidad menor en comparación con otros estudios.

• En el año 2002 fueron publicados dos estudios aleatorizados que encontraban mejoría en la recuperación neurológica de los pacientes sometidos a HT inducida tras PC; estos estudios han contribuido de forma notoria en la importancia del uso de la HT dentro del manejo del SPP.

En este ECA multicéntrico, el grupo tratado con HT tuvo mejor recuperación neurológica (55 frente al 39%), y menor mortalidad al alta hospitalaria y a los 6 meses (41 frente a un 55% de mortalidad en normotérmicos). En el segundo estudio, realizado por Bernard et al. (2002), se analizaron 77 pacientes recuperados tras PC extra hospitalaria secundaria a FV. 43 pacientes fueron sometidos a HT a 33 ºC durante 12 horas, frente a 34 pacientes que no; encontrando mejores resultados neurológicos en el primer grupo.

En el año 2010, Lyon RM et al. llevó a cabo una revisión sistemática en la que incluyeron estudios en animales, ensayos clínicos aleatorizados y no aleatorizados y revisiones sistemáticas. Concluye que la HT para este tipo de pacientes mejora la supervivencia y el estado neurológico, puntualizando que es necesario establecer el tiempo óptimo de comienzo de la HT.

Un año antes Arrich et al. publicaron una revisión sistemática sobre la HT para la neuroprotección en adultos después de la reanimación cardiopulmonar, en la que ya recomendaba ampliar las investigaciones en el ámbito prehospitalario.

El estudio de este tipo más amplio publicado hasta la fecha es el de un registro holandés que incluyó a más de 5.000 pacientes reanimados, en los que la mortalidad intrahospitalaria se redujo en un 20% tras la introducción de la HT.

Es importante señalar que se produce una lesión por reperfusión cerebral en todos los pacientes con parada cardiaca y en coma, sea cual sea el ritmo inicial y, aunque los pacientes con ritmos no tratables mediante descarga eléctrica tienen peor pronóstico y menor supervivencia, en los últimos años la HT ha contribuido también a mejorar ésta, con buenos resultados en estos pacientes. El efecto favorable del enfriamiento antes y después de la aplicación de la HT en pacientes no seleccionados es similar al observado en los ensayos aleatorizados.

En los últimos años se han desarrollado numerosos sistemas avanzados de enfriamiento, con la finalidad de alcanzar una inducción más rápida y un más fiable mantenimiento de la temperatura. Se han realizado comparaciones de algunos dispositivos de enfriamiento, pero no se han observado diferencias entre ellos en cuanto a los resultados o los principales efectos secundarios.

La neumonía por aspiración y/o la ventilación mecánica pueden ser la complicación más importante durante el periodo tras la reanimación, con una incidencia de hasta el 50% en varios estudios, aunque no es más frecuente en los pacientes tratados con HT.

La incidencia de complicaciones como arritmias, infecciones y coagulopatías es probable que aumente si la temperatura del núcleo cae considerablemente.

La HT puede causar una disfunción tubular renal y un aumento de la diuresis, lo que se debe tener en cuenta durante al menos las primeras 24 h, cuando el paciente necesita un balance de líquidos positivo. Del mismo modo, también puede causar hipofosfatemia, hipomagnesemia, hipocalcemia o hipopotasemia, además de poder inducir una hiperglucemia al reducir la sensibilidad a la insulina y a su secreción, pero esto suele ser fácil de controlar con la administración de insulina.

Como consecuencia de estos mecanismos, se recomienda claramente un control estricto de los electrolitos y la glucosa en sangre, sobre todo en las fases de enfriamiento y recalentamiento.

Es por ello, que el Comité Directivo del Plan Nacional de RCP (PNRCP) de la Sociedad Española de Medicina Intensiva, Crítica y Unidades Coronarias (SEMICYUC), asume la tarea de difundir la necesidad de desarrollar protocolos de actuación, que impulsen medidas que mejoren la supervivencia de los pacientes que ingresan en UCI tras haber sido reanimados de una PC. Estos planes se dirigen a médicos, enfermeros y demás personal sanitario, para optimizar los cuidados posparada y evitar su retirada prematura antes de establecer un pronóstico a largo plazo; y recomiendan que cualquier plan o protocolo de actuación, incluya medidas como la hipotermia inducida para intentar mejorar la supervivencia intrahospitalaria.

En resumen, la lectura completa de los estudios previamente reseñados recapitula los siguientes enunciados:

• Parece estar clara la obtención de mejores resultados neurológicos y mejor supervivencia, al inducir HT tras PC recuperada en pacientes cuyo ritmo inicial era desfibrilable. Aunque estos resultados discrepan con otros estudios en los que se demuestra que el uso de la HT es extrapolable a otros ritmos, pero se necesita más investigación sobre ello. (11)

• Existen indicios que apoyan su utilización tras la PC hospitalaria y también durante el proceso de reanimación; pero de nuevo se requiere más investigación. Así mismo, se ha comprobado que una infusión rápida de 2l de Suero Salino Fisiológico enfriado previamente durante el trayecto al hospital, ayuda a reducir la temperatura central. Pero no se ha demostrado que haya mejoría al alta en comparación con el enfriamiento iniciado en el hospital. (7)(8)

• Todos los estudios narran complicaciones similares a la hora de inducir la HT, pero todos concluyen no ser estadísticamente significativo a la hora de rechazar esta terapia para evitar el daño neurológico.

• Algunos estudios valoran el beneficio del uso de la HT en otras patologías de origen no cardíaco, como por ejemplo, íctus isquémico, traumatismo craneoencefálico o hemorragia subaracnoidea. (9)

• Se debe investigar más sobre los métodos inductivos de HT, para alcanzar los objetivos en los tiempos propuestos.

III. CONCLUSIONES.

La HT es una técnica que contribuye a mejorar el pronóstico vital y neurológico de los pacientes tras una PCR, y se han publicado recomendaciones específicas sobre su empleo. No obstante, la efectividad de la técnica parece ser muy dependiente de diversos factores, de los que los más determinantes son el tratamiento de la causa de la parada y la precocidad en el inicio de maniobras de reanimación. Por ello, es una opción terapéutica útil que necesita de un consenso en protocolos extra hospitalarios y hospitalarios para la atención integral a este tipo de enfermos y trabajar de forma conjunta para asegurar la continuidad del tratamiento, desde la primera atención extrahospitalaria hasta la fase de recalentamiento.

IV. BIBLIOGRAFÍA.

1. N. Perales Rodríguez de Viguri, J. López Messa, M. Ruano Marco. "Manual de Soporte Vital Avanzado. Plan Nacional de RCP", *Elsevier Masson*, (2007)
2. Iglesias-Llaca F, Suárez-Gil P, Viña-Soria L, García-Castro A, Castro-Delgado R, Fente Álvarez AI, et al. "Supervivencia de las paradas cardiacas extrahospitalarias atendidas por una unidad de vigilancia intensiva móvil de Asturias en 2010". Medicina Intensiva (0)
3. Conejo Pérez MN. Hipotermia Terapéutica extrahospitalaria. Una revisión sistemática. *Nure Inv*, (2012), p.59
4. Lázaro Paradinas L. "Conocimiento enfermero sobre hipotermia inducida tras parada cardiorrespiratoria: revisión bibliográfica". Enfermería Intensiva (2012), p.17-31
5. Sunde K. "Hipotermia terapéutica en la parada cardiaca". *Revista Española de Cardiología* (2013) 5;66(5):p.346-349

6. Bernard SA, Smith K, Cameron P, Masci K, Taylor DM, Cooper DJ, Kelly AM, Silvester W, Rapid Infusion of Cold Hartmanns (RICH) *Investigators. Induction of therapeutic hypothermia by paramedics after resuscitation from out-of-hospital ventricular fibrillation cardiac arrest: a randomized controlled trial*; 2010.
7. Bruel C, Parienti JJ, Marie W, Arrot X, Daubin C, Du Cheyron D, Massetti M, Charbonneau P. *Mild hypothermia during advanced life support: a preliminary study in out-of-hospital cardiac arrest*; 2008.
8. Hartemink KJ, Wisselink W, Rauwerda JA, Girbes AR, Polderman KH. *Novel applications of therapeutic hypothermia: report of three cases*; 2004.
9. Nolan JP, Morley PT, Vanden Hoek TL, Hickey RW, Kloeck WG, Billi J, Böttiger BW, Morley PT, Nolan JP, Okada K, Reyes C, Shuster M, Steen PA, Weil MH, Wenzel V, Hickey RW, Carli P, Vanden Hoek TL, Atkins D. *Therapeutic hypothermia after cardiac arrest: an advisory statement by the advanced life support task force of the International Liaison Committee on Resuscitation*; 2003.
10. Shinada T, Hata N, Kobayashi N, Tomita K, Shirakabe A, Tsurumi M, Matsushita M, Okazaki H, Yamamoto Y, Yokoyama S. *Efficacy of therapeutic hypothermia for neurological salvage in patients with cardiogenic sudden cardiac arrest: the importance of prehospital return of spontaneous circulation*; 2013.
11. Taccone FS, Donadello K, Beumier M, Scolletta S. *When, where and how to initiate hypothermia after adult cardiac arrest;* 2011.

CAPÍTULO 33

INTERVENCIÓN FISIOTERÁPICA EN PACIENTES CON RIZARTROSIS.

Pacheco García, Susana / Puerta Torre, Miguel Ángel**
** Hospital comarcal de La Línea de la Concepción*

SUMARIO: I. INTRODUCCIÓN. II. DESARROLLO DEL TRABAJO. III. CONCLUSIONES. IV. BIBLIOGRAFÍA.

RESUMEN: Describir la frecuencia con la que se presenta esta patología, sus diferentes maneras de tratarlos y la importancia de su precoz actuación. Identificar las causas que producen rizartrosis. El objetivo fundamental de este trabajo ha sido conocer los parámetros del tratamiento fisioterápico de una rizartrosis. Describir otras alternativas de tratamiento. Se lleva a cabo una búsqueda bibliográfica y recopilación de documentación publicada en diferentes bases de datos como PEDro, Pubmed, Fisioterapia-on line,...
Bucador google visitando diferentes páginas muy interesantes relacionadas con el tema.

PALABRAS CLAVE: Rizartosis, Artrosplastia, Artroscopia, Mano.

I. INTRODUCCIÓN.

Dado la elevada prevalencia de esta patología vamos a exponer qué ocurre cuando se presenta, cómo diagnosticarlo y las diferentes formas de tratarlo lo más precoz posible. Cómo influye su diagnóstico rápido, su tratamiento adecuado y sus diferentes posibilidades de éste.

Se presenta de manera clara mediante una pregunta de investigación, contextualiza el tema mostrando antecedentes del tema planteado y la consecuencia de su solución. Se presenta una justificación sobre la importancia de realizar el trabajo y trata explícitamente: objetivos, propósitos y actividades e hipótesis de la investigación.

II. DESARROLLO DEL TRABAJO.

Vamos a comenzar definiendo la rizartrosis, sus causas principales y tratamientos.

La artrosis de la base del pulgar o llamada rizartrosis es una degeneración del cartílago de la articulación entre la base del primer metacarpiano y el hueso trapecio. Es, dentro de los procesos de artrosis de la mano, la más frecuente.

La **rizartrosis** se presenta con un dolor en el pulgar. También recibe el nombre de artrosis trapeciometacartiana o artrosis carpometacarpiana. Es una articulación de tipo diartrodia o" silla de montar".

Esta afectación se presenta con dolor moderado o fuerte, dependiendo de qué profesión tenga el paciente y de sus actividades de la vida diaria. Es una lesión que incapacita muchísimo la vida diaria de la persona, ya que afecta a uno de los movimientos más importantes como son la pinza y prensa de la mano. Vamos a mencionar posibles causas de la artrosis del dedo pulgar.

Podemos clasificarlas de la siguiente manera:

- **Primarias:** existe el deterioro articular sin ninguna causa aparente.
- **Secundaria:** hay una causa previa que afecta a la articulación como por ejemplo los citados a continuación:
  - Lesiones anteriores (esguinces o fracturas que deterioran el cartílago).
  - Predisposición genética.
  - Microtraumatismos repetidos y abusivos en nuestro trabajo o práctica deportiva.
  - ¡USO DEL TELÉFONO MÓVIL!
  - Desalineación en la articulación por descompensación de los músculos extensores y flexores, normalmente abusamos del uso de la pinza con resultado de una debilidad de los extensores del pulgar, que hace que la articulación no encaje perfectamente y comience un deterioro de la articulación.

El síntoma más llamativo es el dolor y la incapacidad para realizar ciertos movimientos como por ejemplo girar llaves, pulsar, abrir frascos y la pérdida de fuerza de esa mano en general.

El dolor comienza de manera leve sin la persona darle gran importancia, hasta que va aumentando y perdiendo su funcionalidad. Su primera visita suele ser al médico el cual explora y hace control radiológico.

Clínicamente y en la exploración vemos una prominencia dorsal en la base del primer metacarpiano y un aumento de la silueta de la unión articular que suele ser dolorosa a la palpación debido a la sinovitis articular, una subluxación de la base del metacarpiano y una calcificación pericapsular de la articulación TMC. Tenemos la siguiente clasificación según el dolor:

- **Grado 0:** sin dolor
- **Grado 1:** dolor durante actividades muy concretas
- **Grado 2:** dolor durante actividades habituales
- **Grado 3:** dolor durante actividades habituales junto con episodios ocasionales de dolor espontáneo
- **Grado 4:** dolor constante o casi constante

Importante hacer un diagnóstico diferencial sobre todo con la tenosinovitis de Quervain y síndrome del túnel carpiano(a veces se dan las dos patologías juntas).

Una vez diagnosticado pasamos al tratamiento:

Cuando se encuentra en grado I y II se trata de manera conservadora, siendo quirúrgico cuando se encuentra en grado III y IV con su posterior rehabilitación.

Los objetivos del tratamiento fisioterápico-conservador deben basarse en aliviar el dolor, prevenir la deformidad y restaurar la función del pulgar mediante:

1. Termoterapia como la parafina tanto como efecto vasodilatador como antálgico. Contraindicada en lesiones en la piel, perturbaciones venosas o linfáticas,...
2. Aplicación de crioterapia, inmersión en agua con hielo (no superar el minuto pero repetir a intervalos regulares y bastantes frecuentes), bolsas de hielo, lograr una vasoconstricción seguida de vasodilatación, conseguir un efecto antálgico y antiinflamatorio con distensión articular, obtener un efecto antiedematoso para prevenir la hemorragia postraumática.
3. Uso de ultrasonidos.
4. Magnetoterapia.
5. Movilizaciones pasivas y activo-asistidas.
6. Aplicación de corrientes antiinflamatorias y analgésicas.
7. Láser de baja potencia.
8. Vendaje neuromuscular con el fin de bajar inflamación y dolor.
9. Si fuese necesario, con el fin de dar estabilidad a la articulación y disminuir dolor indicaríamos algún tipo de órtesis.
10. Uso de antiinflamatorios y analgésicos.
11. Se aconseja la realización de terapia ocupacional.

Una vez realizado estos pasos no hubiese sido satisfactorio pasaríamos a la opción quirúrgica, entre las que destacamos: trapeciotomía, artroscópica, prótesis trapeciometacarpiana, trapeciotomía ligamentoplastia de interposición-suspensión. Las más utilizadas serían:

- Artroplastia con prótesis trapeciometacarpiana. Es una cirugía delicada, requiere una inmovilización de tres semanas de tipo desmontable y unos dos meses de rehabilitación. Su inconveniente es su desgaste prematuro de la prótesis.

- La siguiente cirugía posible seria trapeciotomia ligamentoplastia de interposicion-suspension. Esta cirugía de la mano, clásica en los casos de rizartrosis, necesita un largo tiempo de recuperación de 4 a 6 meses con una inmovilización mediante órtesis desmontable de 6 semanas. Sin embargo, ella tiene la ventaja de ser permanente y de conservar definitivamente sus efectos a largo plazo.

Después de la cirugía es importante la rehabilitación lo más precoz posible (respetando el tiempo de inmovilización recomendado y la cicatrización) con el fin de:

- Controlar edema
- Controlar dolor
- Aumentar arco de movilidad
- Aumentar fuerza, logrando una articulación estable y funcional.

III. CONCLUSIONES.

Debido al gran aumento de los procesos degenerativos debemos de conocer los diferentes métodos existentes para poder dar mejor resultado, sabiendo cómo y cuándo aplicarlos.

Es importante para el fisioterapeuta tener conocimiento de la técnica quirúrgica empleada para saber las limitaciones biomecánicas.

IV. BIBLIOGRAFÍA.

1. Alnot JY, Saint Laurent Y. Total trapeciometacarpal arthroplasty. Ann Chir Main N Engl J Med.1998; 4:11-21.
2. Armstrong A. The prevalence of degenerative arthritis of the base of the thumb in post-menopausal women. J Hand Surg.1994; 53(40): 340-341.
3. Burton RI, Pellegrini VD. Surgical management of basal joint arthritis of the thumb. Part II. Ligament reconstruction with tendon interposition arthroplasty. J Hand Surg. 1986; 16(1):p.324-332.
4. Varona O, Cortés R, Schnitman M, Búlgaro C, Barrio G. Luxación arpo-metacarpiana del primer rayo. Rev Asoc Argentina Ortop Traumatol. 1991; 56(1):130.
5. Weilby A. Tendon interposition arthroplasty of the first carpometacarpal joint. J Hand Surg. 1988; 16(2):421-425.
6. Zancolli EA, Zancolli ER, Cagnone JC. Rizartrosis del pulgar. Tratamiento quirúrgico en estadios iniciales y tardíos. Rev Iberoamer Cirug Mano. 2000; 27(57): 8-18.

CAPÍTULO 34

ESQUIZOFRENIA PARANOIDE A PROPÓSITO DE UN CASO

Pérez Jurado, Isabel Sara/ Sánchez Castillo, Matilde*/*
*López Millán, Mª de los Reyes**
**Enfermera*

SUMARIO: I. INTRODUCCIÓN. II. DESARROLLO DEL CASO. III. CONCLUSIONES. IV. BIBLIOGRAFÍA.

PALABRAS CLAVE: Esquizofrenia, Idea delirante, Alucinaciones, NANDA, NIC, NOC

I. INTRODUCCIÓN.

El DSM-V define la Esquizofrenia paranoide cuando se presentan dos o más de los siguientes síntomas durante al menos un mes:

- Ideas delirantes
- Alucinaciones
- Lenguaje desorganizado
- Comportamiento catatónico o gravemente desorganizado
- Síntomas negativos

Es una enfermedad mental que no conlleva alteración anatómica observable, y cuya principal característica es que afecta a la personalidad del individuo, así como a áreas de su psicología. Sus síntomas se pueden dividir en síntomas positivos (delirios y alucinaciones) y negativos (déficits cognitivos). La enfermedad se caracteriza por trastornos tanto en el área de la afectividad, como del pensamiento.

Su actitud psíquica se caracteriza por el egocentrismo y el aislamiento, y expresa una pérdida de contacto con la realidad, manifiesta ideas delirantes (persecución, intentos de envenenamiento, influencias extrañas...) y trastornos de la percepción (en algunos casos alucinaciones de tipo auditivo, en las que «oye» voces amenazadoras o críticas).

La edad más frecuente de aparición se sitúa entre los 15 y 35 años, aunque también se dan casos en edad ya avanzada y afecta por igual a ambos sexos

II. DESARROLLO DEL CASO.

- Presentación del caso

Paciente de 27 años, soltera, sin hijos.

Presenta alteración del núcleo familiar por el abandono de ambos padres a los 5 años de edad dejándola en un centro de menores, "ni mis padres me querían, soy una bazofia de persona". Bebe alcohol desde los 13 años, ya que así olvidaba que "nadie la quería, que por eso la abandonaron".

El caso comienza debido a los celos a su ex pareja, ya que este empezó una relación con otra mujer y la voz de "dentro de su cabeza" le incitaba a agredirla. Acción que deseaba, pero no realizó. Refiere seguir enamorada de ese hombre y no entiende como no puede retomar la relación con ella, ya que "como yo lo quiero no va a quererlo nadie, debe amarme a mí porque daría mi vida por él".

Ingresó involuntariamente por encontrarse agresiva, tanto con los vecinos como con viandantes. Afirma que las voces de dentro de su cabeza le incitan a hacer daño a la mujer que mantiene una relación con su ex, "si la mata el volvería con ella, porque no tendría nadie más a quien recurrir" Se le diagnostica Esquizofrenia paranoide descompensada. Durante la entrevista la paciente está más calmada, aunque tiene momentos en los que refiere que oye las voces de su mente. Mantiene una actitud colaboradora pero confiesa que necesita una copa o una cerveza para "templar" los nervios, ya que si no le entra el agobio y sabe que se pone agresiva.

- **Valoración Enfermera**

Tras mantener una entrevista con la paciente, procurándole un ambiente tranquilo he intentado trasmitirle la máxima calma posible, es valorada por los Patrones funcionales de Marjorie Gordon.

- **Plan de Cuidados**

Patrón 1. Percepción –manejo de la salud

La paciente refiere beber desde los 13 años, y no controla la cantidad de alcohol que llega a ingerir y que necesita beber todos los días para templar los nervios.

Patrón 4. Actividad-ejercicio

Conducta agresiva, provocadora, acosadora. Debido a sus ideas delirantes y a las voces que oye debido a su enfermedad, hace que sus formas sean agresivas, pues se siente atacada y también la incitan a agredir.

Patrón 6: Cognitivo–Perceptivo

Alucinaciones sonoras, la paciente refiere que escucha voces en su cabeza que la incitan a agredir a las personas. En especial a la pareja actual de su ex novio. Ya que las voces le dicen que si la mata, el retomaría la relación con la paciente.

Patrón 7: Autopercepción-autoconcepto

Falta de autoestima, la paciente acusa esta carencia por haber sido abandonada a los 5 años de edad y que por eso "nadie la quiere". Y debido a eso no ha habido nadie que realmente la quiera y todos la dejan de lado.

Patrón 8: Rol-relaciones

Dificultad para iniciar o mantener relaciones, mantiene una conducta obsesiva por ser querida o para recibir atenciones. Es una persona que necesita de una atención constante para sentirse aceptaba y amada. No sabe gestionar los sentimientos, ni los celos y por lo tanto carece de madurez para mantener una relación.

NANDA

(00119) Baja autoestima crónica

NOC:

- (1302) Afrontamiento de problemas
- (1403) Autocontrol del pensamiento distorsionado
- (1300) Aceptación: estado de salud

NIC

- (5270) Apoyo emocional
- (4470) Ayuda en la modificación de sí mismo
- (00167) Disposición para mejorar el auto concepto

NOC

- (1629) Conducta de abandono del consumo de alcohol
- (1205) Autoestima
- (1400) Autocontrol de la conducta abusiva

NIC

- (6400) Apoyo en la protección contra abusos
- (5310) Dar esperanza
- (6610) Identificación de riesgos

(00138) Riesgo de violencia dirigida a otros

NOC

- (2702) Nivel de violencia social
- (1405) Autocontrol de los impulsos
- (1401) Autocontrol de la agresión

NIC

- (4380) Establecer límites
- (6160) Intervención en caso de crisis
- (4640) Ayuda para el control del enfado
- (6487) Manejo ambiental: prevención de la violencia
- (4350) Manejo de la conducta
- (00069) Afrontamiento ineficaz

NOC:

- (1300) Aceptación: estado de salud
- (1623) Conducta de cumplimiento: medicación prescrita
- (2600) Afrontamiento de los problemas de la familia
- (1302) Afrontamiento de problemas

NIC:

- (2300) Administración de medicación
- (2395) Control de la medicación
- (5430) Grupo de apoyo
- (5270) Apoyo emocional
- (6400) Apoyo en la protección contra abusos

III. CONCLUSIÓN.

En este caso la labor de la Enfermería ante el paciente psiquiátrico es fundamental. Saber tratar al enfermo en sus crisis y hacerlo sentir tranquilo y seguro en sus delirios es clave para su cuidado. Gracias a su trabajo, a su formación y a su experiencia, muchas personas pueden hacer su vida dignamente sin estar estigmatizados o encerrados entre cuatro paredes.

IV. BIBLIOGRAFÍA.

1. Modelos de cuidados en enfermería Sara Esther Téllez Ortiz. McGraw-Hill Interamericana de España,S.A, 2012.
2. NANDA International (2016) Diagnósticos de Enfermeros: Definiciones y clasificación. 2015-2017. 3º Edición. Barcelona. Elsevier
3. Intervención clínica de enfermería. Esquizofrenia paranoide. Autora Gallego Clau, Tania Otros autores/as Sánchez Fernández, María, Universitat de Lleida. Facultat d'Infermeria. 2006.
4. Enfermería de Salud Mental y Psiquiátrica: Valoración y cuidados. Johana Fornés Vives. 2º Edición. 2011

Salud Mental y Medicina Psicológica. Jose Ramon de la Gerhard Heinze (UNAM) 2º Edición. MCGRAW HILL. 2015

CAPÍTULO 35

PRINCIPALES CLASIFICACIONES DE LOS SUBTIPOS DEL SÍNDROME APRÁXICO

Pérez Mármol, José Manuel* / Cerón Lorente, Laura** / Toledano Moreno, Sonia**

** Departamento de Fisioterapia, Facultad de Ciencias de la Salud, U. Granada.*
*** Doctoranda Programa en Biomedicina, Universidad de Granada.*

SUMARIO: I. INTRODUCCIÓN. II. DESARROLLO DE TRABAJO. III. CONCLUSIONES. IV. BIBLIOGRAFÍA.

RESUMEN: La definición de la apraxia ha sufrido modificaciones a lo largo de los años y su debate sigue abierto en la actualidad. Es de vital importancia ahondar en el conocimiento y clasificación de los diferentes tipos de apraxia. Esto reportaría beneficios en el ámbito clínico e investigador. El objetivo del presente trabajo es describir los diferentes tipos de clasificaciones de la apraxia establecidos hasta el momento. Este trabajo presenta 7 clasificaciones de la apraxia, atendiendo a diferentes criterios.

PALABRAS CLAVE: **Apraxia, Ideomotor, Ideacional, Clasificación, Errores práxicos.**

I. INTRODUCCIÓN.

La definición de la apraxia ha sufrido modificaciones a lo largo de los años y su debate sigue abierto en la actualidad. Geschwind, la describió como un trastorno por exclusión, que no puede explicarse por debilidad, falta de coordinación, pérdida somatosensorial o por déficit de atención o comprensión, que afecta a la capacidad para llevar a cabo movimientos previamente aprendidos de forma voluntaria o intencional. Por otro lado, Roy la definió como la incapacidad en la realización de pantomimas y/o imitación de gestos.[1] Liepmann, defendió la identidad de la apraxia como trastorno, que no solo puede ser diferenciado de otros trastornos motores sino que puede aparecer de manera unitaria.[2] Sin embargo, la definición más aceptada entiende la apraxia como *"una alteración de la ejecución de un gesto motor coordinado, dirigido a un fin, previamente aprendido, en ausencia de trastornos del movimiento, de la sensibilidad, alteraciones del tono muscular, de la coordinación o de la comprensión"*. Los movimientos que se ven afectados por este trastorno son previamente aprendidos y de naturaleza voluntaria y propositiva.[3]

Es necesario conocer el funcionamiento de los mecanismos que intervienen en la ejecución de la acción, para así poder hacer un diagnóstico diferencial que establezca la presencia de apraxia como la incapacidad para llevar a cabo un gesto o acción propositiva, voluntaria y previamente aprendida, a pesar de la integridad de los componentes que participan en ella. Para ello, las clasificaciones de este síndrome ayudan a una comprensión más profunda de los componentes que intervienen en este. Se han determinado varios tipos de apraxia atendiendo a diferentes criterios. Todas ellas juegan un papel importante en la comunicación e interacción de un paciente con su entorno, y por tanto interfiere en su participación en la comunidad. Calvo-Merino describe distintos términos que definen las apraxias desde criterios independientes. A veces los pacientes la describen como cierta torpeza en las manos, también denominada como la apraxia cinética de los miembros, que se caracteriza por una deficiencia en la motricidad fina y coordinación de los dedos, por lo que se aprecia un enlentecimiento y entorpecimiento de las actividades manuales a la hora de asir objetos de pequeño tamaño. La apraxia se relaciona con procesos neurodegenerativos y daños cerebrales de etiología vascular o traumática.[2, 4]

La apraxia suele ser bilateral, afectando a ambas extremidades, independientemente del hemisferio cerebral dañado. Suelen darse diferentes formas de alteración de la función práxica, aunque los déficits observados más comúnmente son 1) dificultades en la selección, uso, orientación y control apropiado de herramientas, 2) producción/imitación de gestos simbólicos o sin sentido, 3) incapacidad para concluir una acción con precisión en los movimientos, 4) una adecuada función simbólica y configuración de las extremidades.[4]

La apraxia y sus efectos sobre el desempeño ocupacional reducen significativamente la independencia y funcionalidad sobre las actividades de la vida diaria de los pacientes, incrementando los niveles de discapacidad. Por esta razón, la gravedad de la apraxia se relaciona con el grado de dependencia.[5-6] A menudo, las personas que sufren apraxia no son conscientes de sus déficits en la ejecución de los movimientos, por lo que suele ser un síndrome que se encuentra infradiagnosticado en el ámbito clínico. Pese a que no exista conciencia de enfermedad, algunos de las alteraciones más observadas en los pacientes apráxicos suelen ser una mala precisión en la ejecución, planificación de las tareas que componen las actividades cotidianas, uso erróneo de objetos cotidianos, entre otras alteraciones.[7]

El estudio de Koski y cols.[3] señaló la necesidad de diseñar estudios metodológicamente correctos donde se incluyan grupos de pacientes con apraxia con características similares en cuanto a etiología y tiempo desde que se produjo la lesión, así como localización y extensión de la misma. De igual modo, se debe tener en cuenta todas las funciones práxicas, para que así se lleve a cabo una exploración de los patrones de activación a nivel neuronal que están asociados a la representación de la praxis a nivel motor, tanto en pacientes sanos como con apraxia. Estos resultados podrían ser de gran valor para la transferencia de resultados de investigación en esta área, mejorando las clasificaciones de la apraxia vigentes en la actualidad. [2-3]

Las clasificaciones del síndrome apráxico facilita la planificación de las intervenciones rehabilitadoras. Los motivos por los que debe tratarse la apraxia es la repercusión que esta ocasiona, no solo sobre la funcionalidad del paciente en su vida diaria sino también sobre la calidad y provecho de la rehabilitación. En caso contrario, el no intervenir directamente sobre los déficits apráxicos podría provocar un enlentecimiento del proceso rehabilitador.[2, 5, 8] Por tanto, es de vital importancia ahondar en el conocimiento y clasificación de los diferentes tipos de apraxia. Esto reportaría beneficios en el ámbito clínico e investigador. En el ámbito clínico una mayor facilidad para el reconocimiento de los déficits y las necesidades de intervención para la creación de estrategias capacitadoras, y en el ámbito investigador contribuiría a conseguir un mayor rigor metodológico.

Por estas razones, el objetivo del presente trabajo es describir las principales clasificaciones de la apraxia establecidaas hasta el momento.

II. DESARROLLO DEL TRABAJO.

Debido a que las clasificaciones de apraxia pueden tener utilidad práctica y conceptual en el ámbito clínico e investigador, a continuación, se presenta 7 diferentes clasificaciones que atienden a diferentes criterios:

1.1 Clasificación clásica de Liepman:

En sus inicios, Liepman diferenció entre tres tipos de apraxia: ideomotora, ideativa y cinética de los miembros; sin embargo, esta última fue posteriormente descartada, para establecer una clasificación dicotómica: apraxia ideativa e ideomotora. La apraxia ideativa fue definida como "una alteración de los planes espaciotemporales, o pérdida de las fómulas motoras, de tal forma que resultaría imposible construir la idea del movimiento". Por otro lado, en la apraxia ideomotora se entiende que "las fórmulas motoras se encontraran intactas, pero el paciente es incapaz de activar ningún plan motor debido a una desconexión con este". Generalmente se define como la incapacidad para realizar movimientos en respuesta a un comando verbal (pantomima), imitación y/o uso de objetos reales. Las aportaciones de Liepmann han sido de gran importancia en el estudio de la apraxia; sin embargo, en la actualidad se ha observado algunas limitaciones relacionadas con esta clasificación, ya que algunos de los errores o déficits observados en las personas con apraxia no están exclusivamente ligados a la producción y ejecución del acto motor. También es común observar errores relacionados con la secuenciación de tareas, la asociación de acciones o movimientos determinados a un utensilio o la categorización de objetos según su uso. [1-2,9]

1.2 Clasificación de Roy y Square:

Esta clasificación diferencia dos tipos de apraxia: apraxia conceptual y apraxia de producción. En el control del movimiento están implicados tres sistemas: sensorial/perceptual (procesa la información visual, auditiva y táctil), conceptual (almacena el conocimiento sobre herramientas y acciones) y de producción (selecciona la respuesta, genera imágenes, almacena la memoria de trabajo del plan motor y organiza la respuesta y control del movimiento). Según el modelo de sistemas de producción conceptual, el sistema de producción consiste en varios procesos: selección de respuesta (seleccionando la respuesta (o acción) a realizar), generación de imágenes (generación de una imagen de cómo se ejecutará la acción), codificación y recuperación de la memoria de trabajo, y organización y control de respuesta de gestos.

En el modelo de producción conceptual, uno de los subcomponentes del sistema de producción es la memoria de trabajo. La afectación de cada uno de estos sistemas provocará alteraciones diferentes. De forma práctica, el componente conceptual (semántica de la acción) se utiliza para las acciones que requieren conocimientos sobre las funciones de las partes del cuerpo, objetos o utensilios y/o acciones simples y su organización en secuencias complejas. El componente de producción de la acción se relacionada con la alteración de la organización y secuencia temporal y espacial de las unidades motoras de un movimiento.[1-2,10]

1.3 Clasificación de Ochipa y col, y Heilman y col:

Ochipa y col. sugirieron una modificación de la clasificación establecida por Roy y Square. En su propuesta sugirieron la incorporación del término de apraxia ideativa para definir los problemas en la secuenciación del acto motor dirigido a un fin. Este problema apráxico suelen ser una de las alteraciones cognitivas más abordadas por disciplinas sanitarias como la Terapia Ocupacional, ya que está íntimamente unida a los problemas para el desempeño de determinadas actividades de la vida diaria. Por otra parte, según estos autores, el término de apraxia conceptual se entiende como la pérdida del conocimiento para la acción asociada al uso de un determinado objeto. Heilman y col. apoyaron esta propuesta conceptual de reclasificació

1.4. Clasificación de Koski y col:

Esta clasificación constituye una relación de los distintos términos de apraxia empleados y su definición:[2-3]

- Apraxia bucofacial u orofacial: incluye las alteraciones en las acciones realizadas con la cara o la boca, a través de la instrucción verbal o la imitación.
- Apraxia cinética de los miembros: se caracteriza por el enlentecimiento y torpeza de los movimientos finos y precisos para asir objetos.
- Apraxia conceptual: incluye la dificultad para utilizar objetos y detectar el significado de determinados gestos cotidianos.
- Apraxia constructiva: implica la alteración para integrar espacialmente distintos componentes en uno solo.
- Apraxia ideativa: déficit en el uso secuencial de múltiples objetos.
- Apraxia ideomotora: alteraciones de la secuencia motora, espaciales o temporales, en la ejecución de una secuencia de tareas.
- Apraxia de modalidad específica: se producen errores cuando el movimiento es evocado por una determinada vía sensorial (vista, audición, tacto).
- Apraxia óptica: trastorno de los movimientos oculares sacádicos voluntarios.
- Apraxia del habla: alteración selectiva para la producción de sonidos con un objetivo comunicativo.
- Apraxia del tacto/táctil: alteración de los movimientos manuales asociados con objetos.

- Apraxia de vestido: concierne alteraciones en los movimientos asociados solo a las acciones relacionadas con la actividad del vestido.[2-3]

1.5. Clasificación atendiendo al tipo de errores práxicos:

Es imprescindible realizar una evaluación sistemática de todos los componentes que intervienen en la apraxia para determinar su naturaleza. Por esta razón, es necesario conocer los tipos de errores, así como la modalidad de presentación de los mismos. De esta forma, esta clasificación nos aporta la información necesaria para detectar cuáles son los componentes del sistema práxico que se encuentran alterados. El conocimiento semántico de las acciones también ha de ser evaluado y debe realizarse tanto de forma verbal como no verbal, ya que la evaluación debe contemplar aspectos distintos en la evocación, reconocimiento o producción de los movimientos. Según su naturaleza, los errores práxicos pueden clasificarse de la siguiente manera:[2,11-12]

- Errores temporales (secuenciación de los movimientos, velocidad y ocurrencia).
- Espaciales (amplitud del movimienot, uso del parte del cuerpo como si fuera el propio objeto, configuración interna/orientación del movimiento).
- Errores de contenido (de tipo perseverativos de la acción anterior, relacionados o asociados a otros movimientos, no relacionados, y los realizados sin utensilio).
- Otros errores (concretización, omisión de la respuesta, o movimiento que no llega a ser reconocible).[2,11-12]

1.6. Clasificación según el significado de los gestos:

La producción e interpretación de gestos se ve comprometida habitualmente en los pacientes con apraxia. No todos los gestos conllevan un significado, algunos de ellos no tienen sentido, mientras que otros llevan implícito un significado social o están influenciados culturalmente. Atendiendo a este criterio podemos hacer distinción entre gestos simbólicos y no simbólicos:[13-15]

- Gestos simbólicos: son aquellos que están asociados a un concepto o significado. A su vez estos pueden subdividirse en dos tipos:
    - Transitivos: movimientos o acciones que recaen sobre un objeto, siempre están ligados a una herramienta u objeto.
    - Intransitivos: se trata de gestos puramente comunicativos.

A su 5vez, los movimientos intransitivos o gestos pueden diferenciar distintos niveles de complejidad atendiendo a si son repetitivos o no, si se componen por una secuencia determinada de movimientos sencillos, si son distales o proximales y si se pueden realizar en un espacio personal, peripersonal o en ambos. De igual forma, pueden ser divididos en simbólicos, aquellos que conllevan un significado implícito, y no simbólico, carecen de sentido.

- Gestos no simbólicos: son aquellos que carecen de significado o sentido alguno.[13-15]

1.7. Clasificaciones recientes:

En ocasiones, las clasificaciones no tienen una perspectiva multidimensional, sino que se han centrado en factores específicos de esta. Por esto, algunos de los autores más recientes han observado limitaciones en la clasificación clásica de Liepmann, alegando que los términos de ninguno de los dos tipos especifican en detalle la naturaleza de los déficits que el paciente presenta. En esta misma corriente, Osiurak, 2017 califica cómo ambiguos los términos de apraxia ideomotora y apraxia ideacional, ya que se utilizan en la literatura para referirse al tipo de gesto (transitivo/intransitivo), tarea solicitada (imitación/producción por comando) o nivel cognitivo involucrado (procedural/semántica).[1, 4]

III. CONCLUSIONES.

En la actualidad se han desarrollado nuevas perspectivas y enfoques que difieren de las propuestas clásicas; sin embargo, el debate en cuanto a las clasificaciones y tipos de apraxia sigue abierto y en constante evolución. Se necesita más estudios empíricos que favorezcan el aumento de conocimiento sobre la apraxia y que permitan establecer nuevas clasificaciones. Estas clasificaciones deberían ser multidimensionales, nutriéndose de la perspectiva de diferentes disciplinas.

IV. BIBLIOGRAFÍA.

1. Valessa STAMENOVA, Sandra E. BLACK, Eric A. ROY, "An update in the conceptual-production systems model of apraxia: evidence from stroke", *Brain and cognition,* 80, (2012), p.53.
2. Beatriz CALVO-MERINO, "Modelos teóricos y neuropsicología de las praxias", en Javier TIRAPU, P. LUNA, F. MAESTÚ, *Manual de neuropsicología,* 2ª Ed, VIGUERA, Barcelona, 2011, pp.123-145.
3. Lisa KOSKI, Marco IACOBONI, John C MAZZIOTTA, "Deconstructing apraxia: understanding disorders of intentional movement after stroke", *Current opinion in neurology,* 15, (2002), p.71.
4. Francois OSIURAK, Yves ROSSETTI, "Definition: Limb apraxia", *Cortex,* 93, (2017), p.228.
5. Anna CANTAGALLO, Manuela MAINI, Raffaella RUMIATI, "The cognitive rehabilitation of limb apraxia in patients with stroke", *Neuropsychological rehabilitation,* 22, (2012), p.473.
6. Brenda HANNA-PLADDY, Kennneth HEILMAN, Anne FOUNDAS, "Ecological implications of ideomotor apraxia: evidence from physical activities of daily living", *Neurology,* 60, (2003), p.487.
7. Nicola SMANIA, SM AGLIOTI y cols, "Rehabilitation of limb apraxia improves daily life activities in patients with stroke", Neurology, 67, (2006), p.2050.

8. Matteo CANDIDI, Lucia M. SACHELI y cols, "Come together: human-avatar on-line interactions boost joint-action performance in apraxic patients", *Social cognitive and affective neuroscience,* 12, (2017), p.1793
9. Loredana CANZANO, Michele SCANDOLA y cols, "The representation of objects in apraxia: from action execution to error awareness", *Frontiers in human neuroscience,* 10, (2016), p.1.
10. Eric A. ROY, Matthew HEALTH y cols, "Task demands and limb apraxia in stroke", *Brain cognition,* 44, (2000), p.253.
11. Kenneth HEILMAN, Edwards VALENSTEIN, *Clinical neuropsychology,* New York, Oxford university press, 1993.
12. Angela BARTOLO, Heidi STIEGLITZ-HAM, "A cognitive overview of limb apraxia", *Current neurology and neuroscience reports,* 16, (2016), p.75
13. Jose Manuel PÉREZ-MÁRMOL, MªCarmen GARCÍA-RÍOS, "Functional rehabilitation of upper limb apraxia in poststroke patients: study protocol for a randomized controlled trial", *Trials,* 16, (2015), p.508.
14. José Manuel PÉREZ-MÁRMOL, Samuel LÓPEZ-ALCAIDE y cols, "Creación y diseño de un test para la evaluación de la apraxia de los miembros supeiores (EULA) basado en un modelo cognitivo: un estudio piloto.", *Revista de neurología,* 60, (2015), p.66.
15. Tim VANBELLINGEN, Bram KERSTEN y cols, "Comprehensive assessment of gesture production: a new test of upper limb apraxia (TULIA)", *European journal of neurology: the official journal of the European Federation of Neurological Societies,* 17, (2010), p.59.

CAPÍTULO 36

EL FISIOTERAPEUTA EN EL PROCESO ASISTENCIAL INTEGRADO: ARTROSIS DE RODILLA Y CADERA

Puerta Torres, Miguel Ángel/ Pacheco García, Susana**
**AGS del Campo de Gibraltar-Hospital Comarcal de la Línea de la Concepción*

SUMARIO: I. INTRODUCCIÓN. II. DESARROLLO DEL TRABAJO. III. CONCLUSIONES. IV. BIBLIOGRAFÍA.

PALABRAS CLAVE: Guía de práctica clínica, Proceso Asistencial, Gestión por Procesos, Artrosis, Fisioterapia.

I. INTRODUCCIÓN.

Desde el Servicio Andaluz de Salud (SAS) se plantea en el año 2001 la Gestión Sanitaria por Procesos como herramienta con la que se analizan los diversos componentes que intervienen en la prestación sanitaria, para ordenar los diferentes flujos de trabajo de la misma, integrar el conocimiento actualizado y procurar cierto énfasis en los resultados obtenidos. En los diferentes Procesos Asistenciales Integrados (PAI) se van a tener en cuenta las expectativas que tienen los ciudadanos y profesionales, e intentando disminuir la variabilidad asistencial en las actuaciones de estos últimos hasta lograr un grado de homogeneidad razonable dentro de la atención multidisciplinar.

Se trata de impulsar un cambio en la organización basado en la fuerte implicación de los profesionales y en su capacidad de introducir la idea de mejora continua de la calidad y de llevarlo a cabo desde un enfoque centrado en el usuario.

La Gestión Sanitaria por Procesos se basa en la visión del proceso asistencial como el devenir del paciente a través del Sistema Sanitario Público de Andalucía (SSPA), en su deseo y necesidad de conseguir una atención y respuesta única a sus problemas de salud. Se trata pues de impulsar un cambio en la organización, basado en la fuerte implicación de los profesionales y en su capacidad de introducir la idea de mejora continua de la calidad, y de llevarlo a cabo desde un enfoque centrado en el usuario.

En el marco de la organización del SSPA, un Proceso Asistencial es el conjunto de actividades de los proveedores de la atención sanitaria. Actividades como las pruebas diagnósticas y las acciones terapéuticas, sin olvidar las estrategias preventivas y la educación para la salud, que tienen como finalidad incrementar el nivel de salud y el grado de satisfacción de la población que recibe todos los servicios desde un punto de vista de atención multidisciplinar, abarcando los aspectos organizativos, asistenciales, etc. Comprendería pues todas las actuaciones desde que el paciente demanda una asistencia hasta que ésta termina.

La Gestión por Procesos implicará la reordenación de los flujos de trabajo de forma que va a redundar en facilitar la tarea de los profesionales y aumentar la satisfacción del paciente.

En este contexto, la continuidad asistencial y la coordinación entre los diferentes niveles asistenciales se convierten en elementos esenciales.

El PAI que nos ocupa comenzó a gestarse en el año 2003, y a instancias de la Consejería de Salud, se constituyó el grupo de trabajo responsable de abordar con la metodología de procesos la patología osteoarticular crónica.

La artrosis es la enfermedad articular más frecuente. Más del 70% de los mayores de 50 años tienen signos radiológicos degenerativos en alguna localización. Ésta patología representa una amplia parte de la especialidad de Reumatología y supone el motivo de consulta de un porcentaje elevado de los pacientes atendidos por las especialidades de Cirugía Ortopédica y Traumatología, Rehabilitación, y Medicina Familiar y Comunitaria.

Así pues, en este PAI se van a determinar el conjunto de actividades destinadas a establecer la confirmación diagnóstica de aquellas personas que presenten criterios sugerentes de artrosis de rodilla o cadera para proceder a su atención integral y coordinada desde los distintos niveles asistenciales.

Entre los objetivos del análisis de este Proceso Asistencial Integrado (PAI) van a estar:

Revisar el PAI "Artrosis de Cadera" aludiendo a un abordaje integral desde el enfoque del Personal de Fisioterapia del Servicio Andaluz de Salud (SAS).

Dar a conocer a los profesionales sanitarios la configuración del Mapa de Procesos Asistenciales Integrados como medio de introducir la idea de mejora continua de la calidad.

Poner en valor la Gestión por Procesos como herramienta homogeneizadora de los diversos componentes que intervienen en la prestación sanitaria en el SAS.

METODOLOGIA: Se ha llevado a cabo una revisión de los distintos Procesos Asistenciales Integrados que configuran el Mapa de Procesos del Sistema Sanitario Público de Andalucía (SSPA) y tomando como base el título "Artrosis de rodilla y cadera" se va a resumir bajo el enfoque de los Fisioterapeutas atendiendo a su función y actividades a desarrollar en todo el proceso. Se revisó el documento de la Junta de Andalucía sobre el PAI Artrosis de Rodilla y Cadera comparándolo con los nuevos aspectos sobre dicha patología en la literatura médica actual que hacen referencia a las distintas Guías de Práctica Clínica y así compararlos con la realidad asistencial de los Fisioterapeutas del SAS.

II. DESARROLLO DEL TRABAJO.

Ante aquellas personas que presenten criterios sugerentes de artrosis de cadera o rodilla, se procede a su atención integral y coordinada desde los distintos niveles asistenciales y desde un enfoque multidisciplinar. En este proceso, se recogen las expectativas de cada uno de los actores que intervienen en el desarrollo de este plan y se establecen las características de calidad que debe reunir cada destinatario del presente proceso asistencial. Considerando al paciente y sus familiares como destinatarios de este PAI se recogen sus expectativas con respecto al proceso, al sistema sanitario y a sus profesionales:

Accesibilidad

- Posibilidad real y ágil de elegir especialista u otros/as profesionales, así como de elegir el centro donde quieren recibir tratamiento o ser intervenidos/as quirúrgica- mente.
- Acceso a los especialistas que les tratan, en los momentos de crisis o imprevistos.
- Concertación automática de las citas de seguimiento sin necesidad de realizar trámites y que éstas se produzcan en el momento fijado.
- Posibilidad real de contactar con los centros por teléfono.
- Cita única y coordinada para las consultas y las pruebas.
- Que las fechas de las citas (para consultas o pruebas) se obtengan en un plazo breve de tiempo desde que se solicitan.
- Que se realicen todas las pruebas diagnósticas en el plazo de tiempo más breve posible, concentrándolas en el mismo día.
- Que los/as especialistas les prescriban todas las pruebas necesarias y les diagnostiquen según los resultados de las mismas.
- Que se minimicen las listas de espera para la realización de pruebas, para acceder a las consultas de especialidad y para las intervenciones quirúrgicas.
- Información sobre su situación en las listas de espera.
- Que se les ofrezca la oportunidad de acceder a ayuda psicológica cuando la necesiten.

Capacidad de respuesta

- •Que los especialistas tengan capacidad, sensibilidad y ocasión para responder, eficaz y puntualmente, a sus necesidades, por ejemplo, atendiéndoles personal o telefónicamente cuando sucede algún imprevisto, o si han de realizar alguna consulta urgente o sufren una crisis.
- •Que se concierten las citas de especialistas considerando los plazos en que estarán disponibles los resultados de las pruebas para que la consulta pueda ser completa.
- •Que se aumente la capacidad de respuesta del Servicio de Urgencias hospitalario.

Cortesía

- Que en todos los centros sanitarios se les proporcione un trato correcto, amable y considerado.
- Que todos/as los/as profesionales les atiendan como a "personas", que les escuchen y les dediquen un tiempo suficiente. Que les miren a la cara.
- Que todos/as los/as profesionales den la justa importancia a su dolencia y sintomatología: escuchándoles, examinándoles detenidamente, y pidiéndoles las pruebas que sean necesarias.
- Durante el desarrollo de las consultas se les deben facilitar explicaciones sobre lo que está sucediendo o va a suceder, por ejemplo, cuando se disponen a aplicarles una inyección ("que no lo hagan por sorpresa").
- Que el trato recibido en la medicina pública sea, en general, tan bueno como el que reciben en la medicina privada.
- Comunicación
- Información, verbal y escrita, sobre todos los aspectos relativos a la dolencia, el tratamiento o el proceso asistencial (incluida su situación en las listas de espera).
- Que la información se exprese en un lenguaje claro, llano y asequible para personas sin conocimientos médicos.
- Que se les faciliten sus informes médicos.
- En las consultas, al realizar los reconocimientos o aplicar tratamientos, los/as profesionales deben ir explicando los pasos que están dando y/o lo que les van a hacer.
- Que se les comuniquen los diagnósticos y toda la información de la forma más animosa y positiva, aportando alternativas y soluciones, siempre que sea posible.
- Que todos/as los/as profesionales dediquen un tiempo suficiente a cada consulta.
- Que los/as médicos/as favorezcan en las consultas un clima que posibilite el establecimiento de una buena comunicación profesional-paciente y paciente-profesional, ofreciendo la suficiente confianza y tiempo para que se puedan plantear con libertad dudas y preguntas.
- Que los/as profesionales se "aseguren" de que los/as pacientes comprenden sus indicaciones.
- Que se promueva la realización de charlas u otras actividades informativas para los/as pacientes.
- Que se estimule, en la medida de lo posible, la participación de los/as pacientes en su proceso, por ejemplo, consultándoles sobre determinadas decisiones como cambiarles de especialista.

Competencia profesional

- Que sus médicos y médicas generen en las consultas y en sus pacientes confianza por sus actuaciones y sus actitudes.
- Que les atienda siempre el/la mismo/a especialista.
- Que haya coherencia entre las informaciones, prescripciones y tratamiento que les recomiendan los/as distintos/as médicos/as que les tratan (en el caso de que sean varios/as).
- Que se les facilite el acceso a una segunda opinión médica, cuando lo requieran.
- Tratamientos eficaces para frenar el deterioro que provoca la enfermedad y para acabar con el dolor o mantenerlo dentro de niveles controlados y soportables.

Seguridad

- Posibilidad de elegir especialista y, en general, los/as profesionales que les atiendan.
- Acceder a especialistas en situaciones de dudas o imprevistos.
- Que las consultas puedan transcurrir en un clima de cierta tranquilidad, sin percibir prisas.
- Que los/as profesionales que les atienden sean competentes y con experiencia.
- Coordinación entre los/as distintos/as profesionales que les asisten y que no les aporten informaciones o recomendaciones contradictorias.
- Que el tratamiento que les prescriben sea eficaz y alivie su sintomatología.

Tangibilidad

- Que los centros sanitarios donde reciben atención estén dotados con todo el equipamiento necesario.
- Posibilidad de disponer de habitaciones individuales durante sus ingresos hospitalarios.
- Que se "controle", de alguna manera, en los hospitales el nivel de "ruido" y las molestias que ocasionan las visitas demasiado numerosas.

OBJETIVOS. FLUJOS DE SALIDA. CARACTERÍSTICAS DE CALIDAD

En la asistencia sanitaria de cada profesional destinatario del presente proceso asistencial se establecen las características de calidad que deben reunir cada uno de ellos.

Entre las características de calidad destacadas en la asistencia sanitaria por Fisioterapeuta se recogen las siguientes:

La atención tiene lugar en la sala de tratamiento más cercana al domicilio del paciente, que cuenta con las condiciones para aplicar los procedimientos recomendados.

El paciente y/o cuidadores principales son formados para proseguir con los autocuidados que sean posibles en el domicilio.

Los procedimientos a aplicar siguen lo recomendado por las guías de práctica clínica, vías críticas, etc.

El tiempo hasta el inicio del tratamiento fisioterápico estará en concordancia con la severidad de los síntomas.

Facilitar un horario de tratamiento fisioterápico adecuado a las circunstancias personales del paciente.

Disponer de recursos materiales y equipamiento adecuado para la correcta atención al paciente.

Evitar la discontinuidad del tratamiento.

Que el paciente sea tratado siempre por el mismo Fisioterapeuta.

En la Descripción General de los Componentes que se encuentran dentro de la Asistencia con respecto al personal de Fisioterapia tenemos que el profesional realizará la programación de ejercicios en salas de Rehabilitación y Fisioterapia según el protocolo establecido para este tipo de patologías.

Atendiendo a las Características de Calidad de cada una de las actividades que desarrollan los distintos profesionales, se destacan los componentes que forman parte de la arquitectura de procesos en estas artropatías nos definen una serie de actividades llevadas a cabo por cada profesional implicado en la atención integral al paciente. En las referidas a la Actividad del Fisioterapeuta tenemos la de la Valoración e Intervención Fisioterápica donde encontramos las siguientes acciones:

Programación de ejercicio en salas de Rehabilitación y Fisioterapia. Puede ser necesario que el aprendizaje de los ejercicios tenga lugar en las salas de Rehabilitación y Fisioterapia en aquellos pacientes que presenten dificultades especiales para la ejecución de los mismos o cuando no puedan aprenderlos con el asesoramiento del EBAP. El objetivo debe ser conseguir que el paciente realice de forma autónoma y correcta los ejercicios. Para ello se debe:

- Valorar la idoneidad del paciente para el aprendizaje de ejercicios en grupo.
- Incorporarlo a un grupo de ejercicios (se recomienda un máximo de 10 pacientes en cada grupo y una duración de 5 días.

COMPETENCIAS PROFESIONALES

Las Competencias Generales del SSPA son un concepto que hace referencia a la capacidad necesaria que ha de tener un profesional para realizar un trabajo eficazmente, es decir, para producir los resultados deseados, y lograr los objetivos previstos por la organización en la que desarrolla su labor. Así entendida, la competencia es un valor susceptible de ser cuantificado.

Las competencias se pueden clasificar en tres áreas:

- Conocimientos: el conjunto de saberes teórico-prácticos y la experiencia adquirida a lo largo de la trayectoria profesional, necesarios para el desempeño del puesto de trabajo.
- Habilidades: capacidades y destrezas, tanto genéricas como específicas, que permiten garantizar el éxito en el desempeño del puesto de trabajo.
- Actitudes: características o rasgos de personalidad del profesional que determinan su correcta actuación en el puesto de trabajo.

Sistema de Gestión Profesional por Competencias

En el Plan de Calidad del Sistema Sanitario Público de Andalucía se incluye entre sus objetivos la puesta en marcha de un Sistema de Gestión Profesional por Competencias. Se ha generado, para los grupos profesionales de médicos, enfermeras, matronas y fisioterapeutas un Mapa General de Competencias tipo, en el que se han establecido las competencias que forman el núcleo del desempeño y desarrollo exitoso de cada puesto de trabajo en la organización sanitaria actual, con independencia del nivel o proceso asistencial en el que se ubiquen los respectivos profesionales.

Se han categorizado dichas competencias fundamentales para cada nivel de exigencia, siendo estos niveles los de selección, de experto o de excelencia, de acuerdo a dos categorías con respecto a la adquisición de estas competencias: imprescindible (I) y deseable (D).

Cabe decir que en el nivel de excelencia, todas las competencias identificadas tienen el carácter de imprescindible.

Por otro lado se ha dado un valor relativo a cada competencia, siendo 1 el valor de menor prioridad y 4 el de la máxima.

Competencias Específicas del Proceso Asistencial Integrado "Artrosis de rodilla y Cadera"

A partir de este punto, y para la adecuada puesta en marcha de la Gestión por Competencias, resulta necesario definir específicamente las competencias de los distintos niveles para los distintos profesionales que forman parte del presente PAI.

En el caso concreto del diseño de los procesos asistenciales, resulta también necesario definir las competencias que deben poseer los profesionales para el desempleo de su labor en el desarrollo de dichos procesos. Resulta de mucha utilidad definir concretamente aquellas competencias que son consideradas necesarias para el desarrollo de los Procesos Asistenciales. Los diferentes profesionales implicados en los procesos, junto con los correspondientes órganos de gestión y desarrollo de personas, podrán valorar, según su titulación específica y las competencias acreditadas, cuáles son las actividades de formación y de desarrollo profesional que les resultan necesarias para adquirir las nuevas competencias en aras de lograr un mayor nivel de éxito en el desarrollo de los procesos asistenciales.

De esta forma, y una vez definidos los Mapas de Competencias Generales de los Fisioterapeutas se han establecido las Competencias Específicas para el presente Procesos Asistencial.

A continuación, se presenta el Mapa de Competencias para el PAI Artrosis de Rodilla y Cadera", que incluye tanto la relación de Competencias Generales o Competencias tipo para Fisioterapeutas, entre otros profesionales del SSPA, como las Competencias Específicas de este PAI.

COMPETENCIAS FISIOTERAPEUTAS

	CONOCIMIENTOS	GRADO DE DESARROLLO			PRIORIDAD (1 2 3 4)
CÓDIGO		AVANZADO	ÓPTIMO	EXCELENTE	
C-161	Organización y legislación sanitaria	I	I	I	1
C-181	Derechos y deberes de los usuarios	I	I	I	4
C-171	Promoción de la salud (educación para la salud, consejos sanitarios)	I	I	I	4
C-490	Procedimientos, protocolos, guías de práctica clínica del fisioterapeuta	I	I	I	4
C-069	Metodología en gestión por procesos	D	I	I	3
C-004	Conocimientos básicos de calidad	D	I	I	3
3219	Metodología de la investigación nivel básico	D	I	I	2
C-179	Conocimientos básicos de gestión de recursos	D	I	I	4
C-174	Bioética	D	D	I	2
C-082	Inglés, nivel básico	D	D	I	1
C-060	Dirección de equipos de trabajo. Gestión de personas	D	D	I	3
C-023	Tecnologías para la información y las comunicaciones	D	D	I	2
C-491	Detección precoz de las complicaciones postquirúrgicas (infección, parálisis, ...)	I	I	I	4
C-492	Conocimientos específicos en Traumatología y Ortopedia (deformidades, fracturas, material de osteosíntesis...)	I	I	I	4
C-493	Conocimiento básicos de los apoyos ortésicos y protésicos	D	I	I	4
C-0528	Conocimientos de biomecánica	I	I	I	4
C-0497	Conocimientos de sistemas de red social y recursos extrasanitarios (autoayuda)	D	I	I	2
C-0110	Conocimiento de las técnicas básicas de imagen	D	D	I	2
C-0490	Conocimientos específicos en Traumatología y Ortopedia	D	D	I	3

CÓDIGO	HABILIDADES	GRADO DE DESARROLLO			PRIORIDAD			
		AVANZADO	ÓPTIMO	EXCELENTE	1	2	3	4
H023	Capacidad para tomar decisiones	D	I	I	■	■	■	
H022	Resolución de problemas	D			■	■	■	
H024	Capacidad de relación interpersonal	D	I	I	■	■	■	■
H059	Capacidad de trabajo en equipo	I	I	I	■	■	■	■
H005	Capacidad de análisis y síntesis	I	I	I	■	■		
H054	Informática, nivel usuario	D	I	I	■	■	■	
H031	Gestión del tiempo	D	I	I	■	■		
H083	Capacidad de promover y adaptarse al cambio	D	I	I	■	■	■	
H026	Capacidad para delegar	D	I	I	■	■		
H019	Adecuada utilización de los recursos disponibles	D	I	I	■	■	■	■
H089	Individualización de cuidados	I	I	I	■	■	■	■
H055	Capacidad docente	D	I	I	■	■		
H094	Visión continuada e integral de los procesos	D	I	I	■	■	■	■
H080	Aplicación de técnicas básicas de investigación	D	I	I	■			
H078	Afrontamiento del estrés	D	I	I	■	■		
H009	Capacidad de asumir riesgos y vivir en entornos de incertidumbre	D	D	I	■			
H010	Capacidad de ilusionar, motivar, incorporar adeptos y estimular el compromiso	D	D	I	■	■	■	■
H035	Técnicas de comunicación, presentación y exposición audiovisual	D	D	I	■			
H032	Comunicación oral y escrita	I	I	I	■	■	■	
H021	Habilidad negociadora y diplomática	D	D	I	■	■		
H235	Manejo de vendaje funcional	D	I	I	■	■	■	■
H291	Manejo de heridas	D	I	I	■	■	■	
H292	Ergonomía (Escuela de la Espalda, higiene postural,...)	D	I	I	■	■		

ACTITUDES		GRADO DE DESARROLLO			PRIORIDAD			
		AVANZADO	ÓPTIMO	EXCELENTE	1	2	3	4
CÓDIGO								
A-001	Actitud de aprendizaje y mejora continua	I	I	I	■	■	■	■
A-027	Orientación al cliente (el ciudadano como centro). Respeto de los derechos de los pacientes	I	I	I	■	■	■	■
A-049	Respeto y valoración del trabajo de los demás, sensibilidad a sus necesidades, disponibilidad y accesibilidad	I	I	I	■	■	■	
A-040	Orientación a resultados	I	I	I	■	■	■	■
A-050	Responsabilidad	I	I	I	■	■	■	■
A-046	Flexible, adaptable al cambio	I	I	I	■	■		
A-018	Honestidad, sinceridad	I	I	I	■	■		
A-041	Capacidad de asumir compromisos	I	I	I	■	■	■	
A-048	Talante positivo	I	I	I	■			
A-051	Sensatez	I	I	I	■			
A-043	Discreción	I	I	I	■	■		
A-044	Autocontrol, autoestima, autoimagen	D	I	I	■	■	■	
A-007	Creatividad	D	I	I	■	■		
A-045	Colaborador, cooperador	D	I	I	■	■	■	
A-009	Dialogante, negociador	I	I	I	■	■		
A-038	Resolutivo	D	D	I	■	■	■	
A-047	Generar valor añadido a su trabajo	I	I	I	■	■	■	
A-024	Juicio crítico	I	I	I	■	■	■	
A-052	Visión de futuro	D	D	I	■			
	Abierto al trabajo interdisciplinar y transdisciplinar	D	I	I	■	■	■	

REPRESENTACIÓN GRÁFICA DEL PAI ARTROSIS DE RODILLA Y CADERA

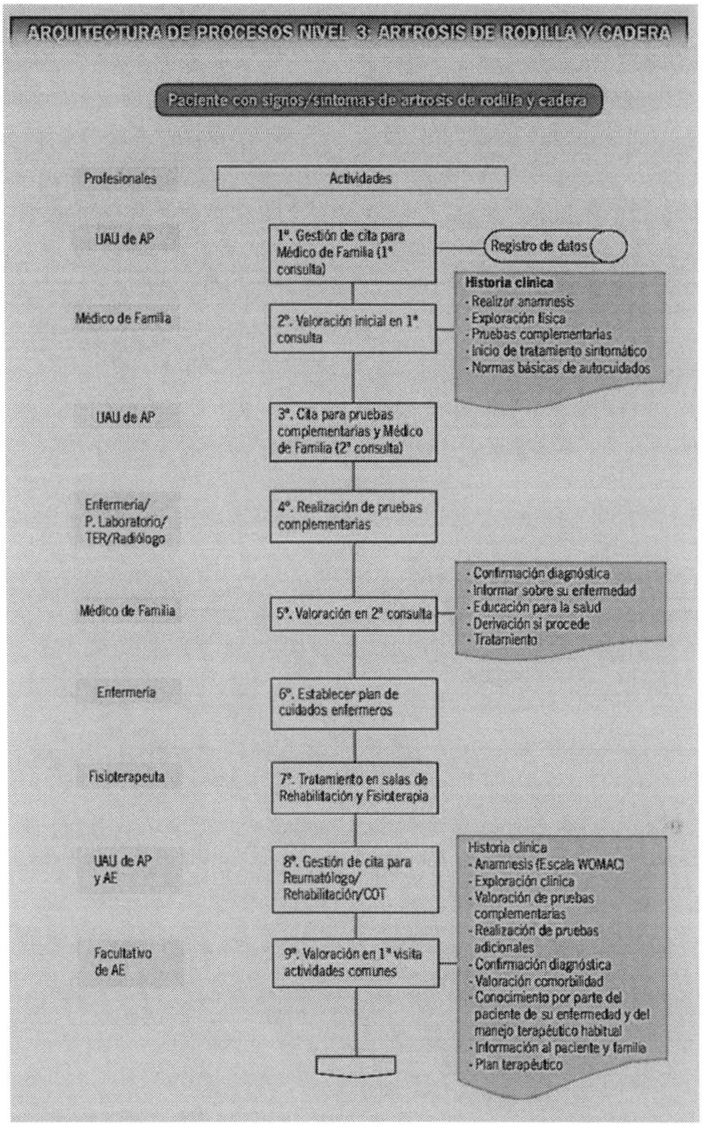

III. CONCLUSIONES.

En el presente PAI se establecen las características de calidad que debe reunir cada destinatario del Proceso Asistencial Integrado "Artrosis de rodilla y Cadera", destacando en la asistencia por Fisioterapeuta la Valoración e Intervenciones Fisioterápicas, tales como la programación de ejercicio en salas de Rehabilitación y Fisioterapia, el aprendizaje de los ejercicios en aquellos pacientes que presenten dificultades especiales para la ejecución de los mismos. Es de relevancia destacar el papel del personal de Fisioterapia en los cuidados y recuperación funcional de las personas con artrosis de cadera o rodilla. El presente Proceso Asistencial Integrado es útil para los profesionales, que en su práctica clínica habitual y en los distintos niveles asistenciales, están en contacto con pacientes aquejados de este problema con el fin de mejorar su calidad de vida, a través de la mejora del dolor y de la función, así como de realizar tareas de información comprensiva y de educación para la salud.

IV. BIBLIOGRAFÍA.

1. Junta de Andalucía. Consejería de Salud. Proceso Asistencial Integrado Artrosis de Rodilla y Cadera. Sevilla, 2004.
2. Sociedad Española de Reumatología. Estudio EPISER. Prevalencia e impacto de las enfermedades reumáticas en la población adulta española. 2001.
3. Holbrook, Ontario Musculoskeletal Therapy Review Panel. Ontario Treatment Guidelines for Osteoarthritis, Rheumatoid Arthritis and Acute Musculoskeletal Injury. 2000. Toronto, Queen`s Printer of Ontario.
4. Blanco F, Hernández A, Trigueros J, Gimeno A, Ferrández L, Benito M et al. Guía de práctica clínica en artrosis de rodilla. Madrid: You&Us, S.A., 2003.
5. Philadelphia panel evidence-based clinical practice guidelines on selected rehabilitation interventions for knee pain. Physical Therapy 81(10), 1675-1700. 2001.

CAPÍTULO 37

LA IMPORTANCIA DE PROTEGER EL EMBARAZO EN EL SERVICIO DE RADIODIAGNÓSTICO

Ramos Becerra, Lorena*

** Técnico especialista en imagen para el diagnóstico y medicina nuclear*

SUMARIO: I. INTRODUCCIÓN. II. DESARROLLO DEL TRABAJO. III. CONCLUSIÓN. IV. BIBLIOGRAFÍA.

RESUMEN: En esta comunicación se abarcarán los riesgos de las radiaciones ionizantes para una gestante, ya sea paciente o trabajadora del servicio de radiodiagnóstico. Además de ver la dosis mínima de radiación que puede recibir la embarazada, a partir de la cual puede ocasionar lesiones en el feto. Sobre todo se realizan recomendaciones que se deben tomar en el servicio de radiodiagnóstico frente a una paciente o trabajadora embarazada.

PALABRAS CLAVE: rayos X; embarazo; protección radiológica; dosis umbral; técnico especialista.

I. INTRODUCCIÓN.

¿Es nocivo el efecto de las radiaciones ionizantes para el feto? Sin duda alguna la respuesta a esta pregunta es si, por ello es importante tener conocimiento sobre las consecuencias que pueden tener estas radiaciones sobre el feto y la protección que debe seguir la gestante trabajadora del servicio de radiodiagnóstico y la que se le debe ofrecer a la paciente que acuda a él.

II. DESARROLLO.

1. Regla de los 10 días

En el servicio de radiología es muy conocida la regla de los 10 días, donde se establece que una mujer debe realizarse una exploración radiológica (someterse a la exposición de radiación ionizante) en los 10 días siguientes del comienzo de su ciclo menstrual. La realidad de esta regla es que no reduce el riesgo de exposición durante el embarazo por ello, lo más efectivo si existe sospecha de embarazo o intención, es evitar las radiaciones y realizar otras pruebas diagnósticas en la medida en la que sea posible.

2. Distinguir entre paciente y trabajadora

Para ambas gestantes el efecto nocivo de las radiaciones es el mismo, pero es importante distinguir el riesgo al que se somete cada una de ellas y el porqué.

2.1. Pacientes

Es importante ser consciente de un posible embarazo antes de someterse a ninguna prueba de radiología, en el caso de estar embarazada o de duda deben realizarse pruebas alternativas que suplan la necesidad, salvo en caso de extrema urgencia, que se protegerá la zona de la pelvis lo máximo posible.

En la protección radiológica de embarazadas, cuando una paciente con duda sobre su embarazo acude a la realización de una prueba del servicio de radiodiagnóstico, automáticamente se actuará como si lo estuviese.

También es el caso de aquellas mujeres que acuden en edad fértil, pues se le aplicará una especial protección a pesar de que la paciente indique no estar embarazada. La paciente tiene derecho a proteger las partes más radiosensibles de su cuerpo en la medida que sea posible, dependiendo del examen exploratorio que realice, por ello tiene derecho a exigir esa protección si no se le proporciona de primera hora

2.2. Trabajadora gestante

En este caso es de vital importancia comunicar lo antes posible el embarazo a los superiores. El embarazo no implica la retirada de la trabajadora del puesto de trabajo, puede seguir desempeñando su trabajo en el servicio de radiodiagnóstico pero con especial cuidado.

Una vez se tiene en conocimiento el embarazo, el feto pasa a ser prioritario y forma parte del público a la hora de medir la dosis total de radiación que puede recibir. Es por esto que la radiación incidente del feto no puede superar nunca la dosis de 1 mSv.

Además esta protección tiene una amplia base legal donde se prioriza el bienestar del feto y la embarazada, como son:

- RD 783/2001, donde se enuncia lo dicho anteriormente, la dosis total que puede recibir el feto debe ser menor a 1 mSv.
- Ley 31/1995 de Riesgos Laborales, donde se remarca la protección a la maternidad.
- LO 10/995 Código penal, incluso las actuaciones de la trabajadora que puedan poner en riesgo la seguridad del feto tienen carácter de delito.
- Ley 39/1999 Conciliación de la vida familiar, aquí se ofrece gran apoyo a las embarazadas evitando despidos improcedentes por la situación de embarazo.

Esta última ley es de gran importancia, puesto que el director de la actividad de radiodiagnóstico se ve obligado a proteger a la trabajadora gestante sin prescindir de ella.

En algunos casos la trabajadora permanece en el lugar de trabajo habitual, realizando su jornada con una mayor precaución/protección, evitando las zonas de riesgo inminente de radiación o usando delantales plomados para realizarlas. En otros, la trabajadora podrá cambiar su lugar de trabajo si está destinada a realizar trabajos de gran exposición como lo es la fluoroscopia o el intervencionismo radiológico, el empresario deberá facilitar el movimiento de ésta en lo posible. En todo momento deberá ser la trabajadora la que elija la opción que considere más efectiva para su protección y la del feto y no el empresario.

3. Valores máximos de radiación para el feto según la exploración

Anteriormente hemos dicho que el feto no debe recibir una dosis mayor a 1 mSv durante el periodo de gestación, a continuación se muestra un cuadro con las dosis que recibirá el feto según la prueba que se realice:

	Rx	TC
Abdomen	4,2 mGy	49 mGy
Lumbar	10 mGy	8,6 mGy
Pelvis	4 mGy	79 mGy
Cráneo	0,01 mGy	0,005 m Gy

Con este cuadro comparativo podemos verificar la importancia de decidir realizar una prueba basada en radiaciones ionizantes en caso de embarazo o buscar alternativas, si comparamos el valor máximo permitido para el feto (1 mSv) y las dosis de radiación que recibe según qué pruebas, es un valor extremadamente superior. Por eso, salvo que sea de extrema necesidad deben evitarse estas pruebas, no obstante en el caso de su realización, se deberá buscar el estudio de la zona con la técnica menos dañina ,es decir, con la menor dosis posible, pues por lo general la dosis en TC es muy elevada y poco recomendable en embarazadas.

Existe siempre un número elevado de mujeres que por desconocimiento de su embarazo se someten a estas radiaciones y en algunos casos de tratamientos con radiaciones obliga a la interrupción del embarazo por las consecuencias que éstas hayan podido tener en el feto. Es muy importante, por parte de la paciente o trabajadora conocer su estado antes de someterse a estas radiaciones para evitar situaciones de aborto o de daños congénitos en el feto.

Es sabido que cualquier exposición a las radiaciones debe estar justificada y optimizada, es decir la relación beneficio-riesgo debe ser positiva y debe emplearse la mínima dosis posible en la exploración (ALARA). Sin embargo, se dice que durante el embarazo es importante estudiar otras pruebas sustitutas que no impliquen radiación, lo que podría llegar a ser contradictorio, pues debería realizarse siempre pruebas sin radiación para evitar cualquier riesgo. Pero la realidad es que estas pruebas, que pueden llegar a suplir, no poseen tanta efectividad como las radiaciones ionizantes. Por ello decimos que el beneficio-riesgo debe ser positivo, ya que a veces es necesario someterse a estos riesgos. Un ejemplo sería el caso de una embarazada que sufre un accidente y es necesario realizarle un TC, posee mayor beneficio comprobar que la embarazada no posee daños graves en lugar de que la dosis recibida por el feto no supere 1 mSv.

4. Daños en el feto

Por último debemos conocer que riesgos existen en el feto durante el embarazo si se expone a dosis mayores a 1 mSv.

Las primeras etapas de formación del feto son las más radiosensibles, es decir, poseen más riesgos a causa de las radiaciones. En la organogénesis y la fase temprana del feto (aproximadamente hasta la semana 15) la exposición a radiaciones ionizantes puede provocar la aparición de malformaciones o cáncer en el bebé, el más común es la leucemia, además en estas fases puede llegar a provocar el aborto del feto.

Es a partir de la semana 20 cuando el feto ya está formado y es menos sensible a las radiaciones, pero esto no significa que no exista riesgo si se supera la dosis d 1 mSv, pues el feto puede desarrollar en el futuro, después del parto, anomalías congénitas tardías como carcinogénesis o acortamiento de la vida.

III. CONCLUSIÓN.

Por tanto, es importante conocer los riesgos de las radiaciones para el feto ya sea el caso de una paciente embarazada o una trabajadora. Con esta comunicación se ha pretendido sobre todo informar de manera general, pues el embarazo no es sinónimo de evitar por completo las radiaciones ionizantes, hay casos como el de las trabajadoras del servicio, que pueden seguir realizando su trabajo, pero como se ha expuesto, de manera segura y usando toda la protección posible. Como eje central de la exposición a radiaciones ionizantes para embarazadas, señalaríamos la justificación (Beneficio-coste=positivo).

En todas las exploraciones es el primer principio de protección radiológica a seguir, pero en el caso de las embarazadas es fundamental que ésta justificación sea muy positiva y sin la existencia de ninguna duda sobre realizarla o no. Como también es importante el conocimiento del estado de la paciente, para evitar correr riesgos innecesarios que tengan consecuencias negativas en su futuro.

IV. BIBLIOGRAFÍA.

1. INTERNATIONAL COMISSION ON RADIOLOGICAL PROTECTION, Pregnancy and Medical Radiation, Annals of the ICRP, Publication 84, Pergamon Press, Oxford (2000).
2. CONSEJO DE SEGURIDAD NUCLEAR, Protección radiológica de los trabajadores, Protección de las trabajadoras gestantes.

CAPÍTULO 38

LOS PROFESIONALES SANITARIOS EN EL ESTUDIO DE ACINETOBACTER BAUMANNII. MECANISMOS DE TRANSMISIÓN Y PREVENCIÓN.

Requena Muñoz, Sonia* / Cortés Perales, Noemí** / Villegas Requena, Pilar***

** Hospital Universitario Campus de la Salud de Granada*

*** Complejo Hospitalario Universitario de Albacete*

**** Hospital Clínico Universitario Lozano Blesa*

SUMARIO: I. INTRODUCCIÓN. II. DESARROLLO DEL TRABAJO. III. CONCLUSIONES. IV. BIBLIOGRAFÍA.

RESUMEN: El objetivo del presente trabajo es analizar como el patógeno *Acinetobacter baumannii* ha emergido como un importante patógeno nosocomial, adquiriendo una importante relevancia a nivel mundial.

Este agente puede causar enfermedades como neumonía, bacteriemias, meningitis, infecciones del tacto urinario y de partes blandas, dicho patógeno se asocia a altas tasas de mortalidad. Este hecho hace necesario conocer las medidas preventivas para evitar un aumento del contagio entre pacientes ingresados en unidades como UCI o reanimación, siendo estos los lugares más afectados, así como conocer las medidas de aislamiento adecuadas para evitar su propagación.

PALABRAS CLAVE: Acinetobacter, nosocomial, prevención, reservorio.

I. INTRODUCCIÓN.

¿Por qué preocupa tanto el creciente aumento de Acinetobacter?

La OMS el 27 de febrero de 2017 ha publicado una lista con los patógenos más importantes resistentes a antibióticos, Acinetobacter baumannii encabeza esta lista formada por 12 familias de bacterias, siendo clasificada como prioridad crítica.

Este microorganismo preocupa mucho en el medio hospitalario.

Presenta la capacidad para sobrevivir en medios extremos, puede sobrevivir en el suelo, en superficies húmedas, y en ambientes secos, coloniza la cavidad oral, faringe e intestinos esto hace que se conviertan en reservorios epidemiológico importantes que promueven la transmisión a través de fómites, y a su versatilidad genética, es capaz de desarrollar mecanismos de resistencia a antibióticos y desinfectantes.

La infección es más frecuente en pacientes con enfermedades subyacentes graves, los cuales presentan múltiples condiciones de morbilidad por los largos periodos de hospitalización, y los procesos invasivos a los que son sometidos.

Las infecciones por Acinetobacter baumannii se encuentra asociada a los siguientes factores de riesgo: diversidad y reservorio, su asociación con resistencia antimicrobiana y su potencial epidémico.

Un reservorio muy importante para este patógeno son las manos del personal sanitario y los objetos inertes empleados en el medio hospitalario, desde donde puede transmitirse e infectar a otros pacientes.

En unidades de cuidados intensivos la colonización se ve favorecida por la situación clínica, la duración de la estancia hospitalaria, uso de técnicas invasivas, así como el empleo de antibióticos de amplio espectro.

Ante la presencia de dicho patógeno el personal sanitario debe iniciar de forma inmediata las acciones necesarias para romper la cadena de transmisión, identificando el reservorio, las fuentes de infección, así como tomar las medidas profilácticas necesarias para disminuir las consecuencias, y evitar su propagación.

II. DESARROLLO.

El género Acinetobacter está formado por microorganismos bacilares Gram negativos, capsulados, aerobios, inmóviles, no fermentadores, catalasa positiva y oxidasa negativa. Se han descrito 19 genoespecies, se clasifican en agrupaciones de cepas siendo la que ocupa el interés clínico la formada por el complejo Acinetobacter baumannii.

En la actualidad Acinetobacter spp es uno de los microorganismos nosocomiales que presenta una mayor multirresistencia, incluye antibióticos clásicos como tetraciclinas, y otros más novedosos como cefalosporinas de tercera y cuarta generación, aunque lo que más preocupa es la aparición de brotes resistentes a los carbapenemes, imipenen y meropenen, que hasta ahora eran agentes confiables. Esta resistencia antibiótica supone un obstáculo en el manejo terapéutico.

Se tiene poco conocimiento de los factores de virulencia y de las estrategias de persistencia.

Entre las características que le otorgan un carácter patogénico destaca la presencia de cápsula, producción de enzimas que dañan los lípidos celulares y el polisacárido que le confiere una función potencialmente tóxica, por lo cual se considera que el LPS sea probablemente el principal factor responsable de los síntomas originados durante las septicemias por Acinetobacter.

1. TRANSMISIÓN Y RESERVORIO.

Se encuentra dilatadamente distribuido en la naturaleza y en el medio hospitalario, parasitario o en forma de vida libre en objetos animados e inanimados.

Puede subsistir en lugares húmedos y secos durante periodos de hasta 6 días y en un amplio rango de temperatura y pH, lo que influye en la persistencia de las epidemias nosocomiales por el reservorio ambiental.

Es un microorganismo oportunista, hasta el 25% de los adultos sanos puede presentar colonización cutánea, el 7% de adultos y lactantes pueden presentar colonización faríngea o gastrointestinal siendo así el principal reservorio de cepas resistentes, esto hace que el reservorio huésped colonizado/ infectado se convierta en un continuo.

2. FACTORES DE RIESGO:

- Periodos largos de hospitalización, más de 5 o 6 días y/o numerosos ingresos hospitalarios.
- Ingresos en unidades como UCI o reanimación o quemados.
- Ingreso en una unidad donde ese microorganismo sea endémico.
- Ventilación mecánica, catéteres intravenosos y/o urinarios permanentes.
- Empleo de antimicrobianos de amplio espectro.
- Ancianos, neonatos o pacientes sometidos a cirugía mayor.
- Colonización previa por Acinetobacter.

3. INFECCIÓN NOSOCOMIAL:

Según los Centros para el control de Enfermedades (CDC), una infección se considera nosocomial si hay indicios de que el paciente la tuviera ni en fase clínica ni en periodo de incubación en el momento del ingreso. Se considera infección al ingreso de origen nosocomial, cuando esta se adquirió en un ingreso previo del paciente en el hospital.

4. BROTE:

Se puede hablar de un brote de infección nosocomial por Acinetobacter cuando denota un incremento en la tasa de incidencia de casos de infección nosocomial en un área hospitalaria por encima de lo esperado.

Se comunica a la red del SVEA, y es considerado una situación de alerta.

En caso de que en un periodo de tres meses en un área de hospitalización no se hubiera detectado ningún caso de infección, el hallazgo de un solo caso tiene consideración de brote.

5. MEDIDAS DE VIGILANCIA EN CASO DE BROTE:

- Búsqueda de nuevos casos en pacientes infectados o colonizados en la misma unidad, para detectar pacientes – reservorio e iniciar las medidas de control. Se llevarán a cabo frotis faríngeos y axilar en pacientes catalogados como de alto riesgo.
- Vigilancia ambiental, se realiza la toma de muestras en superficies y material médico, así como de zonas de trabajo comunes, para ello se frota una superficie de 25 cm con una gasa humedecida con tioglicato. La muestra se transporta en un recipiente estéril con tioglicato al laboratorio donde se realizan los procedimientos pertinentes.

6. MEDIDAS DE AISLAMIENTO DE CONTACTO:

- Se ubica al paciente en una habitación individual.
- Deben usarse guantes para entrar en la habitación, si se ha tocado material contaminado se cambiarán. Antes de abandonar la habitación del paciente quitarse los guantes y lavarse las manos de forma inmediata con jabón antiséptico.
- Empleo de batas desechables, se colocarán antes de entrar en la habitación y se quitarán antes de salir de la misma.
- Limitar los traslados del paciente a lo estrictamente necesario.
- Dentro de la habitación debe existir un contenedor para residuos biosanitarios especiales con señal de peligro biológico, en el mismo se eliminará todo el material desechable.
- El personal sanitario deberá informar al paciente y familiares de las características de la infección, explicando que no existe riesgo para una persona sana y explicar las medidas de control.

7. MEDIDAS EN DESPLAZAMIENTOS INTRAHOSPITALARIOS:

Estos desplazamientos se deben reducir al mínimo, pero cuando el paciente se deba desplazar para la realización de alguna prueba diagnóstica o intervención quirúrgica se tendrá en cuanta las siguientes precauciones:

- El personal de la planta informará de la situación del paciente al personal del lugar donde se le vaya a realizar la prueba o intervención.
- El paciente irá provisto de mascarilla quirúrgica si existe colonización faríngea, neumonía.
- Se evitará todo tipo de contacto con otros pacientes.
- Evitar el contacto directo con material o superficiales, se empleará siempre que sea posible paños limpios desechables, cuando no sea posible el material se desinfectará con una dilución al 1/10 de hipoclorito sódico.
- La lencería se eliminará mediante el empleo de guantes y se deposita en la bolsa correspondiente.
- El personal sanitario que este en contacto con el paciente usará guantes y batas desechables.

8. PRECAUCIONES EN ÁREA QUIRÚRGICA:

Si el paciente debe ser sometido a algún tipo de intervención quirúrgica, se tendrán en cuenta las siguientes consideraciones:

- La intervención se realizará al final del día.
- Se sacará del quirófano todo lo que no sea necesario.
- La lencería se enviará a lavandería en la bolsa adecuada.

- Todo el material que haya estado en contacto con el paciente se manipular con guantes.
- Inmediatamente después de que finalice la intervención se limpiaran todas las superficies con un paño empapado en dilución 1/10 de hipoclorito sódico, se limpiara la mesa, la lámpara, mesa de instrumental, aparatos de anestesia, el suelo circundante a la mesa o cualquier otra superficie que presente salpicaduras de secreciones del paciente, tras esta desinfección se procederá a la limpieza del quirófano según el protocolo habitual.
- Comunicar a la unidad de reanimación la situación del paciente para que tengan en cuenta las medidas de prevención.

9. MEDIDAS PARA EVITAR CONTAMINACIÓN CRUZADA:

- Lavado de manos con jabón antiséptico, antes y después de salir de la habitación, así como entre técnicas de cuidados que se lleven a cabo en localizaciones corporales diferentes.
- Intentar emplear material no crítico o de un solo uso, no introducir carros de ropa o de curas en la habitación, se introducirá el material estrictamente necesario, en caso de empleo de material común desinfectar de forma adecuada.
- El personal que atienda a estos pacientes lo hará de forma exclusiva.
- Formación adecuada sobre este patógeno a todo el personal sanitario, celadores, limpiadoras, ...
- Informar al paciente y familiares de todo el proceso de forma clara evitando crear alarma.

III. CONCLUSIONES.

Acinetobacter baumannii es una bacteria que con el paso del tiempo ha ido ganando protagonismo en el medio hospitalario, llegando a ser unos de los microorganismos que causan más infecciones y muertes.

La dificultad para controlar estas infecciones está en la gran capacidad del Acinetobacter para fijarse y sobrevivir largos periodos de tiempo en superficies secas, se han aislado muestras en diferentes zonas de las habitaciones de pacientes como de cabeceos de camas, tomas de oxígeno, etc..., pero sin duda el mecanismo de transmisión más importante son las manos del personal sanitario.

Mantener unos buenos hábitos higiénicos, tanto el personal sanitario como del ambiente, unidos a una cuidadosa planificación del trabajo ayuda a controlar y prevenir brotes por este microorganismo.

IV. BIBLIOGRAFÍA.

1. María Jose Fresnadillo Martínez, "Prevención de un brote de Acinetobacter baumannii en una unidad de cuidados intensivos: eficacia de diversos métodos matemáticos", *Revista Española Quimioter*, 28, (2015), p. 10-20.
2. Mª Carmen Gómez González, Mª Piedad Stoduto García, "Protocolo de Vigilancia y Control de Microorganismos multirresistentes", *SVEA, Actuación en brotes de infección nosocomial causados por Acinetobacter Baumanii Multirresistentes, Complejo Hospitalario de Cáceres*, (2012), CC-914-2011, p. 1-91.

CAPÍTULO 39

APROXIMACIÓN TERAPÉUTICA AL CÁNCER DE PRÓSTATA

Ríos Pozo, Mª Belén* / Navarro Guirado, Félix Navarro**/ Hernández Rodríguez, Rebeca **

** FEA Oncología Radioterápica Hospital Regional Carlos Haya*
*** FEA Radiofísica Hospitalaria Hospital Universitario Virgen de la Victoria*
**** FEA Radiofísica Hospitalaria Complejo Hospitalario de Jaén*

RESUMEN: En este trabajo tratamos de hacer un recorrido por las diferentes opciones terapéuticas utilizadas en el cáncer de próstata y sus indicaciones según el estadio. Son muchos los tratamientos que se han utilizado para el cáncer de próstata. En este capítulo haremos un acercamiento al tratamiento hormonal, prostatectomia radical, crioterapia , radioterapia y quimioterapia .El conocimiento sobre dichos tratamientos nos ayudarán a elegir la mejor opción terapéutica según el estadio en que se encuentre la enfermedad.

PALABRAS CLAVE: Cáncer, Próstata, Radioterapia, Quimioterapia, Tratamiento Hormonal

I. INTRODUCCIÓN.

El cáncer de próstata es la neoplasia más incidente y prevalente en el varón. Esta incidencia aumenta con la edad más que ningún otro cáncer y la esperanza de vida está aumentando, junto con un estilo de vida menos saludable , lo que probablemente influye en el aumento de los casos de cáncer de próstata .La Cirugía y la Radioterapia , son los tratamientos con intención curativa recomendados por las guías clínicas en estadios iniciales. .Ambos tratamientos no están exentos de efectos secundarios como la incontinencia urinaria, la disfunción eréctil y la toxicidad de la radioterápica a nivel vesical, uretral y rectal. Una parte de los pacientes tendrán micrometástasis en el momento del diagnóstico, aunque aparentemente se trate de un tumor organoconfinado . El riesgo de enfermedad metastásica se puede establecer por las tablas de Partin , que utilizan el estadio clínico , el Gleason y los niveles de PSA séricos para predecir el estadio patológico en pacientes con tumores de próstata localizados.Pound por su parte, establece unos algoritmos para predecir la evolución de los pacientes sometidos a prostatectomía radical y que muestran una elevación del PSA.

La colaboración de urólogos y oncólogos radioterápicos es fundamental para la realización de un tratamiento integral con intención curativa o paliativa de los pacientes con cáncer de próstata según el estadio en el que se encuentre.

II. DESARROLLO DEL TRABAJO.

1-Tratamiento hormonal . Ablación androgénica .

Para entender el mecanismo de acción del tratamiento hormonal es preciso explicar previamente la fisiología del eje hipotálamo-hipofisario.

La LHRH se libera de manera pulsátil en el hipotálamo hasta la parte anterior de la glándula hipofisaria. Esto produce liberación de LH y FSH. La LH, se vierte al torrente circulatorio , produce liberación de testosterona por las células de Leyding del testículo .

En 1940 se consideró la orquiectomía quirúrgica como una opción de reducir testosterona en los varones, hoy en día no es una opción terapéutica por los efectos indeseables, su irreversibiliad , la impotencia, las complicaciones quirúrgicas ocasionales y los efectos psicológicos y se ha sustituido por castración química.

Análogos de LH-RH

Aunque la administración de LH-RH produce una elevación transitoria de testosterona, a largo plazo, produce una caída hasta en un 75% de los niveles de testosterona. Esto se produce porque al administrar LHRH de forma crónica, produce al comienzo un aumento de LH y FSH con un aumento transitorio de testosterona, pero posteriormente produce inhibición, regulando a la baja los receptores pituitarios LHRH produciendo como consecuencia una disminución sérica de los niveles hormonales LH y FSH .Por tanto hay una disminución de los niveles circulantes de testosterona.

Posteriormente se desarrollaron otros análogos como la leuprorelina, goserelina, buserelina...tienen efectos secundarios como flush, impotencia, disminución de la líbido, pero no efectos cardiovasculares.

El desarrollo de formas farmacéuticas de liberación prolongada permite la administración mensual, trimestral, cuatrimestral o semestral de estos productos lo que facilita la adhesión al tratamiento y la comodidad del paciente.

El tratamiento con orquiectomía, estrógenos (dietilbestrol, que produce una retroalimentación negativa sobre el hipotálamo, lo que produce una supresión del LHRH y por tanto de la producción de LH y FSH) y agonistas de LHRH parecen ser equivalentes.

El inconveniente es el aumento transitorio de testosterona y dehidrotestosterona por la hiperestimulación inical de LHRH así como de PSA. Existen situaciones en el que esta situación de aumento transitorio puede suponer un peligro para su vida.

La ventaja es la no toxicidad cardiovascular y que en principio, la castración puede ser reversible.

Bloqueo Hormonal completo

El hecho de aumento transitorio de la testosterona en los pacientes sometidos a tratamiento con análogos LHRH así como la producción de andrógenos en la suprarrenal, planteó la posibilidad de realizar bloqueo hormonal completo con antiandrógenos (flutamida, bicalutamida) combinados con análogos de LHRH.

Como efectos favorables tienen el bloqueo completo, incluido los andrógenos adrenales e inhibir el efecto "llamarada "por aumento de testosterona inicial. Como desventaja está que aumentan el escape hormonal, los efectos secundarios de los antiandrógenos y el mayor costo, con un pequeño efecto sobre la supervivencia si es que se puede demostrar.

Inhibidores de la síntesis adrenal de andrógenos

Compuestos que inhiben la esteroidogénesis adrenal y posteriormente la producción de andrógenos. Inicialmente fue la aminoglutetimida y después el Ketoconazol que es menos tóxico y se utiliza como segunda línea de terapia hormonal en combinación con bajas dosis de corticoesteroides. También se está combinando con docetaxel incluso con los nuevos inhibidores de la síntesis de andrógenos como el acetato de abidaterona y CYP 17 inhibidor de la síntesis de andrógenos. El imidazol tiene trece veces más potencia que la aminoglutetimida

2-Crioterapia

Consiste en la congelación de la glándula prostática, empleando gas argón o bien óxido nitroso y después se calienta con helio. La crioterapia es un tratamiento de rescate sobre todo cuando ha fracasado la radioterapia. Los nuevos métodos de visualización (ecografía transrectal y resonancia magnática) para la colocación de criosondas y termopares, han permitido disminuir los efectos secundarios de la técnica y aumentar su éxito. La revisión Cochrane concluye que la crioterapia ofrece una alternativa potencial a las terapias estándar para el tratamiento primario del cáncer de próstata localizado Sin embargo, se precisan ensayos aleatorios para evaluar plenamente el potencial de la crioterapia en los hombres con esta enfermedad.

3-Prostatectomía

Se realiza en estadios iniciales de la enfermedad, cuando el tumor se encuentra organoconfinado.

Dada la profundidad a la que se encuentra la próstata y sus relaciones, la cirugía para la extirpación del cáncer de próstata no es sencilla.

El tipo principal de cirugía para el cáncer de próstata es la *prostatectomía radical*. En esta operación, el cirujano extirpa toda la glándula prostática además de una porción del tejido que le rodea, incluyendo las vesículas seminales. Una prostatectomía radical se puede hacer de maneras diferentes.

3.1-Metodos abiertos de prostatectomía radical

En el método más tradicional de realizar una prostatectomía, el cirujano opera a través de una sola incisión larga en la piel para extraer la próstata y los tejidos adyacentes. Este tipo de cirugía, a veces referido como un abordaje abierto, se realiza actualmente con menos frecuencia que en el pasado.

Hay dos formas principales de hacer esta operación: prostatectomía radical retropúbica y prostatectomía radical perineal.

3.2-Métodos laparoscópicos para prostatectomía radical.

Los métodos laparoscópicos conllevan realizar varias incisiones más pequeñas y se usan instrumentos quirúrgicos especiales y largos para extraer la próstata. El cirujano sostiene directamente los instrumentos, o usa un panel de control para mover con precisión los brazos robóticos que sostienen los instrumentos. Este modo de realizar la prostatectomía se ha vuelto más frecuente en los últimos años. La prostatectomía laparoscópica tiene sus ventajas sobre la prostatectomía radical abierta, incluyendo menos pérdida de sangre y dolor, estadías más breves en el hospital (usualmente no más de un día) y períodos de recuperación más cortos (aunque será necesario mantener el catéter en la vejiga por aproximadamente la misma cantidad de tiempo). Hay dos formas principalmente: prostatectomía radical laparoscópica y prostatectomía radical laparoscópica asistidad por robot

4-Radioterapia

Braquiterapia

Hoy en día es un método reconocido para el tratamiento del cáncer de próstata localizado, obteniéndose buenos resultados a largo plazo. La monoterapia con semillas radioactivas en pacientes, dan a largo plazo un 66 % de pacientes libres de enfermedad. El 79 % de los pacientes con enfermedad de alto grado tratados con una combinación de radioterapia externa y braquiterapia, tienen una mayor supervivencia libre de enfermedad a largo plazo. En algunos casos, la braquiterapia está sustituyendo a la prostatectomía radical en estadíos precoces de la enfermedad. También se combina con radioterapia externa y terapia hormonal

Radioterapia Externa

En sus comienzos, la radioterapia externa se utilizó como una terapia complementaria a la braquiterapia al no disponer de aparatos adecuados para el tratamiento de tumores como los de próstata que precisaban irradiar en profundidad. Con la aparición en los años 50 de las máquinas de cobalto que permitían radiar en profundidad se publicó el primer trabajo sobre tratamiento con radioterapia con intención curativa, estableciéndose como un tratamiento conservador frente a la cirugía. Durante los siguientes años fueron aumentando los avances técnicos en los aparatos radioterápicos También mejoraron los métodos de adquisición y procesamiento de imágenes y se pudieron utilizar imágenes tridimensionales computarizadas (TAC).

El blindaje dinámico junto a la tomografía en tres dimensiones conformacional, permitía irradiar la zona tumoral y evitar la irradiación de los órganos del alrededor (recto, vejiga, cabezas femorales...).La combinación de radioterapia y terapia hormonal parecen mejorar la supervivencia. Así la terapia hormonal a corto plazo junto con la radioterapia, aumenta el control local de la enfermedad y la supervivencia libre de enfermedad en comparación con la radioterapia en monoterapia. Incluso en pacientes con Gleason 8-10 también se encontraban diferencias estadísticamente significativas. La privación de andrógenos durante 6 meses antes y durante la radioterapia, mejora los resultados en pacientes con tumores localmente avanzados.

5-Quimioterapia

El cáncer de próstata puede llegar a ser, en su evolución, independiente de los andrógenos, en el periodo de lo que se llama resistencia hormonal, llevando a un desenlace fatal. Un tercio de los pacientes están infradiagnosticados en el momento del tratamiento, presentado micrometástasis. Cuando se detectan las metástasis el tratamiento puede ser bloqueo hormonal, pero cuando deja de ser eficaz la supervivencia se sitúa en 12-15 meses. Esto llevó a buscar otras alternativas como la quimioterapia. En la revisión de la Cocharane, con datos recientes de estudios aleatorizados, en particular los que utilizan docetaxel, ha proporcionado datos que parece mejorar la supervivencia global, la paliación de los síntomas y mejorar la calidad de vida. La quimioterapia debe ser considerada, por tanto, según estos autores como una opción de tratamiento para los pacientes con cáncer de próstata hormonorresistente. Sin embargo, los pacientes deben tomar una decisión informada sobre los riesgos y beneficios de la quimioterapia. El régimen quimioterápico basado en docetaxel y prednisona es coste-efectivo.

Con diversos regímenes de tratamiento se ha conseguido la disminución del PSA más de un 59% , en cánceres hormonoresistentes , lo que abre una puerta a la esperanza para estos pacientes, teniendo en cuenta que , utilizando dos determinaciones separadas por 4 semanas se ha visto que el descenso

> 50 % tiene un valor pronóstico.

III. CONCLUSIONES.

La genética y la bioquímica nos ayudarán en un futuro a comprender las formas hereditarias y las formas esporádicas del cáncer de próstata. Posiblemente la detección en estadios más precoces, potencialmente curables, y las mejoras de las biopsias, propicien un futuro más alentador, sobre todo cuando conozcamos la verdadera agresividad biológica del tumor que somos capaces de detectar.

IV. BIBLIOGRAFÍA.

1. Spitz, A., Young, J. M., Larsen, L., Mattia-Goldberg, C., Donnelly, J., & Chwalisz, K. (2012). Efficacy and safety of leuprolide acetate 6-month depot for suppres-

sion of testosterone in patients with prostate cancer. *Prostate cancer and prostatic diseases*, *15*(1), 93.

2. Tan, O., & Bukulmez, O. (2011). Biochemistry, molecular biology and cell biology of gonadotropin-releasing hormone antagonists. *Current Opinion in Obstetrics and Gynecology*, *23*(4), 238-244.
3. Pommerville, P. J. (2010). GnRH antagonists in the treatment of advanced prostate cancer. *The Canadian journal of urology*, *17*(2), 5063-5070.
4. Schröder, F., Crawford, E. D., Axcrona, K., Payne, H., & Keane, T. E. (2012). Androgen deprivation therapy: past, present and future. *BJU international*, *109*(s6), 1-12.
5. Lin, G. W., Yao, X. D., Ye, D. W., Zhu, Y., Zhang, S. L., Dai, B., ... & Ma, C. G. (2012). The prognostic factors of effective ketoconazole treatment for metastatic castration-resistant prostate cancer: who can benefit from ketoconazole therapy?. *Asian journal of andrology*, *14*(5), 732.
6. Shelley, M., Wilt, T. J., Coles, B., & Mason, M. (2007). Cryotherapy for localised prostate cancer. *The Cochrane Library*
7. García, E. L., Amo, F. H., San, C. S., Fagundo, E. P., Escudero, R. M., Alonso, A. H.,... & Fernández, C. H. (2012). Rescue cryotherapy for prostate cancer after radiotherapy. *Archivos espanoles de urologia*, *65*(1), 93-100.
8. Denham, J. W., Steigler, A., Lamb, D. S., Joseph, D., Mameghan, H., Turner, S., & Poulsen, M. (2005). Short-term androgen deprivation and radiotherapy for locally advanced prostate cancer: results from the Trans-Tasman Radiation Oncology Group 96.01 randomised controlled trial. *The lancet oncology*, *6*(11), 841-850.
9. Sharifi, N., & Farrar, W. L. (2006). Androgen receptor as a therapeutic target for androgen independent prostate cancer. *American journal of therapeutics*, *13*(2), 166-170.
10. Collins, R., Fenwick, E., Trowman, R., Perard, R., Norman, G., Light, K., & Riemsma, R. (2007). A systematic review and economic model of the clinical effectiveness and cost-effectiveness of docetaxel in combination with prednisone or prednisolone for the treatment of hormone-refractory metastatic prostate cancer.

CAPÍTULO 40

AUDITORÍA EN EL ÁREA DE CODIFICACIÓN CLÍNICA: CONCEPTOS, OBJETIVOS E IMPORTANCIA

Rodríguez Andrés, A./Montesinos López, E. M.*/ Sánchez Tíscar, C.*
**Hospital Torrecárdenas. Almería.*

SUMARIO: I. INTRODUCCIÓN. II. DESARROLLO DEL TRABAJO. III. CONCLUSIONES. IV. BIBLIOGRAFÍA.

RESUMEN: Las auditorías ayudan a proporcionar información objetiva sobre el desarrollo laboral de los empleados con el fin de mejorarlo, valorando las funciones realizadas, su desempeño e identificando las áreas que requieren mayor atención. Para que sean realmente de utilidad, las auditorías deben tener en cuenta los objetivos y criterios propios del servicio de codificación a la vez que deben estar en consonancia con las necesidades, objetivos y motivaciones de los trabajadores.

PALABRAS CLAVE: Auditoría, codificación clínica, calidad, gestión, evaluación.

I. INTRODUCCIÓN.

Una auditoría es básicamente elaborar una lista de comprobación o revisión sistemática objetiva de las funciones desarrolladas por los codificadores que ayuden al servicio a evaluar la calidad del trabajo haciendo hincapié en el control, supervisión y verificación de las labores desempeñadas observando si la gestión actual del departamento es adecuada o no. Se usarán los indicadores de evaluación en base a criterios de eficiencia, efectividad, optimización de tiempos, espacios y recursos de forma continuada con la finalidad de ofrecer un mejor desarrollo tanto de los codificadores como del servicio de Documentación Clínica.

El principal propósito de utilizar las auditorías dentro de un departamento es asegurar que los esfuerzos de los trabajadores sean eficientes, descubriendo los potenciales problemas en las relaciones laborales, adquisición de tareas, compensación y evaluación del desempeño ofreciendo diversas soluciones a estos problemas. Una auditoría productiva asienta las bases para el éxito de las futuras funciones del servicio.

II. DESARROLLO DEL TRABAJO.

1. CONCEPTOS:

Como concepto de auditoría podemos usar la siguiente descripción:

"(...) Es un conjunto de procedimientos de revisión que tiene como objeto revisar y comprobar todas las funciones y actividades que en materia de personal se realizan en los distintos departamentos, para determinar si se ajustan a los programas establecidos y evaluar si se cumplen los objetivos y políticas fijados en la materia, sugiriendo en su caso cambios y mejoras que deban hacerse para el mejor cumplimiento de sus fines de la administración de personal" (ZAVALA RODRIGUEZ, 2009).

Las auditorías contienen varios indicadores de evaluación dependiendo de las necesidades del servicio de Documentación Clínica, concretamente en el área de codificación podrían considerarse, a modo de ejemplo, los siguientes marcadores:

- Experiencia profesional.
- Formación adicional.
- Comportamiento de los codificadores.
- Actitud de los codificadores.
- Conflictos en el departamento.
- Bienestar general.
- Reparto de tareas (servicios a codificar).
- Gestión de responsabilidades.
- Proyección profesional tanto dentro como fuera de la empresa.
- Movilidad funcional y geográfica.
- Etc...

Todo esto siempre en base a los requisitos propios del servicio de Admisión y Documentación Clínica.

El resultado de toda esta evaluación ayuda a determinar el rendimiento de cada codificador proporcionando a la empresa la información necesaria para obtener un mayor rendimiento en cada puesto de trabajo, adecuando las tareas y las responsabilidades que sean necesarias según las aptitudes de cada codificador. Se adquiere así una mayor optimización de los tiempos de codificación así como una notable mejora de la calidad.

2. OBJETIVOS:

El objetivo prioritario de adquirir las auditorías como medio de evaluación en el ámbito de la codificación es, sin duda, mejorar el servicio.

"La función de auditoria interna debe apoyar a la organización en el mantenimiento de controles efectivos mediante la evaluación de la eficiencia y eficacia de los mismos y promoviendo su mejora continua." (J.R. SANTILLANA GONZÁLEZ, 2013).

2.1. VENTAJAS:

Existen multitud de ventajas derivadas del uso de estas auditorías en el servicio de Documentación Clínica:

- Reconoce las funciones y responsabilidades de cada codificador.
- Identifica los problemas y favorece su resolución.
- Fomenta la unión y el trabajo en equipo aunando criterios.
- Equilibra el reparto de tareas.
- Garantiza el conocimiento y por tanto el cumplimiento de las necesidades del servicio.
- Facilita el estudio del trabajo realizado pudiendo hacer comparativas con periodos anteriores u otros hospitales.
- Reduce los costes de recursos humanos a través de procedimientos de personal más eficientes.
- Esclarece la necesidad de cambios en el departamento.
- Garantiza el cumplimiento de las necesidades del servicio.

2.2. TÉCNICA DE APLICACIÓN:

El proceso de evaluación requiere una técnica que ayude a recopilar información sobre las actividades desarrolladas en el departamento de codificación, como son:

2.2.1. Enfoque comparativo: El auditor compara el departamento de codificación con otras áreas similares de otros hospitales para identificar posibles diferencias en el desempeño de las funciones propias.

2.2.2. Consultor externo: Toda auditoría se basa en el criterio objetivo de un comité o equipo evaluador.

2.2.3. Enfoque estadísticos: A partir de los registros resultantes, el comité de auditoría generará unos estándares estadísticos que servirán para evaluar las funciones de los trabajadores.

2.2.4. Enfoque retrospectivo de logros: Esta técnica permite determinar el grado de cumplimiento que se está obteniendo respecto a las necesidades requeridas y publicadas con anterioridad por el servicio de Documentación Clínica.

2.2.5. Enfoque por objetivos: El equipo de evaluación compara los resultados reales con los resultados que se esperaban. Mediante esta técnica se detectan las áreas donde los resultados son más incongruentes y así aplicar las medidas necesarias en determinados puntos.

2.3. LA LABOR DEL AUDITOR:

El rol del auditor es crucial en el uso de esta herramienta de evaluación, teniendo en cuenta la totalidad de los aspectos del personal que forma la plantilla de codificación. Algunos de estos aspectos son:

- Identificación de quién es el responsable de cada actividad.

- Análisis y descripción de los puestos de trabajo.
- Determinar los objetivos del servicio y asegurarse de que los empleados tienen conocimiento de los mismos.
- Revisar las políticas y procedimientos que se emplean para alcanzar esos objetivos.
- Desarrollar un plan de acción para corregir errores en los objetivos, políticas y procedimientos.
- Formular un seguimiento para el plan de acción.
- Control de presencia e índice de ausentismo respecto al grado de implicación del trabajador.
- Autonomía del trabajador a la hora de la resolución de problemas y gestión de conflictos.
- Índice de rotación del personal.
- Evaluación del rendimiento y del potencial de cada codificador.

2.4. HERRAMIENTAS DE APLICACIÓN:

Para la elaboración de las auditorías se suelen escoger determinadas herramientas que facilitan la investigación a fin de obtener información cuantitativa y cualitativa acerca del desarrollo laboral de los codificadores. Estas suelen ser:

- 2.4.1. Cuestionarios y sondeos de opinión: Se desarrollan una serie de breves cuestionarios elaborados de una forma directa y objetiva con el fin de proporcionar información cualitativa (satisfacción con la empresa, realización personal respecto a las funciones como codificador, ambiente laboral, atención al profesional...) así como aspectos cuantitativos (cantidad de cursos de formación realizados, número de entrevistas con los servicios, horas efectivas de trabajo...). Esta herramienta permite obtener información de manera rápida permitiendo el tratamiento estadístico y computarizado de la información. Por norma general ofrecen respuestas más directas y honestas que cuando se realiza una entrevista en persona con el equipo de auditorías.

- 2.4.2. Cálculo de ratios: Se desarrollará una relación entre los servicios a codificar, su complejidad y su número total anual para obtener unos datos numéricos que permitirán el cálculo de diferentes ratios diferentes para cada uno de los servicios. En caso de que el hospital ya cuente con un cálculo de estos ratios se procederá al análisis y verificación de los mismos en base a la relación de recursos humanos que forman la plantilla del área de codificación actualmente.

- 2.4.3. Entrevistas: Las entrevistas directas con el trabajador son una herramienta importante para obtener información acerca de las actividades desarrolladas por los codificadores e identificar las áreas que necesitan mejorar. Se elaboran partiendo de un guion de preguntas básicas preestablecidas donde el auditor podrá ir enlazando preguntas con las respuestas del empleado con el fin de crear mayor feedback intentando conseguir una conversación fluida. Los comentarios del empleado se registran para ser analizados posteriormente y poder identificar las causas de posibles problemas de actitud, baja moral, deficiencias en el desempeño de las tareas asignadas, etc...

- 2.4.4. Información externa: La comparación con el mismo departamento de otros centros hospitalarios proporcionan al equipo auditor una perspectiva adecuada que le permitirá tomar las decisiones correctas.

- 2.4.5. Comparación empírica: Consiste en comparar un grupo de codificadores experimental con otro grupo de control en condiciones realistas. Estos experimentos otorgan datos referentes a aspectos como el ausentismo, la satisfacción con el puesto de trabajo y las labores desarrolladas entre otros aspectos. Esta es una medida que a veces el equipo auditor prefiere no elegir, además de no obtener unos resultados concluyentes en determinados casos (los empleados pueden no querer participar si se les informa del experimento o si no son elegidos para el caso).

3. IMPORTANCIA:

La parte más importante de una auditoría recae en el análisis de los resultados y los datos recogidos después de la evaluación. Salen a relucir, entre otros factores, los distintos problemas en el ámbito laboral, posibles errores de ejecución, desconocimiento del desarrollo y de las necesidades del servicio, aparición de nuevas necesidades, etc... La investigación de los factores causantes determina si la gestión y funcionamiento del departamento es adecuada así como los aspectos que se puedan modificar para mejorar, como podría ser la modificación de los objetivos o usando nuevas técnicas de trabajo.

"En lo que respecta al muestreo de las pruebas de controles y pruebas sustantivas de operaciones, es esencial una evaluación de la naturaleza y causa de cada error encontrado. Una parte importante del análisis de los errores es decidir si es necesaria alguna modificación en el modelo de riesgo de auditoria." (H. SANDOVAL MORALES, 2012).

También es esencial el responsable de la ejecución del proceso, el auditor o equipo de auditoría. Será su labor recabar la información necesarias para llevar a cabo el control usando las herramientas anteriormente mencionadas, sin embargo parte de esta responsabilidad recae en los empleados que deberán facilitar dicha información, bien de manera personal o bien de manera informática a través de los programas usados para el desarrollo de la codificación, por ello se ha de mantener correctamente informados a los codificadores de la importancia de este proceso así como estimar su colaboración y compromiso.

III. CONCLUSIONES.

La elección de este método viene determinada en gran manera, por las ventajas ya mencionadas que ofrecen su implementación y posterior análisis. La ausencia de evaluación o auditorías dentro del departamento podrían originar deficiencias a la hora de desarrollar correctamente las funciones requeridas por el servicio de Documentación Clínica. Esta técnica es esencial para seguir siendo coherentes dentro de la unidad y realizar un trabajo lo más óptimo posible contando con los recursos humanos disponibles. Las auditorías facilitan que se consigan tanto los objetivos a nivel del servicio como los logros a nivel individual de cada codificador ya que si las necesidades de los trabajadores se descuidan, el ausentismo, los conflictos, la mala calidad de la codificación y los bajos ratios tienden a aumentar.

La ventaja principal de las auditorías es que permite evaluar de manera cuantitativa a través de ratios de codificación, datos numéricos, puntuaciones y estadísticas, y también de una manera cualitativa a través de valoraciones, apreciaciones, actitudes, aptitudes, análisis de conductas, etc... obteniendo una visión global del área de codificación dentro del servicio de Admisión y Documentación Clínica.

IV. BIBLIOGRAFÍA.

1. G. ZAVALA RODRÍGUEZ, La auditoría de recursos humanos, una herramienta indispensable para toda empresa. 2009.
2. H. SANDOVAL MORALES, Introducción a la auditoría. 2012.
3. J.R. SANTILLANA GONZÁLEZ, Auditoría interna. 2013.
4. http://www.rrhh-web.com
5. http://www.monografias.com

CAPÍTULO 41

INFLUENCIA DE LOS MEDIOS DE COMUNICACIÓN EN LAS PRÁCTICAS SEXUALES EN LA ADOLESCENCIA

Sabiote Ruiz, Manuel* / Martínez López, Soledad** / Navarro Rubio, Estela**

** Diplomado en Enfermería*

*** Grado en Enfermería*

SUMARIO: I. INTRODUCCIÓN. II. DESARROLLO. III. CONCLUSIONES. IV. BIBLIOGRAFÍA.

RESUMEN: Nos marcamos como principal objetivo valorar la influencia de los medios de comunicación en las prácticas sexuales de los adolescentes. Para ello exploraremos el contenido sexual de los medios de comunicación, describiremos los estereotipos sexuales fomentados por ellos y valoraremos el su uso para la prevención de ETS y promoción de métodos anticonceptivos.
Analizaremos documentos publicados en los últimos ocho años (2009/2017), con acceso al texto completo y categorías de enfermería, psicología, audiovisual, ciencias humanas y medicina. Y los estudios deben tener un tamaño muestral mayor a 60 individuos de entre 14 y 18 años.

PALABRAS CLAVE: Medios. Comunicación. Sexualidad. Adolescencia.

I. INTRODUCCIÓN.

Según las nuevas evidencias la relación sexual promovida por los medios de comunicación es estereotipada, promiscua y sin consecuencias, y los adolescentes, son el colectivo que más tiempo dedican al uso de las nuevas tecnologías. Sabiendo que los medios de comunicación, así como las redes sociales, ejercen una influencia directa sobre el comportamiento y las emociones de los espectadores, cabe pensar que influyen directamente en la sexualidad de los más jóvenes.

Se hace necesario conocer si este tratamiento de la sexualidad por parte de los medios puede provocar un aumento de malas prácticas sexuales y, por ende, de enfermedades de transmisión sexual o embarazos no deseados.

II. DESARROLLO DEL TRABAJO.

1. ANÁLISIS DEL CONTENIDO SEXUAL EN LOS MEDIOS

1.1. Contenido violento

La exposición a la violencia en los medios puede aumentar el pensamiento y las emociones agresivas.

1.2. Internet

- El 30% de los adolescentes informó exponerse regularmente a páginas eróticas para satisfacer su curiosidad y provocarse excitación.
- Los adolescentes que envían fotos desnudas pueden llegar a ser el objeto de burla, acoso y / o condenado al ostracismo por sus compañeros.

1.3. Televisión

"Las mujeres son mujeres y tienen sus limitaciones", "Para saber si una chica me gusta tengo que ver sus bragas" o "No quisiera matar a mi mejor amigo". No son frases de películas clasificadas para mayores de 18 años, sino diálogos de dibujos animados que ven los escolares cualquier tarde de lunes a viernes o las mañanas de los fines de semana.

Un claro ejemplo de trato promiscuo y sin consecuencias de los medios es el programa "Temptation Island" o "La Isla de la Tentación" (en español), emitido en Estados Unidos, en el que conviven en una isla cuatro parejas estables y veintiséis solteros dispuestos a todo con tal de separarlos.

1.4. Videojuegos

RapeLay es un videojuego de simulación en 3D de violación en el que el jugador toma el papel del violador que aterroriza a una familia de tres niñas.

1.5. Literatura Moderna

El sexo es utilizado a menudo como una forma de poder en lugar de una expresión del amor, como ocurre en "Cincuenta sombras de gray".

2. ESTEREOTIPOS SEXUALES

Tras el análisis de los diferentes artículos y documentos de investigación podemos extraer que los estereotipos más habituales son los siguientes:

- Mujeres: Ser atractiva, obediente y pasiva, esperar a que el hombre tome la iniciativa, romántica, sensible y la encargada de la perfección de la pareja.
- Hombres: Parecer experimentado, dar una imagen de duro, tener potencia y durar mucho durante el coito.

Expuesto todo lo anterior, cabe plantearse otra cuestión: ¿Qué ventajas se puede obtener desde el punto de vista sanitario de los distintos medios?

3. MEDIOS DE COMUNICACIÓN COMO AGENTE EDUCADOR. PREVENCIÓN DE ETS Y PROMOCIÓN DE MÉTODOS DE ANTICONCEPCIÓN.

3.1. Internet

Diversos estudios indican que entorno a un 25% de los jóvenes entre 14 y 18 años utilizan internet como fuente principal para la obtención de información sexual que les interese. Como principales motivos para ello, se encuentra que evita el contacto directo (visual y verbal) y mantiene el anonimato y la confidencialidad.

Esto le hace perfilarse como unos de los principales medios en educación sexual, ya que existe una especial cohibición por parte de los jóvenes a la hora de plantear estas cuestiones a los profesionales sanitarios o personas con conocimientos en dicha materia.

3.2. SMS a móviles y publicidad en anticoncepción

Los SMS a móviles como promotores de salud, han resultado ser efectivos para el cambio de comportamiento a corto plazo (1 año o menos).

Diversos estudios indican que la publicidad de preservativos, píldoras anticonceptivas y del día después en la televisión y la radio podría disminuir aún más el embarazo en la adolescencia ya que fomentan el pensamiento crítico y la valoración de posibles riesgos que no tienen en cuenta por su juventud y desconocimiento de la materia.

4. FUNCIÓN Y RESPONSABILIDAD DE ENFERMERÍA

La enfermería juega un papel fundamental en la educación sexual de los jóvenes, trabajando con el adolescente y sus familias para detectar los riesgos sexuales mediáticos y fomentar el pensamiento crítico.

El profesional de enfermería debe fomentar los mensajes mediáticos positivos y ver en ellos una nueva línea para promoción en salud sexual.

Una herramienta que se ha demostrado efectiva y necesaria es el Programa de Educación Afectivo Sexual de los Institutos de Educación Secundaria para educar sobre los estereotipos y las falsas expectativas que generan los medios y la sociedad de las relaciones sexuales.

III. CONCLUSIONES.

- Los adolescentes de hoy están sumamente sobrecargados por las nuevas tecnologías.
- Se banaliza la importancia que tiene la prevención de ETS, de embarazos, de responsabilidad sexual y control de la natalidad.
- Los medios son una pieza clave y efectiva para concienciar a los jóvenes de los riesgos que conlleva el practicar sexo sin protección.

IV. BIBLIOGRAFÍA.

1. SANZ SÁNCHEZ A, "¿Cómo piensan y viven los adolescentes su sexualidad? Resumen de una memoria de investigación", Cuaderno de trabajo social, 22, (2009), p. 277-296.

2. BELMONTE J, GUILLAMON S, "Co-educar la mirada contra los estereotipos de género en TV". Revista científica de educomunicación, 31, (2008), p.115-120.
3. AZNAR I, FERNÁNDEZ F, "Adquisición de estereotipos sexuales a través de los medios de comunicación", Revista científica de comunicación y educación, 23, (2004), p. 121-123.
4. JUNCO ANÓS E, MARTÍN PERPIÑÁN C, GARCÍA MAÑAS A, PASTOR ORTIZ F, "Salud sexual y reproductiva a través de internet. Análisis de una web dirigida a jóvenes y adolescentes", Progresos de Obstetricia y Ginecología, 51, (2008), p. 445-452.
5. TÉRAMO MT, "Modas adolescentes y medios de comunicación como agentes socializadores", *Revista Científica de Comunicación y Educación Comunicar*, 27, (2006), p. 85-91.
6. ALBERO ANDRÉS M, *Televisión, violencia y sexo en la adolescencia*, Octaedro, Barcelona, 2011.
7. SILVA DIVERIO I, *La adolescencia y su interrelación con el entorno*. Instituto de la Juventud. Madrid. 2006.
8. BEIZTEGUI JL, "Hacia una nueva educación contraceptiva y sexual: reflexiones en torno a la eficacia de la pedagogía contraceptiva actual en las relaciones eróticas de nuestros jóvenes". *Revista de Estudios de Juventud INJUVE*, 73, (2006), p. 59-67.
9. DELGADO M, "Promoción de la Salud y Prevención de Enfermedades Sexuales (Planificación Familiar)". *Revista de Estudios de Juventud INJUVE*, 55, (2001), p. 25-29.
10. GARRIGA I SETÓ C, "Género, violencia y sexualidad: Un estudio cuantitativo en adolescentes y una revisión de la literatura psicoanalítica". *Aperturas Psicoanalíticas*, 17, (2003).
11. LORENTE S, "Juventud y teléfonos móviles: algo más que una moda". *Revista de Estudios de Juventud INJUVE*, 57, (2002).
12. MEGÍAS QUIRÓS I, RODRÍGUEZ SAN JULIÁN E, MÉNDEZ S Y PALLARÉS J, *Jóvenes y sexo: el estereotipo que obliga y el rito que identifica*. Injuve y Fundación de Ayuda contra la Drogadicción (FAD). Madrid. 2005.
13. OCHAITA E, ESPINOSA MA, "Las prácticas sexuales de los adolescentes y jóvenes españoles", *Revista de Estudios de Juventud INJUVE*, 63, (2003), p. 49-63.
14. ÁLAVAREZ DE LA CRUZ C, "Comunicación y sexualidad", *Revista Enfermería Global*, 19, (2010).

CAPÍTULO 42

ACERCAMIENTO A LA PATOLOGÍA DE LA FÍSTULA ANAL

Solvas Salmerón, Mª José/ Peláez Mateu, Alicia* /Palanca Cruz, Mª del Mar**
**Hospital Torrecárdenas, Almería*

SUMARIO: I. INTRODUCCIÓN. II. DESARROLLO DEL TRABAJO. III. CONCLUSIONES. IV. BIBLIOGRAFÍA.

RESUMEN: La fístula anal es una comunicación anormal a través de un trayecto entre un orificio fistuloso interno (situado en el interior del ano y recto) y un orificio fistuloso externo (situado a nivel de la piel perianal). Los pacientes que presentan esta patología presentan afectada su calidad de vida, de ahí, que el tratamiento esté destinado a su curación, sin afectación de la continencia. Se presenta una revisión sobre el diagnóstico y los principales tratamientos de la fístula anal durante los últimos años.

PALABRAS CLAVE: **Fístula anal, setón, colgajo avance, fibrina, plug.**

I. INTRODUCCIÓN.

Una fístula es la comunicación anormal entre dos superficies epitelizadas. Una fístula de ano (o de la región anorrectal) es la existencia de un tracto o cavidad anormal que comunica la piel perineal con el canal anal o el recto a través de un orificio interno identificable. La frecuencia de esta enfermedad en la población general es desconocida siendo más frecuente en hombres que en mujeres en una proporción de 5 a 1, con una edad de máxima incidencia entre los 20 y los 40 años.

Se muestra, a continuación, una revisión realizada sobre el diagnóstico y tratamiento de las fístulas anales durante los últimos años.

II. DESARROLLO DEL TRABAJO.

1. CLASIFICACIÓN

Las fístulas anales pueden clasificarse en idiopáticas, inespecíficas o criptogenéticas (la gran mayoría) o en específicas.

Las específicas están asociadas a las siguientes condiciones: enfermedad inflamatoria intestinal, tuberculosis, actinomicosis, cuerpos extraños, tumores (carcinoma, linfoma, leucemia), linfogranuloma venéreo, enfermedad inflamatoria pélvica, traumatismos (empalamientos, enemas, cirugía pélvica, episiotomías...) y radiación.

Las idiopáticas son de origen criptoglandular. La teoría de Parks, aunque probablemente no explique la etiopatogenia de las fístulas anales, es la más comúnmente aceptada. Introduce el concepto de que la infección de las glándulas anales origina un absceso y posteriormente, una infección crónica de las mismas, obstrucción de sus conductos y la formación de nuevo tejido de granulación que dará lugar a una fistula anal con uno o múltiples trayectos fistulosos.

La infección de las glándulas comienza en una cripta, en el sitio de desembocadura de una de las glándulas (orificio primario) y siguiendo los conductos glandulares alcanza el espacio interesfinteriano. En este espacio se desarrolla el absceso y, desde aquí, se extiende a los espacios celuloadiposos (trayecto fistuloso) y termina drenando por uno o varios orificios en la piel perianal, constituyendo el orificio secundario.

La utilización de una clasificación para las fístulas perianales tiene tres objetivos: poder establecer un tipo de tratamiento según el tipo de fístula, permitir el pronóstico individual del tratamiento, tanto en cuanto a frecuencia de recidiva como de incontinencia, y permitir la evaluación comparativa de unos resultados con las series de la literatura. La clasificación de Parks es el sistema más empleado actualmente para dividir las fístulas perianales:

- Interesfinterianas (35-70%). Su trayecto principal está situado en dicho espacio. Son evolución de abscesos perianales y muy infrecuentemente, de abscesos pélvicos.
- Transesfinterianas (20-40%) El trayecto atraviesa el esfínter externo. Suelen representar la cronificación de un absceso isquioanal.
- Supraesfinterianas (3-15%). Son resultado de un absceso supraelevador. Comienzan en el espacio interesfinteriano y continúa por él hasta rodear lateralmente y por encima del puborrectal para descender entre él y el elevador del ano, entrando en la fosa isquiorectal para abrirse en la piel perineal.
- Extraesfinteriana (2-16%). El trayecto fistuloso se extiende desde la piel perineal por la fosa isquiorrectal, elevador del ano y penetra en la luz rectal.
- Subcutáneo-mucosa o superficial. No sigue la etiología criptoglandular. Generalmente secundaria a una fisura anal crónica infectada o a intervenciones quirúrgicas como la esfinterotomía interna o la hemorroidectomía.

Otra forma de establecer la clasificación de las fístulas, principalmente con finalidad terapéutica, es dividirlas en simples y complejas. Esta clasificación es muy controvertida para la mayoría de los autores. Es un término impreciso, son complejas aquellas cuya curación requiera una excesiva división del aparato esfinteriano que conlleva un potencial compromiso de la continencia.

Las simples (70%) son aquellas con orificios internos y externos fáciles de identificar y con trayectos únicos, rectilíneos, bajos y que atraviesan esfínter externo (superficiales, interesfinterianas y tranesfinterianas bajas). Serían complejas, en grado ascendente, las tranesfinterianas altas, las supraesfinterianas y extraesfinterianas. Otros autores incluyen también fistulas asociadas a condiciones especiales (radioterapia, Crohn, recidivas tras cirugía, pacientes con alto riego de incontinencia...) y aquellas que tienen trayectos secundarios.

2. DIAGNÓSTICO

CLÍNICA: la existencia de esta enfermedad presupone la existencia de un orificio cutáneo en el periné, cuya distancia al margen anal generalmente se relaciona con la cantidad de masa muscular del canal anal que atraviesa. Generalmente es posible palpar el trayecto de la fístula desde el orificio externo hacia el canal anal y en muchos casos determinar la presencia del orificio interno y con todo ello establecer la presencia de una fístula e incluso clasificarla.

Los pacientes refieren frecuentemente antecedentes de abscesos de la región anorrectal drenados espontánea o quirúrgicamente. El síntoma típico es la supuración (da lugar a la salida de unas gotas de pus diariamente, las cuales obligan al paciente a utilizar gasas o compresas para evitar el ensuciamiento de la ropa interior). En ocasiones también pueden referir dolor (espontáneo o con defecación y que frecuentemente se alivia con el drenaje espontáneo), o sangrado (por la granulación del orificio interno).

EXPLORACIÓN: la exploración física de esta región anatómica continúa siendo indispensable para realizar un diagnóstico exacto y siempre debe ser el primer paso sistemático ante cualquier patología anorrectal. La exploración puede ser algo incómoda para el paciente pero nunca debe ser dolorosa. Previamente debemos informar acerca de la misma, de las sensaciones que notará el enfermo y de la secuencia exploratoria que vamos a seguir.

La posición del paciente debe ser aquella con la que esté más familiarizado el médico, pero se recomienda la lateral de Sims o la genupectoral. Una vez colocado el paciente se procederá a la exploración clínica que fundamentalmente comprenderá: inspección, palpación, tacto rectal y anoscopia.

Inspección: la inspección de la región perianal debe buscar el orificio externo (una sobreelevación de tejido de granulación con descarga de pus) que en ocasiones es pequeño y solo podríamos descubrirlo ejerciendo una ligera presión en la piel y observando la salida de pus. Su situación puede orientarnos hacia el tipo de fístula: las interesfinterianas suelen abrirse muy cerca del margen anal y las tranesfinterianas más lejos.

Palpación: la palpación tiene como objetivo apreciar el cordón de induración producido por el trayecto fistuloso que produce asimetría en el conducto anal. La utilización de la regla de Goodsall (aunque tiene un valor predictivo limitado) orientará en la mayoría de los casos mucho al cirujano.

Tacto rectal: debe de efectuarse con el dedo índice enguantado, bien lubricado, advirtiendo al paciente la maniobra y haciendo presión sobre la abertura del conducto anal. La exploración se debe de realizar mediante movimientos de rotación del dedo para valorar toda la circunferencia y finalizada la misma hay que inspeccionar el guante por si sale manchado de pus, sangre, moco o heces.

PRUEBAS COMPLEMENTARIAS:

Fistulografía: consiste en la inyección de material de contraste hidrosoluble a baja presión (para evitar desgarrar tejidos friables) a través del orificio externo, luego de lo cual se toman placas radiográficas en distintas proyecciones. Es un método sencillo, pero raramente aporta más datos que los del examen bajo anestesia. Tiene poco valor ya que es difícil la interpretación de las imágenes y sólo se realizará ante fístulas especialmente complejas o recidivadas.

TC: se realiza con contraste intravenoso y/o rectal. Es útil para valorar los espacios perirrectales y para diferenciar entre celulitis y abscesos que requieran drenaje; no identifica adecuadamente los trayectos ni su relación con los planos musculares.

Ecografía endoanal: se trata de un método simple, barato y bien tolerado. Es una prueba explorador dependiente que ofrece información cualitativa sobre la altura y el trayecto de las fístulas. El uso de agua oxigenada por el trayecto fistuloso puede aumentar su agudeza.

Hay autores que preconizan su uso sistemático ya que establece la relación del tracto con los esfínteres, determina si hay trayectos y extensiones que hagan la fístula compleja y localiza el orificio interno. Para la mayoría de los autores existen pocas diferencias entre una exploración bajo anestesia (considerada aún hoy el gold standard diagnóstico) y los hallazgos ecográficos de un explorador experimentado.

Resonancia Magnética Nuclear: hay estudios que la consideran el Gold Standard diagnóstico. Delimita con precisión el tracto primario, la presencia de extensiones secundarias y proporciona para algunos la localización más precisa del orificio interno.

3. TRATAMIENTO

Una fístula sintomática sienta la indicación del tratamiento quirúrgico dado que la curación espontánea es rara y las fístulas no tratadas conducen a abscesos repetidos y manchado continuo e incluso muy a largo plazo suponen un riesgo de degeneración neoplásica. Existen pocas contraindicaciones salvo las de la anestesia general o la relativa de la incontinencia anal.

El objetivo fundamental es eliminar la fístula preservando la función esfinteriana con el menor número de recurrencias posible. Generalmente a mayor agresividad para eliminar la fístula menor tasa de recurrencias pero mayor riesgo de incontinencia. El éxito generalmente depende de la identificación del orificio interno resecando y disecando la menor cantidad de músculo posible.

Describiremos los diferentes procedimientos quirúrgicos destinados al tratamiento y curación de la fístula perianal:

Fistulotomía

Consiste en el desbridamiento de todo el trayecto fistuloso seccionando todos los planos que incluyen piel, tejido celular subcutáneo y elementos esfinterianos hasta su techo que se legra. En la práctica consiste en resecar todo el tejido que se encuentra suprayacente a la sonda metálica de tutorización del trayecto. Es de elección en interesfintéricas y transesfintéricas bajas, ya que se secciona menos cantidad de tejido esfinteriano, y especialmente en fístulas submucosas donde el riesgo de recurrencia e incontinencia es muy bajo.

Fistulectomía

Es una técnica que implica extirpar todo el tejido subyacente (como la fistulotomía) y circundante con la fístula. Tiene prácticamente las mismas indicaciones que la fistulotomía, solo hay que tener en cuenta que hay un mayor riesgo de incontinencia al resecar más tejido pero no comporta un alto índice de recurrencias.

Setón o sedal

Un setón es cualquier sustancia extraña empleada insertada en el tracto y que rodea al esfínter comprometido. Numerosos materiales han sido utilizados, fundamentalmente la seda y también otros materiales no absorbibles (Pensose, bandas de goma, Wessel loops, catéteres de silastic).

El sedal puede ser utilizado sin tensión, en cuyo caso pretende drenar, estimular la fibrosis o simplemente marcar el trayecto o con tensión para obtener la sección lenta y progresiva del esfínter comprometido a fin de permitir una cicatrización gradual de los planos seccionados. La colocación y manejo posterior es muy variable entre los distintos autores, por ello es muy difícil extraer conclusiones.

Esfinterorrafia y reconstrucción esfinteriana

Es otra de las opciones quirúrgicas utilizada especialmente en las fístulas altas o en pacientes con fístulas bajas y factores de riego de incontinencia o que la presentan. La reconstrucción se realiza habitualmente en dos capas, utilizando material reabsorbibles.

Colgajo de avance

El colgajo de avance endoanal fue descrito por primera vez en 1902 por Noble para el tratamiento de fístulas rectovaginales. Elting et al fue el primero que utilizó esta técnica para el tratamiento de las fistulas de ano. Sin embargo su uso para fistulas complejas fue en 1985 después Aguilar et al publicaran sus resultados en 189 pacientes, con 3 casos de recurrencia y 7% de incontinencia.

- **Colgajo de avance mucoso:** está indicada cuando la fistulotomía no lo está: fistulas anteriores en mujeres, Crohn, fistulas transesfintéricas altas y supraesfintéricas, cirugías previas en el aparato esfinteriano, fistulas múltiples y complejas. Consiste en un fragmento de tejido rectal que se emplea para taponar la zona del orificio interno. Se han descrito distintos tipos según la forma (semilunar, circunferencial y trapezoidal siendo este último el que más se emplea por asegurar una mejor vascularización) y el espesor (de espesor total -con mucosa, submucosa, fibras circulares y longitudinales del esfínter interno- que parece proporcionar mayor resistencia y vascularización o de espesor parcial -mucosa, submucosa y fibras circulares-).
- **Colgajo de avance cutáneo:** El procedimiento extirpa tejido de forma similar a la descrita para el mucoso suturando también el defecto del esfínter interno y legrando el trayecto transesfinteriano. Se talla un colgajo (en V-Y, romboidal, en U invertida) que incluye piel, tejido subcutáneo perianal y

anodermo y que se hace avanzar dentro del canal anal y se sutura a la mucosa y fibras subyacentes del esfínter interno proximalmente al cierre del orificio interno.

Plug

Los resultados de los tratamientos quirúrgicos de fístulas transesfinterianas altas han tenido bajo éxito comparado con los de fístulas perianales bajas. Por esta razón, han surgido diversas opciones de tratamiento pero ninguna con un éxito mayor del 80%. Esto ha dado lugar a desarrollar tratamiento basados en la conservación de los esfínteres. El concepto de plug fue introducido con el objetivo de ocluir el tracto sin extirpar el tejido fistuloso para controlar la sepsis local y minimizar la clínica, sin compromiso de los esfínteres. Se ha usado un tapón bioprotésico obtenido de submucosa intestinal porcina liofilizada. El material tiene una resistencia inherente a la infección. Además, no produce reacción de cuerpo extraño y se integra en los tejidos en un periodo de tres meses. Además, el plug podría reducir la recurrencia, dolor postoperatorio y la incontinencia.

Fibrina

Debido a la gran dificultad en el manejo de fístulas compleja, incluyendo fistulectomías, fistulotomías, colgajos de avance y el alto riesgo de incontinencia de todas ellas, se han desarrollado nuevos procedimientos menos invasivos.

La fibrina fue utilizada por primera vez en la primera guerra mundial para realizar hemostasia, posteriormente se utilizó como sellante en injertos de piel. En 1992, fue la primera vez que se utilizó como tratamiento para fistulas perianales. A partir de entonces, se han publicado gran variedad de artículos sobre sus propiedades y aplicaciones.

Los adhesivos de fibrina son pegamentos biológicos cuya utilización se basa en la aplicación simultánea de dos componentes: Concentrado de fibrinógeno humano y factor XIII liofilizados, que se reconstituye con aprotinina (antifibrinolítica), y trombina bovina, reconstituida con cloruro cálcico.

Se presenta liofilizado o congelado y su mecanismo de acción consiste en reproducir los pasos finales de la cascada de la coagulación. El fibrinógeno queda convertido en fibrina por la acción de la trombina. La fibrina así formada es entonces entrelazada por el factor XIII, creando una red mecánicamente estable, con buenas propiedades de adhesión. La aprotinina se agrega al adhesivo de fibrina para prevenir una fibrinólisis excesivamente rápida. Así la etapa final es la sustitución de la malla de fibrina por tejido conjuntivo y después la formación de un tejido de cicatrización que llega a obliterar el trayecto.

III. CONCLUSIONES.

La fístula anal es una enfermedad que afecta de forma considerable la calidad de vida de los pacientes que la sufren. Existen diferentes opciones para el tratamiento de las mismas, intentando no afectar la continencia del paciente. En las fístulas simples, la fistulotomía parece ser el más recomendado, mientras que en las complejas, el colgajo de avance ha sido, durante años, el más utilizado. Actualmente, otros materiales están apareciendo en el mercado con la idea de conseguir el taponamiento y cicatrización del trayecto fistuloso, sin embargo, sus resultados aún son controvertidos.

IV. BIBLIOGRAFÍA.

1. Marks CG, Ritchie JK, "Anal fistula at St Mak's Hospital", Br J Surg, 64, (1972), p. 84.
2. Zanotti c, Martinez-Puente C, Pascual I, Pascual M, Herreros D, García-Olmo, "An assessment of the incident of fistula-in-ano in four countries of the European Union", Int J Colorrectal Dis, 22 (2007), p. 1459.
3. Parks A, Gordon P, Classification of fistula-in-ano, Br J Surg, 63, (1976), p. 1.
4. Vasilevsky CA, Gordon PH, "Results of treatment of fistula-in-ano", Dis Colom Rectum, 28, (1985), p. 225.
5. Ritchie RD, Sackier JM, Hodde JP, "Incontinence rates after cutting seton treatment for anal fistula", Colorectal Dis, 11, (2009), p. 564.
6. Sonoda T, Hull T, Piedmonte MR, Fazio VW, "Outcomes of primary repair of anorectal and rectovaginal fistulas using the endorectal advancement flap", Dis Colon Rectum, 45, (2002), p. 1622.
7. De Paredes V, Far HS, Etienney L, "Seton drainage and fibrin glue injection for complex anal fistulas", Colorectal Dis, 12, (2010), p. 1463.
8. Ritchie RD, sackier JM, Hodde Jp, "Incontinence rates after cutting seton treatment for anal fistula", Colorectal Dis, 11, (2009), p. 564.
9. Beaulieu R, Bonekamp D, Sandone C, Gearhart S, "Fistula-in-ano: When to Cut, Tie, Plug, or Sew", 17, (2013), p. 1143.
10. Steele SR, Kumar R, Feingold DL, Rafferty JL, Buie WD, "Practice parameters for the management of perianal abscess and fistula-in-ano",12, (2011), p. 1465.
11. Jarrar A, Church J, "Advancement flap repair: a good option for complex anorectal fistulas", 12, (2011), p. 1537.
12. Siddiqui MR, Ashrafian H, Tozer P, Daulatzai N, Burling D, Hart A, "A diagnostic accuracy meta-analysis of endoanal ultrasound and MRI for perianal fistula assessment", Dis Colon Rectum, 55, (2012), p. 576.

CAPÍTULO 43

NIVELES DE SOBRECARGA DEL CUIDADOR EN PACIENTES CON ICTUS Y APRAXIA DE LOS MIEMBROS SUPERIORES

Toledano Moreno, Sonia/ Pérez Mármol, José Manuel**/ Cerón Lorente, Laura**
** Doctoranda Programa en Biomedicina, Universidad de Granada.*
*** Departamento de Fisioterapia, Facultad de Ciencias de la Salud, U. Granada.*

SUMARIO: I. INTRODUCCIÓN. II. DESARROLLO DEL TRABAJO. III. CONCLUSIONES. IV. BIBLIOGRAFÍA.

RESUMEN: El objetivo del estudio fue analizar el grado de sobrecarga en los cuidadores principales, familiares de personas con ictus de etiología vascular y apraxia de miembro superior. Se utilizó el cuestionario ZARIT para valorar la percepción de sobrecarga de las personas cuidadoras. Los resultados mostraron un grado leve de sobrecarga en estos cuidadores. Son necesarios más estudios que incluyan muestras más amplias y que aborden los factores de riesgo de sobrecarga en esta población específica, incluidos los déficits apráxicos de miembro superior.

PALABRAS CLAVE: **ictus, apraxia, cuidador informal, sobrecarga, estrés.**

I. INTRODUCCIÓN.

El aumento de la esperanza de vida y los avances en la medicina han dado lugar a una población con grandes necesidades que requieren atención y cuidados, tanto formales como informales. (1) En la actualidad, el ictus se ha convertido en una de las causas más importante de discapacidad. A nivel mundial, 9 millones de personas sufren un ictus cada año, y aproximadamente 30,7 millones de personas conviven con secuelas como consecuencia del ictus. Debido a las deficiencias físicas y cognitivas secundarias, en la mayoría de los casos, las necesidades de estos usuarios son cubiertas por sus familiares más cercanos, especialmente las parejas o compañeros sentimentales. La cronificación de las limitaciones conlleva una tensión persistente, tanto física como emocional, además de una alteración de la función social. Estos cambios pueden ser estresantes para la persona afectada y para sus seres queridos, quienes se ven obligados adoptar el papel de cuidador sin una preparación previa. (2)

La apraxia de miembro superior es un trastorno asociado a los accidentes cerebro vasculares que con frecuencia reduce la independencia en las actividades de la vida diaria (AVD), incrementando los niveles de discapacidad. Es un trastorno común, que incapacita a la persona para llevar a cabo los movimientos previamente aprendidos de forma voluntaria, a pesar de no existir ninguna alteración motora o sensitiva. (3)(4) Por lo general, afecta a las extremidades de forma bilateral. A menudo, las personas que sufren apraxia, así como sus cuidadores, no perciben las consecuencias negativas de la apraxia, tales como una planificación defectuosa de las tareas que componen las AVD. [5]

Por otra parte, todos estos cambios producidos por la enfermedad, junto con la adopción del nuevo rol de cuidador, producen distintos efectos que requieren un gran esfuerzo de adaptación por ambas partes. [2] La vinculación afectiva con la persona afectada hace que, en ocasiones, estos cuidadores puedan experimentar niveles altos de sobrecarga y angustia emocional. [6] Se ha demostrado que el cuidado de personas con ictus afecta significativamente al bienestar psicológico de los familiares del paciente, experimentando 2,5 veces más trastornos psicológicos que los familiares no cuidadores. [2]

La sobrecarga del cuidador es un término empleado para describir el peso de las responsabilidades soportado por los cuidadores como resultado de la adopción del rol de cuidador en la prestación informal de cuidados. [7] Son escasos los datos disponibles actualmente sobre la prevalencia y los factores asociados a la aparición de diferentes patologías en cuidadores de personas con ictus, y no existen para cuidadores de personas con apraxia.[8]. La sobrecarga del cuidador puede repercutir en la calidad de la atención que recibe el paciente o familiar, sobre el bienestar físico y psicológico y la relación entre ambos, sobre todo en cuidadores informales. [8][9] En algunos casos, la sobrecarga está producida por un desequilibrio ocupacional (falta de tiempo de ocio). [1] Se debe apreciar que a menudo asumen este papel en circunstancias repentinas y extremas, con un mínimo de preparación, orientación y apoyo de los sistemas de salud. Por tanto, el cuidador informal representa una figura con fuerte influencia para modificar hábitos nocivos para la salud que potencien el riesgo de sufrir un nuevo ictus. [8]

La alteración que provoca la apraxia de miembro superior en el desempeño ocupacional puede provocar que muchos pacientes necesiten ayuda para realizar sus actividades de la vida diaria. Los cuidadores se ven obligados a dedicar mucho tiempo y esfuerzo para el cuidado del enfermo, lo que puede desembocar en una sobrecarga en diferentes áreas de su salud. [2] Por estas razones, la hipótesis de este estudio es que los cuidadores informales de personas que han sufrido ictus de etiología vascular con apraxia de miembro superior tienen algún nivel de sobrecarga. El principal objetivo del presente estudio es analizar el grado de sobrecarga en los cuidadores informales de personas con ictus de etiología vascular y apraxia de miembro superior.

II. DESARROLLO DEL TRABAJO.

1.1. Diseño.

Estudio descriptivo, observacional, transversal.

1.2. Población de estudio.

En el presente estudio han participado familiares que han adquirido el rol de cuidador principal (cuidadores informales) de pacientes adultos reclutados de la Unidad de Neurología del Hospital San Cecilio (Granada) y de diferentes centros socio-sanitarios de la misma provincia. Estos pacientes tenían evidencia clínica de lesión cerebral derecha o izquierda tras sufrir ictus de etiología vascular y apraxia de miembro superior. Los criterios de inclusión fueron: 1) mantener rol de cuidador habitual/principal, 2) tener al menos 18 años, 3) estar cuidando a pacientes que han sufrido un ictus moderado-grave con apraxia de miembro superior secundaria a ictus, 4) llevar más de dos meses como cuidador, y 5) participación voluntaria. Por el contrario, los criterios de exclusión fueron: 1) estar formado/a en el cuidado de este tipo de pacientes, y 2) actitud no colaboradora. Un total de 30 cuidadores familiares de personas adultas con ictus de etiología vascular accedieron voluntariamente a formar parte del estudio y cumplieron los criterios de inclusión.

1.3. Evaluación.

El cuestionario ZARIT mide la percepción de sobrecarga de las personas cuidadoras de personas dependientes, es autoadministrado. Consta de 22 ítems, con respuesta tipo Likert 1-5, donde 1 punto significa "Nunca", 2 puntos "Rara vez", 3 puntos "Algunas veces", 4 puntos "Bastantes veces" y 5 "Casi siempre". Los puntos de corte recomendados para la interpretación del cuestionario son: <46 No sobrecarga; 46-47 a 55-56 Sobrecarga leve; >55-56 Sobrecarga intensa. [10]

1.4. Procedimiento.

En primer lugar, se contactó por teléfono con los participantes por medio de la derivación del Departamento Médico de la Unidad de Neurología del Hospital San Cecilio de Granada o mediante los directores de los centros socio-sanitarios. Se concretó una cita con aquellos participantes potenciales y se les comentaron los objetivos y el proceso de estudio. En esta cita se les entrevistó para conocer si cumplían los criterios de selección y se les administró el instrumento de evaluación. Una vez recogidos los datos se procedió al análisis estadístico de los mismos.

1.5. Consideraciones éticas.

Todos los participantes fueron informados acerca de las características del estudio, su naturaleza, objetivos y procedimientos, y éstos aceptaron participar dando su consentimiento informado por escrito. Se recibió la aprobación del Comité Ético Investigador de la Provincia de Granada. El presente trabajo fue conducido bajo las directrices y principios de la Declaración de Helsinki.

1.6. Análisis estadístico.

El análisis estadístico se realizó en el programa SPSS (Versión 20.0). Para la presentación de los datos descriptivos se utilizaron medias y desviaciones típicas para las variables continuas y un análisis de frecuencias para las variables que eran categóricas.

1.7. Resultados.

Un total de 30 personas adultas cuidadores informales, familiares de personas con ictus de etiología vascular y apraxia de miembro superior, de entre 18 y 91 años, que llevan más de dos meses desempeñando dicho rol y sin haber recibido formación previa para ello. Atendiendo a los cuidadores informales evaluados, los resultados mostraron un grado leve de sobrecarga del cuidador, ya que la media total obtenida de la evaluación fue 49,27 puntos, siendo el puntaje marcado por el instrumento de medida 46-47 a 55-56 para el establecimiento de grado de sobrecarga leve (tabla 1).

Tabla 1. Mínimo, máximo, media y desviación típica de las puntuaciones en el test ZARIT.

	Mínimo	Máximo	Media	Desviación típica
Edad	28	91	52,08	16,23
Puntuación total en la escala ZARIT	22	82	49,27	16,90

1.8. Discusión.

Este estudio trata de conocer cómo afecta el rol de cuidador informal a personas familiares de pacientes que han sufrido ictus de etiología vascular y que experimentan apraxia de miembro superior como secuela asociada, en cuanto al grado de sobrecarga que produce el desempeño de dicho rol. Los datos obtenidos en el presente estudio muestran un grado de sobrecarga leve, lo que podría repercutir sobre su calidad de vida, su estado de salud o su participación social. Son necesarios más estudios para analizar el efecto que tiene la sobrecarga sobre la vida de estas personas. Además, este estudio surge la necesidad de mayor evidencia científica centrada en la salud y bienestar de los cuidadores, ya que las investigaciones previas se han centrado mayoritariamente en los pacientes y sus complicaciones clínicas. Los factores que afectan a la salud y bienestar de los cuidadores no pueden ser desatendidos, ya que esto afecta directamente sobre el estado de salud de los pacientes, lo que supondría una pérdida de calidad de vida para ambos.

El estudio de Bartolo et al 2010, en consonancia con estudios anteriores, identifica la cantidad de tiempo dedicado al cuidado, el nivel de dependencia del enfermo en las AVD y la falta de tiempo libre como los factores que más contribuyen a la sobrecarga del cuidador. (9) Sin embargo, este estudio no incluyó pacientes con ictus y alteraciones práxicas de los miembros superiores. Según Berg, 2005 la dependencia del paciente en las AVD constituye un fuerte predictor para la sobrecarga del cuidador. Los conyugues de los pacientes que eran dependientes en las AVD experimentaron mayor sobrecarga que los de los pacientes independientes. Aunque el grado de sobrecarga no difirió significativamente cuando se compararon la localización de la lesión y la edad del paciente, el sexo fue un factor determinante en este caso. El 47% de las esposas de los pacientes varones estaban agotadas, en comparación con solo el 8% de los maridos de las pacientes de sexo femenino. (8) Por otro lado, en contra de la evidencia previa de un mayor nivel de carga en las mujeres, el estudio de Bartolo et al. 2010, no encontró ninguna diferencia estadística entre los géneros en la carga del cuidador. Por lo tanto, el papel del género en la carga percibida queda por aclarar.

La detección temprana de cuidadores en riesgo de sufrir sobrecarga y grandes niveles de estrés nos da la oportunidad de realizar un enfoque preventivo. La valoración de los cuidadores informales de pacientes con ictus no solo implica la evaluación de la carga de atención o necesidad de asistencia, sino también de otros aspectos del funcionamiento psicosocial. Visser-Meily, 2009 clasificó el funcionamiento psicosocial de los cuidadores informales (conyugues) en cuatro aspectos: sobrecarga, armonía en la relación enfermo-cuidador, apoyo social y depresión. Se observó que, aunque la sobrecarga de cuidado disminuyó con el tiempo, la alteración de la armonía en la relación y la disminución del apoyo social se mantuvieron. (6) Todos estos estudios deberían ser replicados con población que ha sufrido un ictus y que además presenta problemas apráxicos en futuras investigaciones, para así aumentar el conocimiento que se tiene sobre este tipo de cuidadores.

III. CONCLUSIONES.

Los datos obtenidos en el presente estudio nos llevan a la conclusión de que los cuidadores informales de personas con ictus de etiología vascular y apraxia de miembro superior experimentan un grado de sobrecarga leve. Por ello, se necesitan más estudios que incluyan muestras más amplias que midan más variables que ayuden a afianzar el conocimiento que se tiene acerca del riesgo de sobrecarga en esta población. De igual forma, se debería indagar en cómo influye la apraxia de miembro superior en la sobrecarga del cuidador, realizando estudios comparativos respecto a cuidadores que asisten a pacientes con ictus que no tienen apraxia. Por estas razones, resulta indispensable conocer los factores de riesgo desencadenantes de la sobrecarga en el cuidado en la población estudiada, para poder prevenir sus efectos, así como desarrollar estrategias de intervención centradas en mejorar la calidad de vida de estas personas. De esta forma, se podría lograr igualmente una repercusión positiva sobre el bienestar del paciente.

IV. BIBLIOGRAFÍA.

1. Holly BLAKE, Nadina B LINCOLN, "Factors associated with strain in co-resident spouses of patients following stroke", Clinical rehabilitation, 14, (2000), p.307.
2. Kyler M. Godwin, Paul R. SWANK, Patrice VAETH, Sharon K. OSTWALD, "The longitudinal and dyadic effects of mutuality on perceived stress for stroke survivors and their spousal caregivers", Aging ment health, 17, (2014), p.423.
3. José Manuel PÉREZ-MÁRMOL, Mª Carmen GARCÍA-RÍOS y cols, "Functional rehabilitation of upper limb apraxia in poststroke patients: study protocol for a randomized controlled trial", *Trials,* 16, (2015), p.508.

4. Laurel J BUXBAUM, Kathleen Y HAALAND y cols, "Treatment of limb apraxia: moving forward to improve action", *American journal of physical medicine* & rehabilitation, 87, (2008), p.149.
5. Nicola SMANIA, SM AGLIOTI y cols, "Rehabilitation of limb apraxia improves daily life activities in patients with stroke", Neurology, 67, (2006), p.2050.
6. Anne VISSER-MEILY, Marcel POST y cols, "Psychosocial functioning of spouses of patients with stroke from initial inpatient rehabilitation to 3 years poststroke: course and relations with coping strategies." Stroke, 40, (2009), p.1399.
7. Heidi MOCHARI-GREENBERGER, Lori MOSCA, "Caregiver burden and nonachievement of healthy lifestyle behaviors among family caregivers of cardiovascular disease patients", National institute of health, 141, (2008), p.520.
8. Anu BERG, Heikki PALOMAKI y cols, "Depression among caregivers of stroke survivors", Stroke, 36, (2005), p.639.
9. Michelangelo BARTOLO, Danila DE LUCA y cols, "Caregiver burden and needs in community neurorehabilitation", J Rehabil Med, 42, (2010), p.818.
10. Caroline M. VAN HEUGTEN, Joost DEKKER y cols, "Measuring disabilities in stroke patients with apraxia: a validation study of an observational method", Neuropsychological rehabilitation, 10, (2000), p.401.

CAPÍTULO 44

LOS SANITARIOS Y LAS ENFERMEDADES AUTOINMUNES: LUPUS ERITROMATOSO SISTÉMICO

Villegas Requena, Pilar / Cortés Perales, Noemí**/ Requena Munoz, Sonia****
** Hospital Clínico Universitario Lozano Blesa*
*** Complejo Hospitalario Universitario de Albacete*
**** Hospital Universitario Campus de la Salud de Granada*

SUMARIO: I. INTRODUCCIÓN. II. DESARROLLO DEL TRABAJO. III. CONCLUSIONES. IV. BIBLIOGRAFÍA.

RESUMEN: Con esta comunicación me gustaría proporcionar la adecuada información a las personas diagnosticadas con las enfermedades autoinmunes y lupus. Promover la investigación científica en relación a las enfermedades autoinmunes y lupus, la experimentación clínica y de su tratamiento. Informar sobre adecuado tratamiento médico de las personas enfermas de autoinmunes Y lupus. Colaborar para la prevención y tratamiento de las enfermedades autoinmunes y lupus, conociendo y aportando sugerencias.
Colaborar recopilando y divulgando, mediante comunicaciones o publicaciones, los avances científicos, clínicos y técnicos en el tratamiento de las enfermedades autoinmunes y lupus.

PALABRAS CLAVE: **lupus, enfermedad, autoinmune.**

I. INTRODUCCIÓN.

Lupus eritomatoso sistémico (LES), es una enfermedad de etiología desconocida, en la que se produce un daño celular y tisular por autoanticuerpos. El Lupus Eritematoso Sistémico (LES) es el prototipo de las enfermedades autoinmunes. Junto a sus múltiples manifestaciones clínicas se encuentran numerosos autoanticuerpos dirigidos contra diferentes antígenos nucleares, citoplasmáticos y de la membrana celular. No es una enfermedad rara. Afecta primordialmente a las mujeres en edad reproductiva. Las manifestaciones clínicas del LES son extraordinariamente variables: puede afectar a piel, articulaciones, riñones, pulmones, sistema nervioso, sangre y corazón. Prácticamente puede afectar cualquier órgano con una intensidad variable de paciente a paciente. La afectación de la piel y las articulaciones es el más frecuente, pero la afección renal y neurológica define el pronóstico de la enfermedad. Fenómenos isquémicos en diferentes órganos y debidos, entre otros, a la presencia de anticuerpos antifosfosfolipídicos, pueden complicar el curso de la enfermedad o Complicaciones derivadas del tratamiento inmunosupresor: mayor susceptibilidad a infecciones.

El Colegio de Reumatología de E.E.U.U. estableció once criterios diagnósticos para él LES en 1982, que se revisaron en 1992:

1. Erupción malar
2. Erupción discoide
3. Fotosensibilidad
4. Úlceras orales
5. Artritis (poliartritis no deforme)
6. Serositis (pleuritis y/o pericarditis)
7. Enfermedad renal (proteinuria > 0,5 g/día o cilindros celulares)
8. Trastorno neurológico (psicosis y/o crisis epilépticas)
9. Trastorno hematológico (anemia hemolítica o leucitopenia o linfocitopenia o trombocitopenia).
10. Enfermedad inmunológica: o Anti-ADN o Anti-Sm o Falso positivo en estudio serológico para sífilis (VRDL falso por 6 meses) o anticuerpos antifosfolípidicos positivos.
11. Anticuerpos antinucleares (ANA). Un título anormal de ANA por inmunofluorescencia o por una prueba equivalente en cualquier momento y en ausencia de medicamentos implicados en Síndrome Lupus inducido. Para el diagnóstico de LES se deben cumplir cuatro de los once criterios a la misma vez o de forma sucesiva

II. DESARROLLO DEL TRABAJO.

1-ESTUDIOS SOBRE EL LUPUS

Existen numerosos datos que indican que sobre factores genéticos, un posible agente infeccioso que provocaría una alteración inmunológica causando la formación de autoanticuerpos e inmunocomplejos causantes de la lesión tisular y alteraciones funcionales.

Aunque la predisposición genética en el desarrollo del LES parece evidente, la mayoría de los genes de susceptibilidad se desconocen. Estos genes participarían a través de diferentes vías, algunos favoreciendo trastornos del sistema inmune (déficit de factores del complemento, formación de autoanticuerpos patógenos, manejo de inmunocomplementos, regulación de la apoptosis, hiperexpresión de antígenos de activación de los linfocitos B, procesamiento y presentación de antígenos, conformación de los receptores de los linfocitos T, etc.), o también modificando la expresión de otros genes.

Se ha demostrado que la presencia de anticuerpos IgG contra la beta 2- glicoproteína I, asociados a fenómenos trombóticos en pacientes con síndrome antifosfolípido, está muy relacionado con algunos haplotipos.

El déficit de algunos componentes del complemento puede desarrollar LES, la ausencia completa de C4A, es un factor de riesgo para padecer LES.

Algunas hormonas hipofisiarias como prolactina (PRL) O la hormona de crecimiento tienen actividad inmunoestimulante.

La hiperprolactina de los enfermos lúpicos estimula la producción de inmunoglobulinas y anticuerpos antiADNn por los linfocitos y células mononucleares, se sufre exacerbación de la enfermedad, mayor afectación renal y mortalidad.

En LES juvenil con niveles altos de prolactina se producen alteraciones en el sistema nervioso central o en el LCR con alteraciones neuropsiquiátricas.

Existe una relación entre las concentraciones de PRL, los niveles de anticuerpos antiADNn y el desarrollo de la glomerulonefritis, el pronóstico de los pacientes empeora cuando se juntan estos tres factores elevados: IL6, anticuerpos anti ADNn, además de recibir una respuesta menor al tratamiento.

Se ha experimentado con animales y se ha tratado la hiperprolactinemia con bromocriptina y se han obtenido resultados de mejora en él LES.

Antígenos microbiológicos (inmunizaciones, lipopolisacáridos bacterianos), aceleran la aparición o el desarrollo de la enfermedad y que un medio libre de gérmenes impide o retrasa la aparición. Los virus de familia hepertoviridae como el Epstein-Barr y citomegalovirus han sido los más estudiados.

Diversos productos químicos como tinción del pelo, tabaco y el consumo de bebidas alcohólicas, se señalan como posibles factores de riesgo para él LES, en relación a hábitos dietéticos, antioxidantes y lípidos, los niveles de alfatocopherol, betacaroteno, aumentan con la enfermedad del LES.

Las investigaciones del sistema neuroendocrino e inmunológico demuestran que el estrés y el sistema inmunológico y la influencia que ejerce sobre él LES, el estrés que se desarrolla cuando la persona percibe que no tiene estrategias para afrontar una situación amenazante desencadena graves brotes de enfermedades autoinmunes, como la artritis crónica, artritis reumatóide y él LES.

Los factores genéticos, hormonales y ambientales inciden sobre el sistema inmunológico provocando alteraciones. Se ha comprobado que los monocitos y los linfocitos B procedentes de la sangre periférica de enfermos lúpicos generan de manera espontánea grandes cantidades de il-10. Los niveles altos de IL10 se relacionan con índices clínicos y serológicos de actividad lúpicas, sobre todo con títulos elevados de anticuerpos de anti-ADNn y detiene la proliferación y diferenciación de células B. IL10, también es responsable del descenso de niveles de IL-2, IL-1 en este tipo de pacientes, todos estos datos nos llevan a tener muy en cuenta las pruebas inmunológicas el nivel de títulos de IL10, IL6. Otra citosina, IL-12 también podría desempeñar un papel destacado en la etiopatogenia del LES.

La relevancia de los anticuerpos anti ADNn es objeto de debate y aún no se conoce con certeza el origen de estos. Existe una fuerte correlación entre niveles elevados de anticuerpos anti ADNn, actividad de la enfermedad y glomerulonefritis.

Diversos anticuerpos distintos de los antiADNn provocan lesiones tisulares a través de la formación de inmunocomplejos (IC), y lesiones directas sobre Antígenos específicos y no específicos (fosfolípidos y otras proteínas que actúan como cofactores) situados en la superficie celular y provocando su lisis. La anemia hemolítica, neutropenia y plaquetopénia, aparece en enfermos con lupus bajo este tipo de mecanismo citado. Del mismo modo que los anticuerpos antiproteina-Pribosomal y los anticuerpos antiRo en el bloqueo cardiaco de los recién nacidos de madres lúpicas

2-MANIFESTACIONES CLÍNICAS GENERALES:

Los síntomas generales más frecuentes son: cansancio, fiebre, anorexia y pérdida de peso; estos síntomas vienen acompañados de otras manifestaciones más específicas como linfadenopatía y esplenomegalía.

En **las manifestaciones musculoesqueléticas**: muestran artralgias y/o mialgias más que crisis de artritis, cuando hay artritis afecta a las articulaciones interfalángicas proximales metacarpofalágicas, carpos y rodillas. Debido a las terapias corticoideas, algunos enfermos presentan osteonecrosis asépticas, sobre todo en la cabeza del fémur o húmero, y otros pueden padecer algias por microtraumas secundarios a osteoporosis.

En las manifestaciones cutáneas: más de la mitad con LES presentan un rash malar característico en alas de mariposa que suele ser eritematoso y fotosensible ya sea plano o elevado, localizándose en pabellones auriculares, mentón, puente de nariz o mejillas. En áreas expuestas al sol que coincidiendo con brotes de lupus es frecuente la aparición de rash maculopular. La alopecia es otra manifestación ya sea parcial o total, en lesiones de lupus cutáneo crónico, el cabello no vuelve a crecer.

Este tipo de lesiones abarca un gran abanico desde úlceras orales, urticaria, vasculitis, eritema multiforme, liquen plano, púrpura nódulos subcutáneos, paniculitis, lesiones ampollosas, etc...

Las manifestaciones hematológicas: las más frecuentes son anemia de tipo normocítico-normocrómico, leucopenia, anemia hemolítica, trombocitopenia, cursando con púrpura y diversas hemorragias.

Manifestaciones cardiopulmonares: pleuritis, derrame pleural, neumonitis lúpica, acompañado de fiebre, tos, disnea, fibrosis pulmonar, hipertensión pulmonar, síndrome de distrés respiratorio y hemorragia intralveolar. Algunas infecciones como la tuberculosis es la causa más frecuente de los infiltrados pulmonares. La pericarditis puede ocasionar taponamiento cardíaco, las insuficiencias valvulares se pueden detectar mediante ecografía.

Manifestaciones gastrointestinales: la mayoría se deben a efectos secundarios de los tratamientos como los corticoides, antiinflamatorios no esteroideos (AINE), antipalúdicos que provocan nauseas, diarrea y malestar específico, la complicación más grave es la vasculitis intestinal o la pancreatitis aguda, ésta puede ser consecuencia de la actividad lúpica o del tratamiento esteroideo con azatioprina.

Manifestaciones renales: la mayoría de los pacientes tiene depósitos de inmunoglobulinas en el glomérulo, pudiendo presentar datos clínicos de nefritis con edemas, protenuria, hematuria y cilindruria; las complicaciones pueden llevar a la insuficiencia renal, requeriendo diálisis o trasplante.

Manifestaciones del sistema nervioso: puede afectar a varias zonas del cerebro, meninges, médula y nervios craneales y periféricos. La disfunción cognitiva junto con alteraciones de ánimo y depresión, jaquecas tipo migraña, convulsiones son las más frecuentes. Entre otras menos frecuentes encontramos los cuadros psicóticos, estados confusionales agudos, enfermedad cerebro vascular, síndrome desmielinizante, alteraciones del movimiento, meningitis aséptica, mielopatía, neuritis óptica, hipertensión intracraneal, hemorragia sub-aracnoidea y disfunción hipotalámica con secreción inadecuada de hormona antidiurética.

Manifestaciones vasculares: la complicación vascular más importante es la trombosis provocada por el anticoagulante lúpico como los anticuerpos anticardiolipina, así como los cambios degenerativos arterioscleróticos derivados de la exposición durante años a inmunocomplejos circulantes, hipertensión arterial, hiperlipoproteinemia y otros factores de riesgo vascular, relacionados, en parte, con la terapia.

Manifestaciones oculares: en el curso evolutivo de la enfermedad, pueden presentar conjuntivitis, epiescleritis, síndrome seco, uveítis y neuritis óptica. En el examen del fondo del ojo pueden observarse cuerpos cistoides (exudados blancos).

3-AUTOANTICUERPOS EN LUPUS ERITEMATOSO SISTEMICO

ADNn: anticuerpo marcador específico del LES. Patrón de IFI homogéneo nucleoplásmico

U1RNP: Patrón IFI moteado grueso nucleoplásmico. 30-40% de todos los casos de lupus.

Sm: anticuerpo marcador específico de LES. Patrón IFI moteado grueso nucleoplásmico.

SS-A/Ro: Patrón IFI moteado fino asociado a SS-B/La.

SS-B/La: Patrón IFI moteado fino asociado a SS-A/Ro. Síndrome de lupus neonatal.

Histonas: 95% en lupus inducido por fármacos. Patrón de IFI homogéneo nucleoplásmico. Los principales antígenos son H1, H2A, H2B, H3, H4, H5,

Riboisomal: Patrón de IFI denso citoplasmático. Antígenos P0, P1, P2.

Ku: Patrón de IFI homogéneo nucleolar. Conocido como p70, p80.

ADNsc: No es específico de la enfermedad activa. 70%

HMG-17: Patrón de IFI no descrito

III. CONCLUSIONES.

El Lupus es una enfermedad crónica autoinmune y dolorosa que afecta sobre todo a mujeres jóvenes en edad fértil. Esta dolencia está poco reconocida por los profesionales de la salud, las administraciones y por la población en general, lo que nos lleva a la necesidad de una mayor sensibilización.

Una detección precoz, un diagnóstico a tiempo y un tratamiento adecuado pueden ayudar a reducir los efectos de la enfermedad. El Lupus puede ser difícil de diagnosticar ya que muchos de sus síntomas se confunden a menudo con otros de enfermedades más comunes. Mejorando la sensibilización sobre los síntomas del lupus, se salvan vidas.

Al ser una enfermedad autoinmune confunde al sistema defensivo del cuerpo humano y hace que, en vez de luchar contra la dolencia, ataque a los órganos sanos: piel y músculos en los mejores casos, corazón o riñones en los peores, detectar la enfermedad pueden suponer la diferencia entre dolencias controlables o la pérdida del riñón y la necesidad de ir a diálisis.

En el pronóstico de los enfermos con LES influyen numerosas variables y circunstancias clínicas, centros especializados, sexo, raza, edad de aparición de la enfermedad, comorbilidad, etc. Las muertes tempranas se asocian a actividad y/o infecciones de la enfermedad, mientras que las tardías se deben a aterosclerosis generalizada en la que juega un papel importante las moléculas LDL. Debido a la variabilidad clínica otra de las grandes dificultades aparte de conseguir un diagnóstico temprano es el tratamiento, el avance en este campo ha sido significativo, ya que del uso de tratamientos convencionales como los corticoides, de alta toxicidad y con numerosos efectos adversos, hemos pasado a los llamados "biológicos", que son tratamientos diana que actúan sobre el receptor, efector o célula específico, lo que reduce el riesgo de posibles complicaciones futuras ocasionadas por la medicación.

Promover el estudio del Lupus en el campo de la investigación experimental y clínica y su tratamiento y la incorporación de estos avances a las instalaciones sanitarias y al personal es la medida que se debe seguir para mejorar la calidad de los enfermos de LES.

IV. BIBLIOGRAFÍA.

1. Vivir con lupus (21/02/2018) Asociación madrileña de lupus (AMELYA)
2. Burt RK, Traynor A, Statkute I, Barr WG, Rosa R, Schroeder J, et al. Nonmyeloablative hematopoietic stem cell transplantation for System lupus ery thematosus. JAMA. 2006; 295: 559-60
3. Egner W. The use of laboratory tests in the diagnosis of SLE. J Clin Pathol 2000; 53:424-32
4. Hidalgo- Tenorio C, Jimenez-Alonso J, de Dios Luna J, Tallada M, Martinez-Brocal A, Sabio JM, Virgen de las Nieves, Lupus Research Group. Urinary tract infections and lupus erythematosus. Ann Rheum Dis. 2004 Apr; 63 (4):431-7.
5. Jimenez-Alonso J, Sabio JM, Medialdea S, Antipalúdicos en el tratamiento de lupus eritematoso sistémico. En: Lupus ertematoso sistémico. Ed: Font J, Khamashta M, Vilardell M, mra ediciones. 2ª Edición, 2002pp629-42.
6. Torres B, Agular F, Franco E, Sánchez E, Sánchez-Roman J, Jimenez Alonso J, et al. Association of the CT60 marker of the CTLA4 gene with systemic lupus erythematosus. Arthritis Rheum. 2004 Jul;50(7):2211-5.

Made in the USA
Monee, IL
26 September 2023

43481796R00166